Management and Practice of
Vascular Access in
Cancer Patients

肿　瘤　患　者
血管通路管理与实践

吴婉英　吴　怡　◎主编

ZHEJIANG UNIVERSITY PRESS
浙江大学出版社
·杭州·

图书在版编目（CIP）数据

肿瘤患者血管通路管理与实践 / 吴婉英，吴怡主编 .
杭州 ：浙江大学出版社 ，2024. 9. -- ISBN 978-7-308
-25449-6

Ⅰ . R730.5

中国国家版本馆 CIP 数据核字第 2024DS7622 号

肿瘤患者血管通路管理与实践

吴婉英　吴　怡　主编

责任编辑	金　蕾
文字编辑	范一敏
责任校对	蔡晓欢
封面设计	春天书装
出版发行	浙江大学出版社
	（杭州市天目山路 148 号　邮政编码 310007）
	（网址：http://www.zjupress.com ）
排　　版	杭州晨特广告有限公司
印　　刷	浙江省邮电印刷股份有限公司
开　　本	710mm×1000mm　1/16
印　　张	13.75
字　　数	228 千
版 印 次	2024 年 9 月第 1 版　2024 年 9 月第 1 次印刷
书　　号	ISBN 978-7-308-25449-6
定　　价	119.00 元

《肿瘤患者血管通路管理与实践》
编 委 会

主　编　吴婉英　吴　怡

副主编　江子芳　应　丽

编　委（按姓氏笔画排序）：

丁海樱　王春兰　王晓稼　王慧勤

叶秀萍　吕雯雯　朱云霞　刘亚婷

许佳兰　陈　勇　陈美华　邵秋月

罗　君　周　萍　周欢欢　周爱娇

郑芝芬　郑建云　项丽萍　项丽婷

赵林芳　赵锐祎　俞新燕　顾玉炎

徐　慧　高利琴　梁冠冕　舒　琦

谢玲女　蔡一波　黎　昕

前　言

　　肿瘤治疗领域的多元化发展，对血管通路的要求也日益提高。血管通路不仅是化疗药物、营养物质和血液制品等进入患者体内的主要通道，也是确保患者生命安全、提升治疗效果的关键因素。在肿瘤全面治疗的过程中，血管通路的建立与管理成为治疗策略中不可或缺的一环。

　　近年来，我国的静脉输液治疗领域取得了显著的进展。血管通路的应用与研究迅速与国际接轨。经外周静脉置入的中心静脉导管、中心静脉导管、输液港、中线导管等相继被应用于临床，针对肿瘤患者如何综合考虑治疗周期、药物性质以及卫生经济学等多方面的因素，为患者选择适宜的血管通路，并在长期使用的过程中优化管理，减少并发症，提升患者的满意度，成为肿瘤医疗界亟待攻克的难题。在此背景下，本项目组汇聚了大量的临床智慧，特邀一线临床及护理专家编写此书。本书以临床实用为导向，全面梳理了肿瘤患者血管通路管理的最新的研究成果与实战经验，旨在助力读者深入理解血管通路的选择、操作规范及并发症的处理，为患者的安全保驾护航。

　　本书共七章，内容涵盖肿瘤患者血管通路的概述、常见肿瘤治疗的血管通路选择（推荐）方案、血管通路的建立与管理、置管操作技术的风险防范及处理、置管后并发症的预防与管理、血管通路辅助支持系统、静脉治疗护理专科的建设与管理。在具体的章节中，我们深入探讨了各种血管通路方式的优缺点、血管通路的选择与评估、置管技术与操作规范、患者的教育与护理、质量管理等。在内容的选择和版块的设计上，充分考虑了临床工作的实际需求，在阐述理论知识的同时，设置了经典的临床特殊案例和不同操作技术的流程，并配上了相关的插图和多个操作视频，直观展示了血管通路的选择、置管操作及并发症处理等关键环节，便于读者理解和记忆。

　　本书的编写团队既有静脉输液治疗领域的护理专家，也有药学、介入、超声、影像管理等各领域的医疗专家。为保证本书具有较强的实用性、科学性，编者们尽最大的努力进行了反复斟酌和修改，由于时间和水平所限，书中的不足之处在所难免，在此恳请广大的读者予以批评和指正，并及时向我们反馈意见。

　　本书在编写过程中，得到了各位编者及医院领导的关心和大力支持，谨在此一并表示诚挚的谢意！

编　者
2024 年 9 月

目 录

第一章
肿瘤患者血管通路的概述

第一节 血管的基础知识

一、人体血管的概述

人体的血管系统由大量的血管组成。这些血管在整个循环系统的运动中起着不可或缺的作用。血管是指血液流过的一系列的管道，除角膜、毛发、指（趾）甲、牙质及上皮等地方外，血管遍布人体的全身。在解剖学上，血管壁可分为内皮层、中膜层和外膜层三部分。内皮层由单层内皮细胞连续排列构成。内皮细胞可合成和贮存多种活性蛋白，包括血管性血友病因子、组织纤溶酶原激活物、凝血酶敏感蛋白、纤溶酶原激活抑制剂 −1 以及凝血酶调节蛋白等。中膜层由基底膜、微纤维、胶原、平滑肌和弹力纤维构成，起支撑内皮细胞、诱导血小板黏附和聚集并启动凝血过程的作用，另外还参与血管的舒张与收缩功能。外膜层由结缔组织构成，是血管壁与组织之间的分界层。

血管按构造功能的不同，分为动脉血管、静脉血管和毛细血管三种。动脉（artery）是由心室发出的血管。动脉在行径中不断分支，越分越细，小动脉最后移行为毛细血管。动脉管壁较厚，平滑肌较发达，弹力纤维较多，管腔断面呈圆形，具有舒缩性和一定的弹性，随心脏的收缩、血压的高低而明显搏动。大动脉又被称为弹性动脉，如主动脉、肺动脉、无名动脉、颈总动脉、锁骨下动脉和髂总动脉等。大动脉管壁的弹性纤维较多，有较大的弹性，心室射血时管壁扩张，心室舒张时管壁回缩，促使血液继续向前流动。小动脉的管径在 0.3~1.0mm，管壁结构与中动脉相似，但各层均变薄——内弹性膜明显，中膜含数层平滑肌，外弹性膜不明显；平滑肌的舒张与收缩可使管径变小，增加血流阻力，因此，小动脉也被称为外周阻力血管。管径在 0.3mm 以下者为微动脉，管壁由内皮和 1~2 层平滑肌构成，外膜较薄。

静脉（vein）是心血管系统中引导、输送血液返回心脏的管道，起始于毛细血管，末端终止于心房。静脉的管壁薄，含有的平滑肌和弹力纤维均较少，缺乏收缩性和弹性，管腔断面较扁。全身的静脉可分为肺循环的静脉和体循环的静脉两大部分。肺静脉左右各一对，分别为左上、左下肺静脉和右上、右下肺静脉。这些静脉均起自肺门，向内行注入左心房后部。肺静脉将含氧量高的动脉血输送到心脏。体循环的静脉数量多、行程长、分布广，主要包括上腔静脉系、下腔静脉系（包含肝门静脉系）和心静脉系。静脉也根据管径的大小，分为大静脉、中静脉、小静脉和微静脉。大静脉的管径在 10mm 以上，上腔静脉、下腔静脉、无名静脉和颈静脉等都属于此类。管壁内膜较薄，中膜很不发达，为几层排列疏松的环形平滑肌，有时甚至没有平滑肌。外膜则较厚，结缔组织内常有较多的纵行平滑肌束。除大静脉以外，凡有解剖学名称的静脉都属于中静脉。中静脉的管径为 2~9mm，内膜薄，内弹性膜不发达或不明显。小静脉的管径达 200μm 以上，内皮外间有一层较完整的平滑肌。微静脉的管腔不规则，管径为 50~200μm，内皮外的平滑肌或有或无，外膜薄。

毛细血管（capillary）是管径最细、分布最广的血管，除软骨、角膜、毛发上皮和牙釉质外，遍布全身。其管径平均为 6~9μm，连于动静脉之间，互相连接成网状。各器官和组织内毛细血管网的疏密程度差别很大，代谢旺盛的组织和器官，如骨骼肌、心肌、肺、肾和许多的腺体，其毛细血管网很密；代谢较低的组织，如骨、肌腱和韧带等，其毛细血管网则较稀疏。毛细血管壁很薄，主要由一层内皮细胞构成，通透性较大，有利于血液与组织、细胞之间进行物质交换。在光镜下观察，各组织、器官中毛细血管的构造基本相同。但在电镜下，不同器官的毛细血管的内皮细胞在结构上有所差异。据此，可将毛细血管分为三类：①连续毛细血管（continuous capillary）的特点为内皮细胞相互连续，细胞间有紧密连接等连接结构，基膜完整，细胞质中有许多的吞饮小泡。连续毛细血管分布于结缔组织、肌组织、肺和中枢神经系统等。②有孔毛细血管（fenestrated capillary）的特点是内皮细胞不含核的部分很薄，有许多贯穿细胞的孔，孔的直径一般为 60~80nm。此型的血管主要存在于胃肠黏膜、某些内分泌腺和肾血管球等。③血窦（blood sinusoid）或窦状毛细血管，管腔较大，形状不规则，主要分布于肝、脾、骨髓和一些内分泌腺中。血窦内皮细胞之间常有较大的间隙，故又被称为不连续毛细血管。不同器官内的血窦结构常有较大的差别，对于某些内分泌腺的血窦，内皮细胞有孔，有连续的基板；有些器官，如肝的血窦，其内皮细胞有孔，细胞间隙较宽，基板不连续或不存在。

二、静脉治疗相关血管

（一）贵要静脉

贵要静脉（basilic vein）是前臂和上臂的浅静脉之一，亦是上肢静脉回流的主要管道。其起于手背静脉网的尺侧，上行逐渐转至前臂的掌侧面，在肘窝处接受肘正中静脉与头静脉相交通，贵要静脉本干则沿肱二头肌内侧缘继续上行，最后注入腋静脉。在前臂尺侧、尺骨头背侧缘处，用手指仔细触摸时有弹性感或沟壑感处，即为贵要静脉。位于肘正中静脉之前的贵要静脉的外径为：儿童 0.24cm（0.10~0.60cm），成人 0.36cm（0.12~0.70cm）。位于肘正中静脉之后的贵要静脉的外径为：儿童 0.36cm（0.10~0.80cm），成人 0.95cm（0.22~1.00cm）。贵要静脉位于肘正中静脉之前可出现 1~3 对静脉瓣。临床上，常选此静脉进行穿刺、输液、采血或置管。

（二）头静脉

头静脉（cephalic vein）是上肢最长的浅静脉，起自手背静脉网（弓）的桡侧，上行至桡腕关节稍上方，转至前臂前面桡侧；继续上行，沿途接受前臂掌侧和背侧的许多浅静脉及臂的少数浅静脉。经肘窝外侧分，上行于肱二头肌的外侧，进入三角胸大肌沟，穿入喙锁筋膜，越过腋动脉前面，汇入腋静脉，少数可注入锁骨下静脉，还有的汇入颈外静脉。在肘窝稍下方，通常分出一支肘正中静脉，向内上与贵要静脉相连。头静脉分出肘正中静脉之前的外径为：儿童 0.29cm（0.15~0.50cm），成人 0.43cm（0.20~0.90cm）。其是临床进行静脉穿刺（输血、输液、抽血检验）时常用的静脉之一。

（三）肘正中静脉

肘正中静脉（median cubital vein）系前臂浅静脉之一。此静脉短而粗，变化甚多，在肘窝的稍下方自头静脉分出，斜向内上方与贵要静脉相连。在肘窝，此静脉位置表浅，管径较大；外径为儿童 0.20cm（0.10~0.50cm），成人 0.35cm（0.10~0.90cm）。其具有较恒定的与深静脉相连的交通支，又无神经伴行，是临床上用作静脉穿刺的理想部位。另在前臂尚有前臂正中静脉（medianan tebrachial vein），其起自手掌静脉丛，可有 1~4 支，也可缺如。沿前臂掌侧面，经头静脉、贵要静脉之间上升，末端注入头静脉或贵要静脉。有时在肘窝以下向上呈叉状，分为 2 支，分别与头静脉和贵要静脉相连，此时的肘窝浅静脉呈"M"状。

（四）颈外静脉

颈外静脉（external jugular vein）是颈部浅静脉最大的一支，管径平均为 0.6cm。其通常由下颌后静脉的后支和耳后静脉等在下颌角附近汇合而成。经胸锁乳突肌的浅面斜向后下，至该肌后缘、锁骨中点上方，穿过深筋膜注入锁骨下静脉或颈内静脉。颈外静脉末端的管腔内有一对瓣膜，但不能防止血液的回流，且该静脉位置表浅，故颈外静脉怒张为上腔静脉回流受阻或右心衰竭的重要体征之一。此静脉亦是内外科常用的穿刺、置管，以及进行诊断和治疗的常用静脉之一。锁骨上方 6cm 处的胸锁乳突肌浅面至肌后缘一段，是穿刺或切开颈外静脉的最佳部位。

（五）颈内静脉

颈内静脉（internal jugular vein）起始于颅底的颈静脉孔，为颅内乙状窦直接向下的延续。颈内静脉在颈动脉鞘内位于颈内 - 颈总动脉的前外侧，在颈内 - 颈总动脉与颈内静脉之间的后方有迷走神经下降。颈内静脉穿刺和插管是临床诊断和治疗的途径之一，被用来测定中心静脉压和输注高渗刺激性药物。由于右侧颈内静脉较粗，与头臂静脉、上腔静脉三者几乎成一直线，所以，颈内静脉穿刺和插管术宜选在右侧进行。穿刺和插管的部位常选在胸锁乳突肌前缘中点或稍上方，也可在胸锁乳突肌后缘中下 1/3 的交界处，或在该肌的两头之间的三角形间隙内进行。

（六）锁骨下静脉

锁骨下静脉（subclavian vein）是位于颈根部的短静脉干，自第 1 肋骨外缘由腋静脉延续而成，呈轻度向上的弓形，长为 3~4cm，直径为 1~2cm，向内行于胸锁关节后方并与颈内静脉汇合成头臂静脉。锁骨下静脉与附近的筋膜结合紧密，位置较固定，管腔较大，可作为静脉穿刺或长期导管输液的部位。穿刺点一般选在胸锁乳突肌的外侧缘与锁骨所形成的夹角平分线上，距顶点 0.5~1.0cm 处，向胸锁关节方向与皮肤成 30° 穿刺。与颈内静脉相同，锁骨下静脉离心脏较近，当右心房舒张时，其压力较低，输液时要严防空气进入而发生空气栓塞。

（七）股静脉

股静脉（femoral vein）于肌腱裂孔处由静脉向上延续而来，伴股动脉上行，至腹股沟韧带深部下缘处移行于髂外静脉。当股静脉经过收肌管时，位于股动脉的后外侧；在股三角处，位于动脉的后方，至股三角底部时则转至动脉的内侧。股静脉沿途收纳与股动脉分支同名的属支及大隐静脉的回流，外径一般比伴行的动脉略粗，有的可见双重股静脉。由于股静脉自股深静脉汇入处至隐股点（即大隐静脉汇入股静脉点）的一段没有瓣膜，自隐股点以上的股静脉和髂外静脉中，最多只有一个瓣膜。因此，胸腹部加于下肢静脉的压力在隐股点以上的静脉中仅有一个瓣膜来支撑，或直接作用于大隐静脉最上方的瓣膜和股深静脉开口处上方的瓣膜上，这样就容易产生大隐静脉曲张和深静脉功能不全。股静脉在大腿根部较为浅表，定位简便（腹股沟韧带中点内侧），为深静脉穿刺、置管的常用部位之一。

（八）股动脉

股动脉（femoral artery）是下肢动脉的主干，由髂外动脉延续而来。在腹股沟韧带中点的深面入股三角。在股三角内，股动脉先位于股静脉的外侧，逐渐从外侧跨到股静脉的前方，下行入收肌管，再穿收肌腱裂孔至腘窝，易名腘动脉。股动脉在腹股沟中点处的位置表浅，可摸到搏动，是临床上急救压迫止血和进行穿刺的部位（可用于区域性化疗），为动脉化疗导管置入的常用通路。

（九）静脉与动脉的区别

（1）体循环的静脉分浅、深两种。浅静脉位于浅筋膜（由脂肪和疏松结缔组织构成）内，被称为皮静脉。较大的皮静脉，透过皮肤可以看见，是临床用作注射、输液和采血的部位。皮静脉的数目众多，不与动脉伴行，最后注入深静脉。深静脉位于深筋膜的深面或体腔内。在四肢远侧部伴行静脉的数目多于动脉。

（2）静脉的吻合比动脉多。浅静脉间吻合成静脉网（弓），如手背静脉网。深静脉在某些器官周围或壁内吻合成静脉丛，如食管、直肠静脉丛等。浅、深静脉之间借吻合支互相吻合。

（3）静脉管壁的内面，具有半月形向心开放的静脉瓣，是防止血液逆流的重要装置。凡受重力影响较大的且血液回流较困难的部位的静脉瓣也较多，如四肢的静脉瓣最多，下肢尤多于上肢。

（4）静脉回流缓慢，压力较低，管壁薄而弹性小，但其管腔大，血液总容积超过动脉的总容积的 1 倍以上。

第二节　血管通路装置的发展

一、血管通路装置的演变

19 世纪是静脉内治疗发展较快的一个阶段。19 世纪后半叶，静脉输液的安全得到保证。英国医生李斯特创立了无菌的理论和方法，法国的巴斯特借助显微镜发现了微生物感染。20 世纪 40 年代以后，静脉输液技术迅速发展。1957 年，一次性头皮针诞生。在此之前，输液工具为羽毛卷片、动物静脉、动物膀胱、塑料橡胶制品及注射器针头。此后，1964 年，美国 BD（Becton，Dickinson and Company）公司发明了第一代静脉留置针。20 世纪 80 年代初，随着医疗中心的成立，中国开始应用静脉留置针技术，并在此后不断改进导管的材质，在最初的基础上增加了输液接头，通过改良，增加了防止血液暴露和针刺伤害的功能。

自从 1945 年聚氨酯开始被用于导管研发以来，中心静脉导管技术得到不断发展。到 1949 年，主要通过股动脉和颈外静脉建立血管通路。1952 年，锁骨下静脉用于中心管路通道，使战争受伤者快速复苏。1966 年，成功在狗身上建立中心管路通道，并给予全肠外营养（total parenteral nutrition，TPN），证明了这种方法安全有效。同时，隧道式血管通路装置 Broviac 导管应运而生，1973 年首次被应用于儿童长期静脉营养液输注。将导管置入锁骨下静脉，常在皮下形成隧道，因而增加了导管的使用寿命并降低了感染的发生率。Hickman 导管是一种内径较大的导管；1976 年，随着它被引入国内，扩大隧道式导管更容易被患者接受。

1929 年，德国外科医师 Forssmann 从自己前臂肘窝置入了 4FR 的导尿管至上腔静脉，成为历史上第一个经外周静脉置入中心静脉导管的人。

20 世纪七八十年代，经外周静脉置入的中心静脉导管（peripherally inserte dcentral catheters，PICC）技术在化学治疗、刺激性药物输注、静脉营养治疗中逐渐得到应用。PICC 于 20 世纪 80 年代被引入中国，主要用于护理家庭患者的静脉通路。1982 年，一种可植入皮下并长期留置在体内的静脉输液装置——输液港开始被应用于肿瘤患者，以减少感染的风险。其是一种替代外部导管的方法，并逐步取代 PICC 而成为长期静脉治疗患者的首选。

为了解决输液血管通路的问题，全世界一代又一代的医学和护理专家们不断地钻研开发，从静脉切开到静脉留置针，从中心静脉置管到经外周静脉中心静脉置管，再到输液港，一代又一代的静脉血管通路装置被成功开发并被应用于临床，从而造福广大的患者。

二、血管通路装置的种类

血管通路，是肿瘤患者全病程管理中重要的一环，尤其对于正在进行化疗的肿瘤患者来说，是运输治疗药物的管道，是治疗肿瘤的重要途径，也是患者维持治疗的关键。临床上，根据置入血管的类型，分为外周静脉导管和中心静脉导管。

外周静脉导管（peripheral venous catheter，PVC）是经过外周静脉穿刺留置的导管。其套件内包括一次性静脉输液钢针、外周静脉留置针、外周静脉中长导管。外周静脉导管的选择，应根据治疗方案、治疗的持续时间、患者的情况等决定，一般适用于短期无刺激输液，最好用于简单及一次性静脉治疗，较少被用于发疱类药物（如某些化疗药、多巴胺、钙剂）以及高浓度的高渗透率溶液的输注。

目前，一次性输液钢针由于存在活动受限、高渗透率、不能保留等特点，因此，世界卫生组织提出了静脉输液"钢针零容忍"的理念。外周静脉留置针的导管长度≤7.5cm，操作简单，保护血管，减少液体外渗，为输血和输液提供方便，但保留一般不能超过 96h，且反复输注可刺激外周血管，发生静脉炎的概率较高。外周静脉中长导管，也被称为中线导管（midline cather），是经贵要静脉、头静脉、肘正中静脉或肱静脉置入上臂的导管，非常适用于外周血管通路较差但需要长期静脉治疗的患者，留置时间一般为 1~8 周。其导管尖端位于或靠近腋窝水平或肩下部，但不到达中心静脉，长度在 7.5~20.0cm，发生静脉炎的可能性比外周静脉留置针低。

需长期化疗的肿瘤患者，或输注发疱性或刺激性药物的患者，应选择中心静脉。中心静脉路径分为经外周静脉置入的中心静脉导管、非隧道式中心静脉导管、隧道式中心静脉导管和完全植入式静脉给药装置。

经外周静脉置入的中心静脉导管是指经上肢贵要静脉、肘正中静脉、头静脉、肱静脉、颈外静脉穿刺置管，导管尖端位于上腔静脉或下腔静脉的导管。其适用于需要中长期输液治疗、外周静脉条件差、脆弱的患者，是需要接受刺激性或发疱性溶液、高浓度的高渗透率溶液输注的患者的理想选择。因其导管尖端可到达上腔静脉，刺激性化疗药物进入血液后能快速分散稀释，减少化疗药物对血管内膜的刺激，在肿瘤化疗患者中得以迅速推广，留置时间不宜超过1年，美国的静脉输液护理实践标准建议当PICC不需使用时应尽早拔除。同时，带管患者不宜做大幅度的手臂运动，而且在家庭护理环境中，需要足够的患者支持和照护者来维护导管。

中心静脉导管（central venous catheter，CVC）是指经锁骨下静脉、颈内静脉、股静脉穿刺置管，尖端置于上腔静脉或下腔静脉的导管。治疗上应用于外周静脉穿刺困难、大量快速扩容通道、胃肠外营养治疗、药物治疗（化疗、高渗、刺激性）等，因其管径粗、插入导管的长度相对较短、穿刺成功率高，并且不受药物浓度与pH限制，输入的液体进入血液后很快被稀释，对血管壁的刺激明显减小，减少了血管的并发症，常被用于肿瘤患者化疗期间的辅助应用。

非隧道式中心静脉导管属于短期导管，可用于所有类型治疗的快速通路，通常用于快速复苏或压力监测。因装置本身无隧道/涤纶套，加之床旁置入和有外露的部分，因此易发生感染。

隧道式中心静脉导管适用于>30天的治疗，如化疗、抗菌素治疗、胃肠外营养和血液制品输注。与非隧道式血管通路装置相比，其感染率更低。

完全植入式静脉给药装置（totally implantable venous access devices，TIVAD），临床上也称之为输液港，主要用于需长期或反复接受细胞毒性或刺激性抗肿瘤药物静脉输注和静脉营养等的癌症患者。TIVAD的使用明显提高了静脉通路的安全性，减少了重复穿刺带来的疼痛。TIVAD的置管部位可选择颈内静脉、锁骨下静脉、腋静脉、贵要静脉、肱静脉、股静脉等，且完全置于皮下，可长期保留，体外无任何裸露的部件，减少导管的维护频率，局部和全身感染率低。此外，TIVAD携带方便、美观，显著提高了患者的生活质量。TIVAD是长期使用的中心静脉通路，为保障通路安全，需要对TIVAD的自植入、使用至取出作全程的追踪管理。

第三节 主动静脉治疗的发展

一、静脉治疗理念的发展

静脉输液治疗,简称静脉治疗(intravenous therapy),是指将药液或血液通过静脉注入血液循环的治疗方法,静脉治疗护理与药学、感染监控、肠外营养及质量管理有关。静脉治疗是临床应用最广泛、最频繁的有创性护理操作,与患者的安全密切相关。静脉治疗在临床上也称为静脉输液治疗,是临床应用最广泛、最频繁的有创护理操作,与患者的安全密切相关。静脉输液治疗起源于 17 世纪。1615 年,Libavious 首次提出了输血的概念,打开了静脉输液的开端。1628 年,哈维提出了血液循环学说,奠定了静脉输液的基础。到 1656 年,英国医生克里斯多夫和罗伯特首次研究将药物注入狗的静脉内,完成了首例将药物注入血液来治疗的动物实验。1662 年,德国的约翰首次成功完成人类静脉注射,正式打开了静脉输液治疗的局面。但是输液治疗真正的进步始于 19 世纪。1832 年,英格兰的托马斯医生成功为患者输注盐水,成为第一位奠定静脉输液治疗模式的医生。1860 年,法国的路易斯·巴斯德发现微生物会引起感染。1867 年,英国的约瑟夫·李斯特发明喷洒石碳酸作为消毒剂。到 1910 年,器具的清洁和灭菌成为常规的操作。静脉输液工具也从第一代全开放式静脉输液系统进化到目前第三代全密闭静脉输液系统。

伴随着静脉输液技术的日益规范,近 30 年国内静脉输液治疗的理念快速更新。最新的输液目标不仅是"成功穿刺",更强调"安全留置"和"血管保护"。静脉治疗的理念也随之发生改变,从"被动静脉治疗"转变为"主动静脉治疗"。

被动静脉治疗是传统的静脉治疗,护士根据医嘱为患者输液,但不对相关的因素进行评估,开放血管通路通常从外周远端的静脉开始(多半根据患者的意愿,使用一次性钢针)。最终造成的结果是,患者经反复穿刺使用药物后,尤其是长期输注刺激性药物后,外周静脉几乎完全被破坏,外周静脉的穿刺输液变得非常困难,甚至变得不可能;患者的给药被延误,治疗可能被中断，被迫使用中心静脉通路器材继续完成治疗。

主动静脉治疗是指根据治疗的相关因素、可选择的血管通路器材、患者因素等，在患者入院或接诊后24~48h内主动完成相应的评估，选择并留置合适的血管通路器材，并对患者进行教育和管理，使治疗不会因为血管通路的问题而中断，达到一针即可完成整个治疗的计划。主动静脉治疗更对医护人员的资质提出了更高的要求，要求相关的医护人员全面掌握静脉治疗的器材、治疗药物、患者状况等信息，并通过评估、选择及使用合适的血管通路器材、对患者及器材实施全方位的护理、动态监测通路器材的使用效果等步骤完成。

主动静脉治疗的理念是让护士在为患者进行静脉治疗操作过程的前、中、后主动完成全面的护理评估程序，以保证患者静脉治疗的顺利及安全。主动静脉治疗理念的变革主要体现在以下几方面：主动静脉输液通道选择标准的建立，静脉输液工具的革新，静脉输液实践最佳标准的探讨，静脉穿刺技术的提高，静脉输液团队专业化的发展等。主动静脉治疗的工作模式，进一步将静脉输液治疗操作规范化、标准化、程序化，并将两者有机结合起来。护士的服务观念发生了根本性的转变，工作由被动转变为主动，极大地提高了护理人员学习新技术的积极性，全面提升了护理队伍的整体素质，带动了护理质量的逐步提高。

二、肿瘤治疗的主动静脉管理

伴随着静脉输液技术的日益规范，静脉治疗已经从一项单纯的临床护理操作技能发展为涉及多学科、多领域的复合型技能。其涉及血管通路装置的植入、维护和管理，同时还要求临床工作人员就装置和血管通路的选择进行临床决策。由于肿瘤患者有血液高凝、治疗时间长、药物刺激大、血管条件差等因素，恰当的静脉通道的建立是保证治疗的一个重要环节。主动静脉治疗是一种主动的工作模式，需在治疗过程中主动完成全面的护理评估程序，它也是一种"决策依赖性解决方案"。肿瘤患者的主动静脉管理主要在于对治疗方案、患者情况、药物性质、穿刺人员、置入的材料类型等进行评估后选择合适的血管通道器材，以达到减少穿刺次数、减少并发症、减少患者的费用、提高患者满意度的目的。

（一）静脉治疗专科团队的建立及标准的制定

在肿瘤专科医院，可建立静脉治疗团队。静脉治疗团队的成员，可根据医院的实际情况，由专职或兼职人员担任。完善的静脉治疗团队建制可考虑分为专业组专员和核心组专员。专业组专员为院内静脉输液骨干护士，熟练掌握外周静脉导管、PICC、CVC 和完全植入式静脉给药装置的操作以及常见问题的处理，亦可承担对院内参与静脉治疗护士的培训和静脉治疗会诊。核心组专员负责各种院级静脉治疗的制度和标准的制定，对全院静脉治疗的护理质量进行监督和考核，针对全院参与静脉治疗的护士进行教育培训计划的制订，主持与静脉治疗相关的科研活动。静脉治疗团队的成员执行《静脉治疗护理技术操作标准（WS/T433—2013）》，获得静脉输液团队成员资质的评估和认证。

（二）静脉治疗的相关评估

在建立静脉治疗专科团队的基础上，做好肿瘤患者静脉治疗的评估也是肿瘤患者进行主动静脉管理的关键环节。静脉治疗评估除了血管通路装置选择的评估外，还包括穿刺人员的资质评估、患者情况的评估以及家庭支持情况等。

静脉输液装置的选择原则应根据肿瘤患者的治疗方案、药物的理化性质、静脉条件、治疗时长及疾病状况来选择合适的静脉治疗输入装置。药物的理化性质：①药物的酸碱性：血液的 pH 范围是 7.35~7.45，pH<7.0 为酸性，pH<4.1 为强酸性，pH>9.0 为强碱性。②药物的渗透浓度（mOsm/L）：以人血浆的渗透浓度为标准来衡量，人体正常的渗透浓度为 280~295mOsm/L，低渗溶液 <250mOsm/L，等渗溶液~375mOsm/L，高渗溶液 >375mOsm/L；渗透浓度越高，对静脉的刺激越大；<400mOsm/L 为低危风险的渗透浓度，400~600mOsm/L 为中危风险的渗透浓度，>600mOsm/L 为高危风险的渗透浓度。静脉输液护理实践的相关标准 2021 版指出，理想的经外周静脉治疗用药应该是等渗且具有生理 pH 值的溶液。当无法做到这一点时应避免在外周静脉输注极端 pH 和渗透压的药物，以减少对血管内皮的损伤。

治疗时长：根据目前的医疗水平及文献回顾，静脉治疗时长可分为 1 周（7d）、1~2 周、2~4 周和 4 周 ~1 年。当药物的性质可满足外周静脉的输注条件时，还要结合治疗时长来综合考虑，选择合适的血管通路装置。

患者的疾病状况：肿瘤患者不同的疾病种类、不同的病理分型，都会直接影响患者的治疗方案、用药性质、治疗时长、复发率，甚至是生存周期。因此，对肿瘤患者的主动静脉管理需要医护合作进行，才能对患者的疾病状况进行综合判断。

第四节 血管通路装置影像的解读

一、胸部 X 线影像的解读

（一）胸部 X 线解剖学的标志

胸部 X 线摄片定位是临床中最常用的导管尖端的定位方式，但如何在胸片中找到合适的影像学标志来定位导管尖端一直是界内学者关注的话题。目前，有以下主要的 X 线定位标志：气管隆突、右主支气管与上腔静脉的交点、胸椎椎体、右支气管角、心影右上缘。这些定位标志各有优势，在临床工作中可以综合考虑。

1. 气管隆突

气管隆突是 X 线下最容易定位的标志之一，为气管最远端的分叉，位于两侧主支气管的起始部（通常位于第 5 胸椎水平，但随呼吸上下移动而达到 2 个椎体的高度）。从 20 世纪 90 年代到现在已经有很多放射学家研究了隆突、上腔静脉和右心房之间的关系。虽然得到的数据不尽一致，但是都肯定了隆突对于导管末端定位的重要意义。有学者认为隆突可以作为判断导管末端位置的放射学标志。如果置管末端的高度高于隆突水平，那么一般认为其末端在右心房外。Mahlon 等研究发现，对于成年人，从隆突到上腔静脉和右心房交界处的距离是（40.3±13.6）mm。所以，如果看到导管末端低于隆突 4cm 左右，那么末端的位置差不多就在上腔静脉和右心房的交界处。Albrecht 等研究认为，隆突水平与上腔静脉的横向交界处在心包上方 0.8cm。虽然心包在 X 线下无法显影，但多数研究认为它很少会高于隆突水平。

2. 右主支气管与上腔静脉的交点

右主支气管与上腔静脉的交点也是一个在 X 线下容易定位的标志，但关于它的研究目前并不是很多。Caruso 等研究发现右主支气管与上腔静脉的交点是心包的上边界。所以，如果导管末端高于右主支气管与上腔静脉的交点，发生心包填塞的可能性就会降低很多。Connolly 等发现在平卧位（Trendelenberg 体位）时，上腔静脉和右心房的结合处在右主支气管与上腔静脉的交点的下方。Aslamy 等通过 MRI 研究了中心静脉的解剖，认为右主支气管与上腔静脉的交点是最好的影像学定位点。它距离上腔静脉和右心房的结合处至少 2.9cm。因此，我们可认为导管末端位于右主支气管与上腔静脉的交点处是相对安全的。

3. 右支气管角

右主支气管上缘的最高点与气管右缘的最低点相连的部位约为奇静脉汇入上腔静脉处。很多的研究已证实，右支气管角和气管隆突低于上腔静脉（superior vena cava，SVC）的上界，而高于上腔静脉与右心房的交界处（cavoatrial junction，CAJ）。右支气管角和气管隆突作为右气管分支的开始在胸片上均容易辨别，但在定位右支气管角的位置与定位气管隆突的位置相比方面，观察者间更易产生视差。这是因为气管隆突位于左右支气管的分叉处，左右支气管的夹角小（<60°）且尖锐；而右支气管角是右支气管延续气管的起点，右支气管短而陡直，气管和右支气管间的夹角大（>150°）而圆钝。因此，气管隆突比右支气管角更适合作为定位中心静脉导管头端位于 SVC 的标志。

4. 胸椎椎体

胸椎椎体是 X 线下最容易定位的标志之一，而且在侧位、斜位也同样容易定位。Hsu 等经食管超声确定了上腔静脉和右心房交界的位置在胸片上的投影是第 6~7 胸椎水平。Connolly 等发现在平卧位（Trendelenberg 体位）时，92.5% 的患者的上腔静脉和右心房结合处在第 6 胸椎或者在上下椎间隙水平，这是定位 PICC 末端的有效方法。但胸椎椎体与上腔静脉并不在同一平面，而且 X 线下用胸椎椎体定位导管末端易受患者多方面的影响，如是否存在脊柱病变、患者上身的弯曲度等。

5. 上腔静脉与右心房交界处

解剖学上所指的上腔静脉与右心房相连接的部位，标志着上腔静脉的终点。胡燕标等以胸部 CT 定位像模拟胸部正位片，分别于对应层面 CT 图像测量 CAJ 至右侧第 6、7 后肋，第 6、7 后肋间隙、气管隆嵴及心右缘上下段的交界点等解剖结构的距离。结果显示，CAJ 与心右缘上下段的交界点的距离最短，以其定位 PICC 的尖端最佳，其次为右侧第 7 后肋及第 6、7 后肋间隙。包婕等研究建议以气管隆嵴下 1.7 个胸椎椎体高度作为 CAJ 的最佳的参考定位点，但胸椎椎体高度的个体差异大，且临床实践中计算 1.7 个胸椎椎体亦存在操作偏差。

6. 心影右上缘

胸片所示上腔静脉右侧缘与右心房相连接的部位。心影右上缘分为上下两段，无论心影右上缘上段呈弧形或平直，心影右上缘上下段的交界点均与CAJ位置最接近，较为稳定。于心影右上缘上下段的交界点作水平线，以其上垂直2cm范围为导管尖端的理想位置，不仅更安全可靠，而且简便易行。

（二）导管尖端X线定位

中心静脉导管尖端定位的常规标准为：导管尖端应位于上腔静脉的中下1/3处、上腔静脉与右心房的交会处上2~3cm、下腔静脉膈肌以上的部分，不能进入右心房或右心室。中心静脉导管尖端的理想位置包括上腔静脉的下段、上腔静脉右心耳水平，不超过上腔静脉与右心房的交界处。对于从下腔静脉植入的中心静脉导管，尖端应位于隔膜水平以下的下腔静脉内。尽量避免将中心静脉导管的位置留置在上腔静脉或者下腔静脉的远端位置。Fricke等研究认为，导管末端的最适位置应该在上腔静脉远端的1/3。美国肠外与肠内营养协会指南也同样规定了应该将导管末端放在临近右心房的上腔静脉内。在胸片中可选择右支气管、气管隆突及心影右上缘作为定位中心静脉导管尖端的影像学标志，它们受视觉差异、呼吸的影响小。因气管隆突在X线胸片上的显影较清晰和易识别，建议以气管隆突作为判断标准之一。气管隆突下4cm或1.25~2.00个椎体高度是较为安全和稳定的判断标准，也是较理想的影像学标识和判断标识，同时可以结合心影右上缘、右支气管角综合判断，以减少个体因素导致的误差。

（三）导管尖端移位的X线影像

将PICC置入静脉后，导管尖端并不是一直不变的，随着患者身体的活动、手臂的运动、体位的变化及呼吸都会影响到PICC尖端的位置，导管尖端甚至会自动发生移动。国外研究表明，上肢从内收到外展时，导管尖端平均向上移动21mm，且右侧置管较左侧移动的角度更大，即使无剧烈运动，弯曲和内收肘部也可以使导管尖端向下移行进入右心房，可能会形成心包积液，甚至会危及生命。也有研究发现，置管患者从卧位到站位，导管尖端会发生2~3cm的移位，患者上肢位置的变化对导管尖端的移位也有很大的影响，平均移动2.2个肋间隙，最大的可达到3.5个肋间隙。另外，导管继发性移位与导管尖端的位置也是相关的，当导管尖端位于上腔静脉上1/3时，导管尖端很容易发生自然移位。导管尖端在上腔静脉内要比在右心房内更容易发生尖端移位。导管继发性移位的种类主要有颈内异位、锁骨下异位、奇静脉异位等，具体影像如图 1-4-1~ 图 1-4-6 所示。

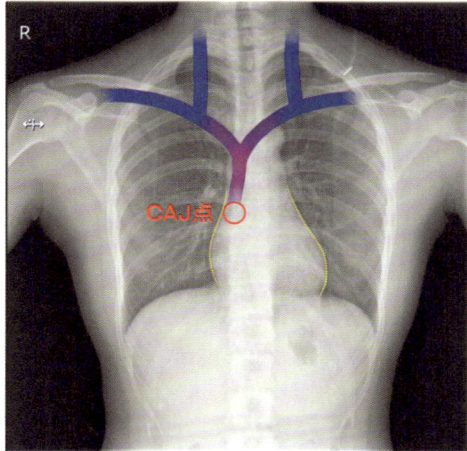

图 1-4-1　正位胸片上心血管投射影像

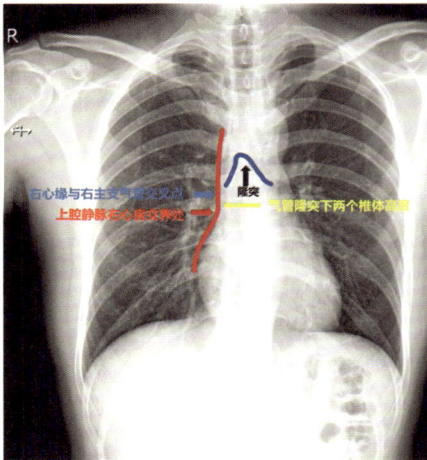

图 1-4-2　导管尖端定位的理想位置

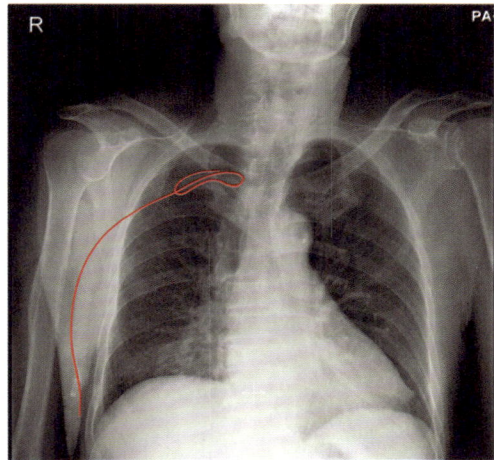

图 1-4-3　锁骨下反折异位的影像

15

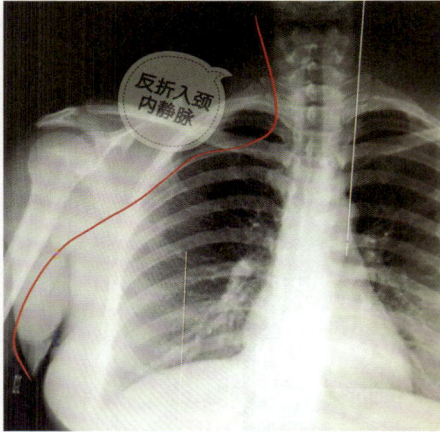

图 1-4-4　颈内异位的影像

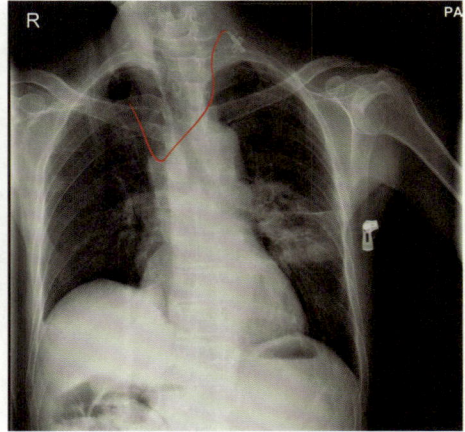

图 1-4-5　颈内静脉置管反折向上的影像

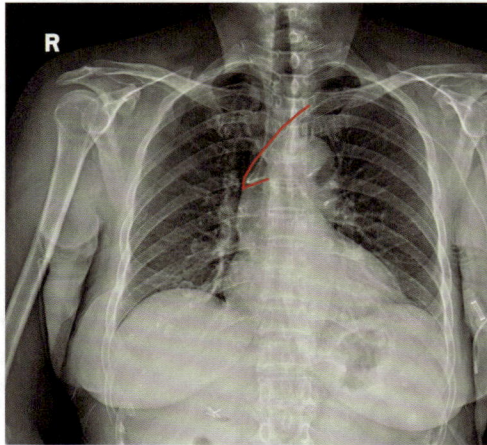

图 1-4-6　奇静脉异位的影像

二、胸部增强 CT 影像的解读

（一）胸部增强 CT 影像解读的重要性

增强 CT 扫描是指经静脉注射含碘对比剂（造影剂）后再行 CT 检查的成像技术，使病变组织与邻近的正常组织间的密度差增加，从而提高病变的显示率。病变组织的密度增大，称为增强或强化，其机制是病变组织内血管丰富或血流缓慢，血脑屏障被破坏，含碘造影剂在病理组织中停滞、积蓄而强化。因此，增强 CT 扫描的目的是增加病灶与周围的正常组织的对比度或增加供血丰富的病变与正常的器官之间的对比度，以利于发现病灶及更清晰地显示病灶的范围和性质。

对于胸部肿瘤患者，肿瘤位置的关系，易引起肿块或转移淋巴结压迫上腔静脉等，使血管的管径变小，也会使患者的胸腔压力增高，在 PICC 置管过程中会增加送管的难度。同时，对于部分胸部肿瘤患者，尤其是肺癌患者，手术会导致血管解剖位置的异常，也会引起送管困难。如何在 PICC 置管过程中避免风险？需要置管者在置管前进行全面评估。如何进行全面评估？影像资料不可或缺。对于血管性病变的诊断和显示，动态增强扫描更是必不可少的；对血管性和非血管性病变的鉴别，增强扫描同样很重要。CT 平扫中淋巴结与血管的鉴别在图像上常遇到困难，通过增强扫描，浓度高的血管与强化不明显的淋巴结之间的密度差异增大，很容易区别。因此，正确地识别胸部增强 CT 影像中的异常的血管，可以减少置管过程中的风险。

（二）上肢 PICC 途经的血管在 CT 中的正常影像

经上肢置入的 PICC 途经的血管为上肢浅静脉（贵要静脉、头静脉）或上肢深静脉（肱静脉）至腋静脉，经锁骨下静脉至头臂静脉，最后到达上腔静脉下 1/3 段或上腔静脉与右心房的交界处（CAJ）。在 CT 的影像上，我们只要找到 PICC 的影像，就可以快速地识别 PICC 导管途径的血管在 CT 中的影像。

图 1-4-7 为上肢 PICC 途经的血管。图 1-4-8 为 PICC 在 CT 中的影像。

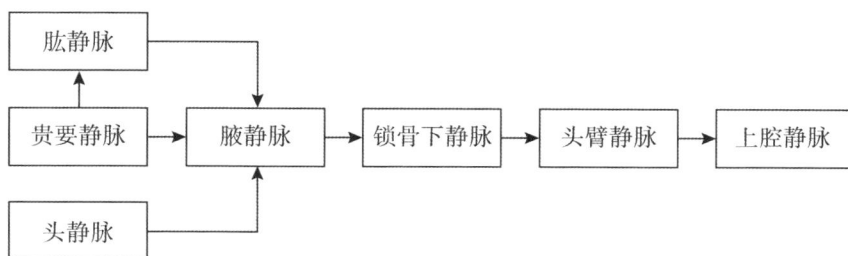

图 1-4-7　上肢 PICC 途经的血管

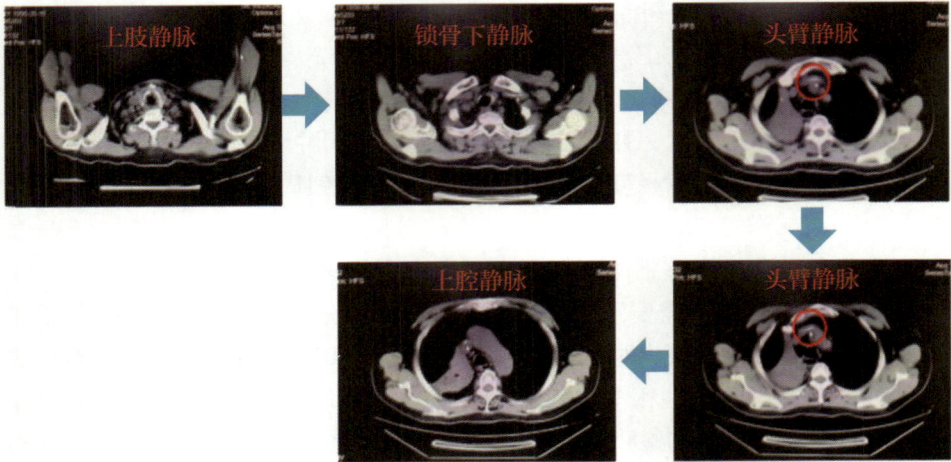

图 1-4-8　PICC 在 CT 中的影像

上腔静脉由左右头臂静脉在右侧第 1 胸肋结合处后方汇合而成，沿升主动脉右侧下行，于右侧第三胸肋关节处注入右心房。上腔静脉的管壁薄，压力低，长 5~7cm，直径为 1.7~1.9cm。上腔静脉的血流量约为 2000~2500mL/min，有利于药物迅速进入血循环。CT 图像是多个连续的横断面图像，在 CT 的横断面图像上，我们可以看到左右头臂静脉相互汇合成上腔静脉（图 1-4-9）。

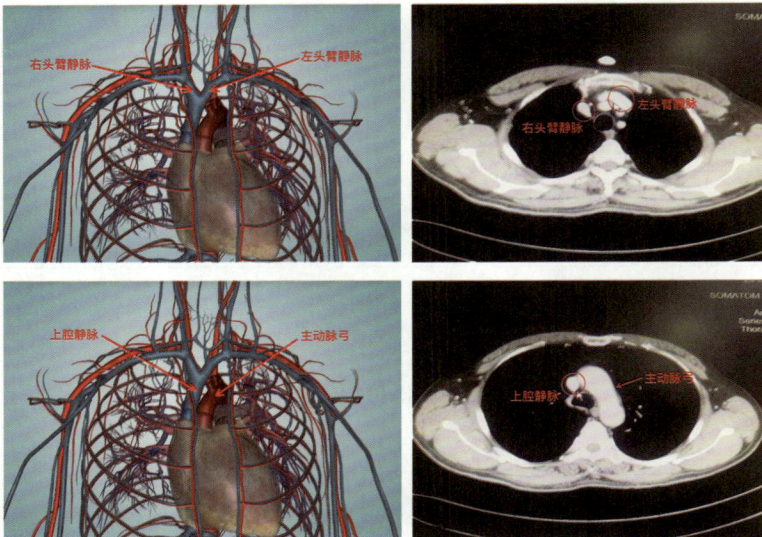

图 1-4-9　CT 的横断面图像上左右头臂静脉汇合成上腔静脉

（三）上肢 PICC 途经的血管在 CT 中的异常影像

上腔静脉处于纵隔，由于被一些胸骨、气管、肺动脉、右主支气管和淋巴结等结构所包围，所以，上腔静脉容易发生阻塞，尽管它是一条相对较大的血管，但其薄弱的血管壁和血管内的低压易使得血管发生阻塞。由肿瘤或者由炎症引起的肿大淋巴结或因淋巴结转移瘤引起的外部压迫能够引发上腔静脉阻塞（superior vena cava obstruction，SVCO）。另外，直接的肿瘤浸润或者血栓也能导致 SVCO。

自 20 世纪中叶起，癌症引起的 SVCO 受到广泛关注。据报道，支气管肺癌引起的 SVCO 占到了 85%，其中，小细胞肺癌和肺鳞状细胞癌最容易合并 SVCO。非霍奇金淋巴瘤是 SVCO 发生的次要因素，在弥漫大 B 细胞和淋巴母细胞性淋巴瘤患者中多见，SVCO 的发生率分别为 7% 和 20%。转移性肿瘤在 SVCO 中占 5%~10%。常见的原发肿瘤类型有乳腺癌、生殖细胞肿瘤、胃肠道肿瘤，它们发生 SVCO 的概率相近。任何一种癌症如果转移到纵隔，均可能导致 SVCO。良性疾病导致产生的 SVCO 占总 SVCO 发生率的 5%。

对已明确诊断上腔静脉综合征的患者禁止行 PICC 置管。此外，强烈建议对中央型肺癌、非霍奇金淋巴瘤、伴纵隔转移的其他恶性肿瘤或颈肩胸部有侧支静脉扩张体征的患者，行 PICC 置管前应与医生协商，应用辅助检查评估患者是否存在上腔静脉压迫的情况。CT 造影是诊断 SVCO 最有效的影像学检查。胸部增强 CT 扫描能够显示血管内外的肿瘤和上腔静脉内的血栓，并且可以观察到侧支循环。

图 1-4-10 为正常的上腔静脉。图 1-4-11 为上腔静脉压迫后出现侧支循环。图 1-4-12 为压迫的上腔静脉。图 1-4-13 为被包裹的上腔静脉。

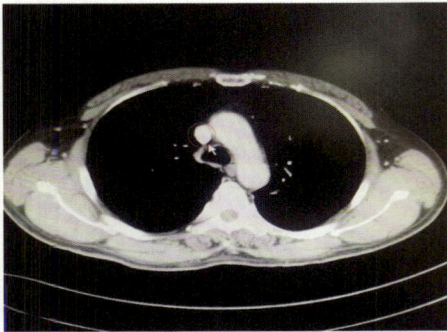

图 1-4-10　正常的上腔静脉

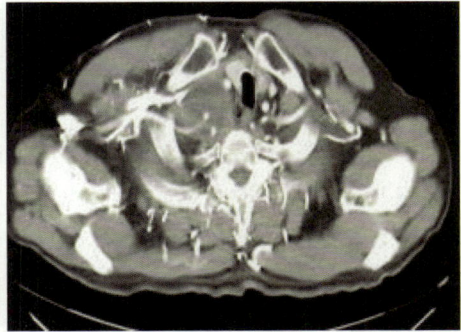

图 1-4-11　上腔静脉压迫后出现侧支循环

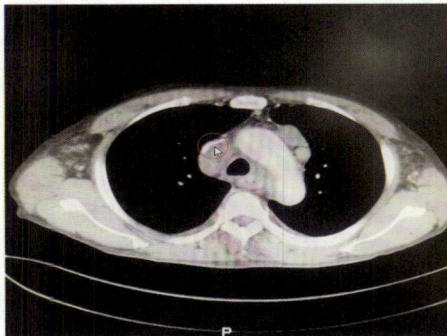

图 1-4-12　压迫的上腔静脉

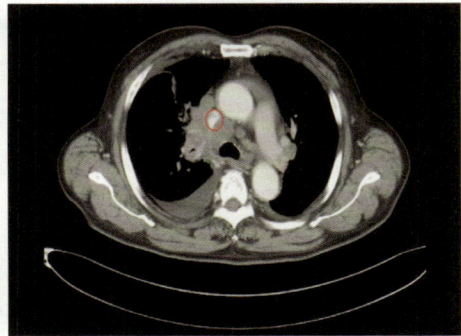

图 1-4-13　被包裹的上腔静脉

　　当上腔静脉被压迫时，可能会导致 PICC 置管困难或失败、导管异位、加重上腔静脉综合征的症状，置管者应权衡利弊，制定置管方案。方案一：取消 PICC 置管，改股静脉置管；方案二：需长期治疗者，行股静脉置管后评估治疗效果，压迫缓解后再行 PICC 置管；方案三：医生、护士、患者三方协商，权衡风险，签字后行 PICC 置管，留置期间密切观察有无并发症的发生。

　　然而，置管是否顺利并不完全取决于上腔静脉有无压迫，当锁骨下静脉或头臂静脉被压迫时也会出现送管困难或失败、导管异位及置管后并发症的发生。当一侧锁骨下静脉或头臂静脉受压迫时，置管者应选择未被压迫的侧肢体置管。当患者由于胸腔手术、脊柱侧弯等导致纵隔移位，血管被牵拉，会使得送管困难，置管深度过深或过浅。置管者应比较左右侧，选择最佳的路径，避免锐角送管；选择末端修剪导管，可调整外露的长度，同时置管过程中使用心电定位来确认导管尖端的位置。

因此，在 PICC 置管前，置管者可以运用胸部增强 CT 对 PICC 途经的整个血管路径进行评估，及时发现异常的血管，制定安全可行的置管方案。

图 1-4-14 为右侧锁骨下静脉受压。图 1-4-15 为右侧头臂静脉受压。图 1-4-16 为纵隔的正常位置。图 1-4-17 为纵隔向左偏。图 1-4-18 为脊柱侧弯。图 1-4-19 为纵隔向左偏。

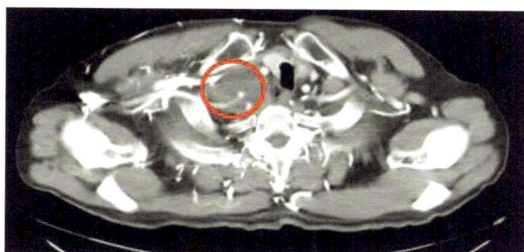

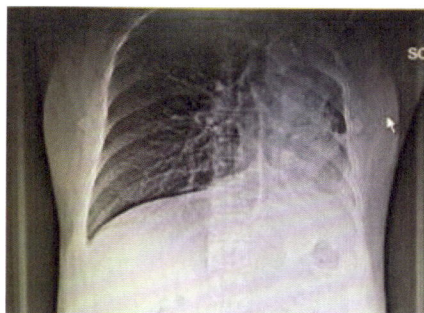

图 1-4-14　右侧锁骨下静脉受压

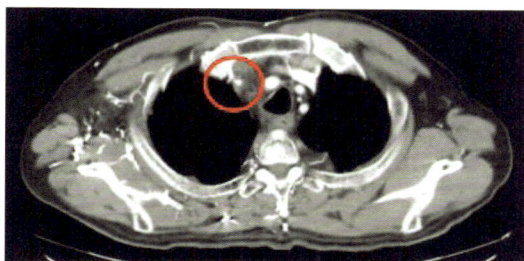

图 1-4-15　右侧头臂静脉受压

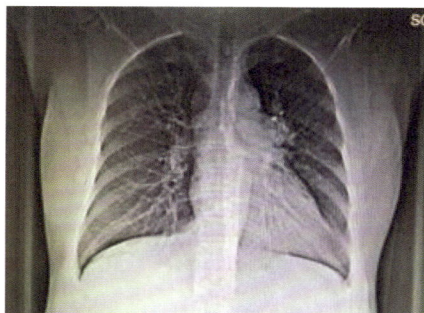

图 1-4-16　纵隔的正常位置　　　　图 1-4-17　纵隔向左偏

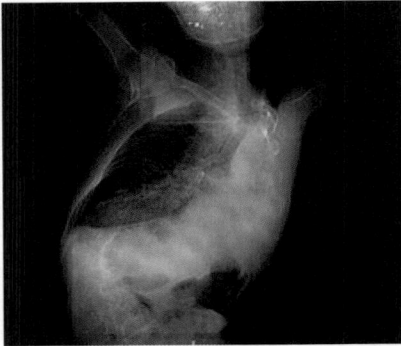

图 1-4-18　脊柱侧弯

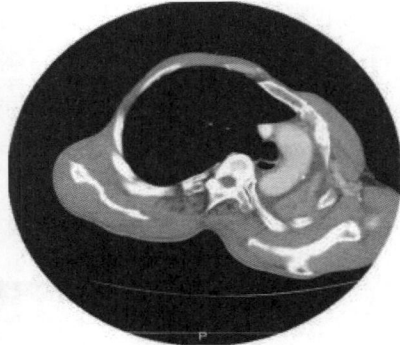

图 1-4-19　纵隔向左偏

（四）CT 影像在 PICC 定位观察中的临床应用

肿瘤患者的治疗具有一定的周期性的特征，肿瘤化疗患者在治疗过程中都会接受多次 CT 检查。CT 检查是肿瘤患者判断治疗效果及疾病进展的重要的筛查手段。据统计，半年内肺癌患者胸部 CT 检查的频率约为 1.8 次。有研究发现，CT 检查诊断在 PICC 尖端定位上比 X 线更准确。CT 图像是多个连续的横断面图像，可以多角度查看 PICC 在血管中的位置与走行。因此，利用 CT 检查，可以动态地观察 PICC 在患者体内的位置与走行。当 PICC 作为高密度物质进入血管后，在胸部 CT 平扫中能清晰地看到 PICC 的白影。正常的情况下，PICC 的影像在 CT 的横断面上，只会出现单个导管影像（一条白线或一个白点）。当 CT 的 PICC 走行血管横断面上出现多个 PICC 导管影像，则提示 PICC 在静脉内发生打折。当在颈部 CT 的颈内静脉横断面图像上有 PICC 影像，而左右头臂静脉至上腔静脉未见 PICC 导管影像，则提示 PICC 异位至颈内静脉。同理，在对侧锁骨下静脉或奇静脉横断面图像上有 PICC 影像，则提示 PICC 异位至对侧锁骨下静脉或奇静脉。因此，当患者 PICC 外滑刻度较多或者怀疑导管发生异位时，在患者做过胸部 CT 检查的前提下，可以不用通过再次拍胸片来确定导管的尖端位置，直接通过 CT 影像回顾来确定导管尖端的位置。

在临床的护理工作中当导管功能出现障碍且需明确原因时，利用患者已有的 CT 影像学资料，可以避免再次拍片的辐射及额外费用，准确地判断 PICC 在患者体内的位置与走行，确保患者的用药安全。同时，利用 CT 检查，动态地密切观察 PICC 在患者体内的位置与走向，准确地判断，及时合理地处理，则可降低相关并发症的发生风险，进而避免给患者带来一定程度的痛苦及经济负担，甚至能减少医疗纠纷的发生。

图 1-4-20 为导管在 CT 横断面上的正常影像。图 1-4-21 为 PICC 在上腔静脉内反折。图 1-4-22 为 PICC 在左侧头臂静脉内反折。图 1-4-23 为 PICC 异位于颈内静脉。

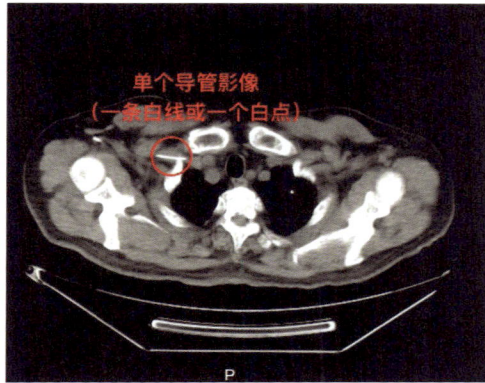

图 1-4-20　导管在 CT 横断面上的正常影像

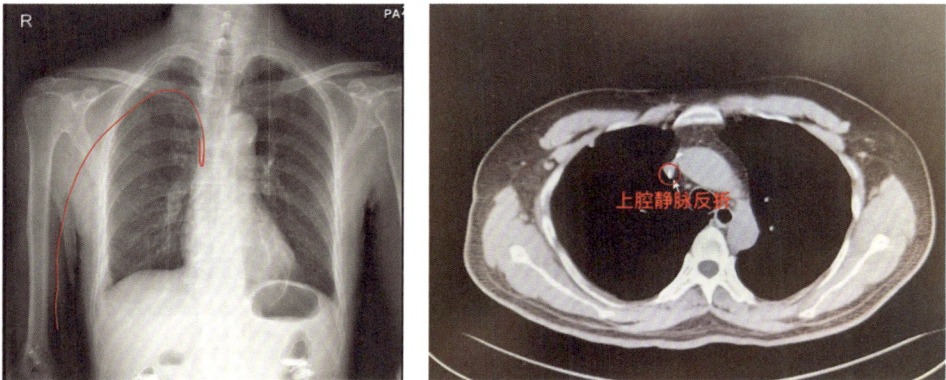

图 1-4-21　PICC 在上腔静脉内反折

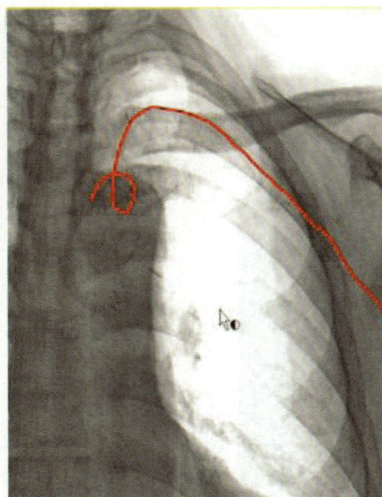
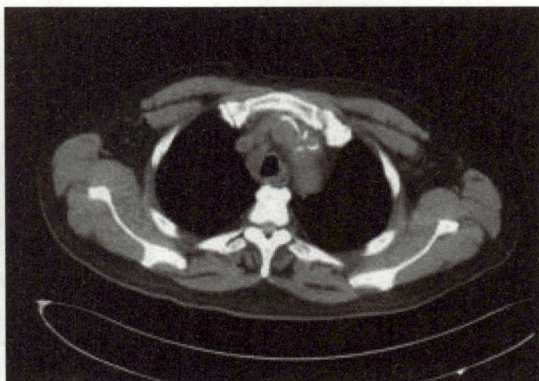

图 1-4-22　PICC 在左侧头臂静脉内反折

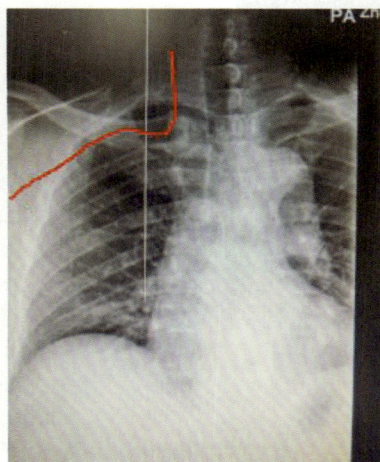
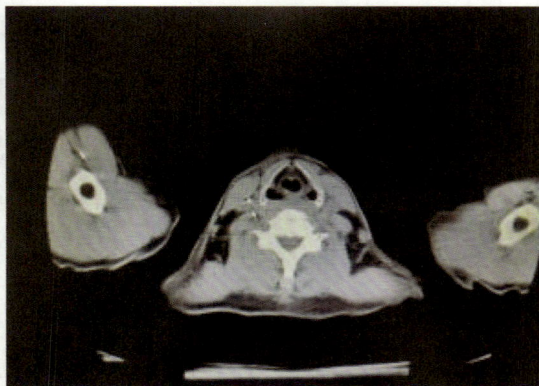

图 1-4-23　PICC 异位于颈内静脉

三、血管超声影像的解读

（一）B 超下静脉与动脉影像的特点

超声波影像显示静脉虽与动脉有许多的相似之处，但由于两者在结构及功能上的不同，故具有以下特点，见表 1-4-1。

表 1-4-1　B 超下静脉与动脉影像的特点

项目	动脉	静脉
内部回声	无回声	无回声
管壁	厚，可见三层结构	薄，可见静脉瓣
按压探头	不可被压瘪（非常表浅的动脉也可被稍微压瘪）	可被轻易压瘪
搏动	有主动搏动	无或有被动搏动
多普勒频谱	脉冲式信号，有明显的峰值	连续、低速信号，可受心跳、呼吸影响而变化
彩色	红色或蓝色	红色或蓝色

（二）PICC 静脉留置的特点

PICC 一般留置于上臂静脉，上臂的浅静脉（位于浅筋膜内，图 1-4-24）有头静脉、贵要静脉和肘正中静脉。上臂的深静脉（位于深筋膜内）与同名动脉相伴，收集同名动脉分布区域回流的血液，如肱静脉。肱静脉在臂前区，与肱动脉（位于肱二头肌内侧缘）伴行，有两条肱静脉伴行于肱动脉两侧。

头静脉沿肱二头肌外侧缘上升，经三角肌与胸大肌间沟，穿深筋膜注入腋静脉或者锁骨下静脉。贵要静脉在肘窝处接收肘正中静脉后，继续在肱二头肌内侧缘上升，至上臂中点稍下方，穿深筋膜注入肱静脉，或与肱静脉汇合成腋静脉。由于贵要静脉较粗，其注入处与肱静脉方向一致，位置表浅恒定，临床常用此静脉进行插管。肘正中静脉连接头静脉和贵要静脉，变异较多，是临床注射、输液或抽血的部位。

图 1-4-24 为超声下静脉瓣。图 1-4-25 为上肢浅静脉。

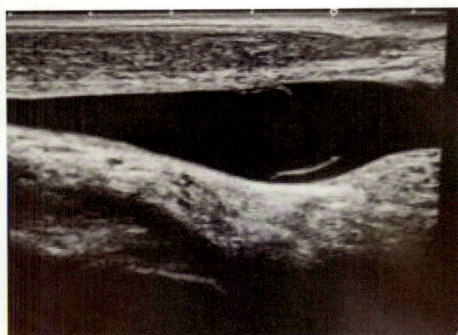

a. 颈内静脉纵切面显示静脉瓣的开放状态

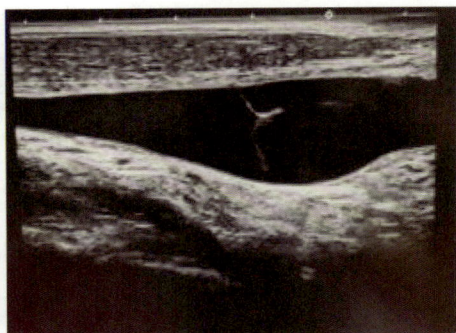

b. 颈内静脉纵切面显示静脉瓣的闭合状态

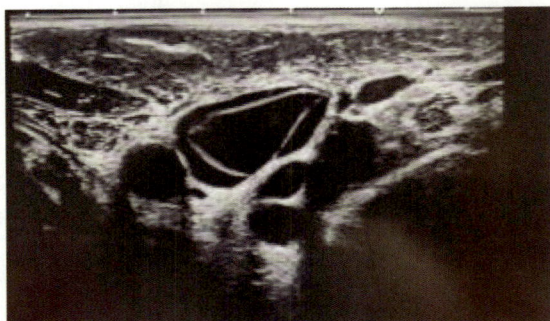

c. 颈内静脉横切面显示静脉瓣瓣叶的数量

图 1-4-24　超声下静脉瓣

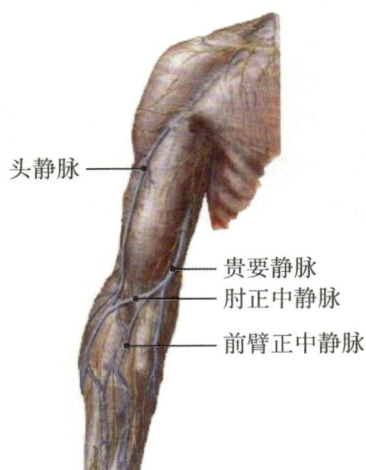

头静脉

贵要静脉

肘正中静脉

前臂正中静脉

图 1-4-25　上肢浅静脉

(三) 超声探测方法

上臂的静脉比较表浅，使用 7.5MHz 或 10MHz 的高频探头。

1. 头静脉

先找到头静脉与锁骨下静脉或腋静脉的连接处，然后沿肱二头肌外侧缘追踪观察头静脉。当肱静脉高位阻塞时，头静脉则成为上肢血液回流的重要途径。

2. 贵要静脉

先在上臂找到贵要静脉与肱静脉或腋静脉的连接处，然后沿肱二头肌内侧缘追踪观察贵要静脉。

3. 腋静脉及肱静脉

腋静脉位于腋动脉的前内侧，收集上肢浅、深静脉的全部血液。其在第一肋外缘处为锁骨下静脉。当腋静脉跨过大圆肌下缘处时，便移行为肱静脉，但这一连接处在超声检查时不能明确判断。肱静脉经常是成对的，伴行于肱动脉的两侧。

探测上臂静脉时以轻触皮肤为宜，否则探头压力过大会影响静脉的显示。可利用探头挤压来观察上肢浅、深静脉有无血栓。上臂浅静脉血栓见图1-4-26。图 1-4-27 为正中神经。

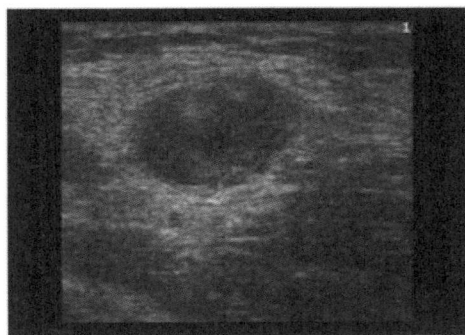

a. 上臂浅静脉横切面显示血栓   b. 上臂浅静脉纵切面显示血栓

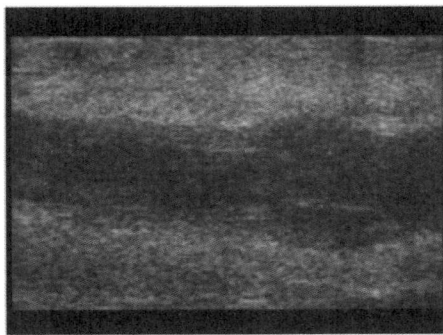

图 1-4-26 超声下上臂浅静脉血栓示意图

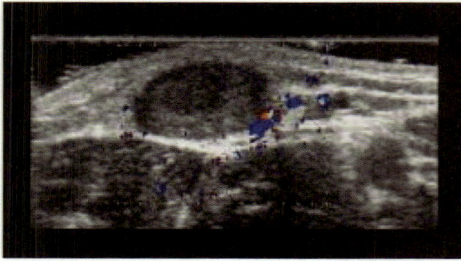

c. 头静脉横切面显示血栓

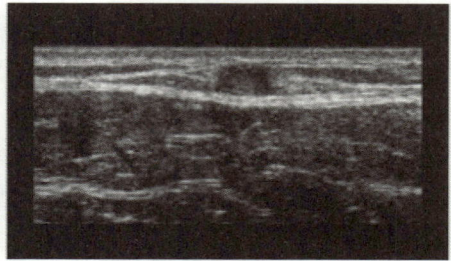

d. 头静脉横切面显示血栓放大

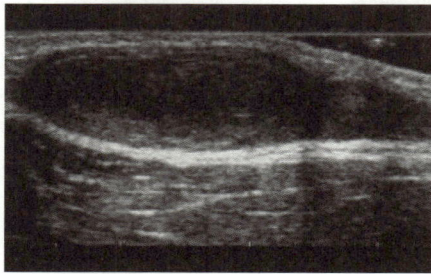

e. 头静脉纵切面显示血栓

图 1-4-26（续） 超声下上臂浅静脉血栓

在进行肱静脉置管术时，我们必须认识上臂的正中神经（图 1-4-27），避免正中神经受损。正中神经由臂丛内侧束和外侧束的两根合成，沿肱二头肌内侧沟，伴肱动脉下行到肘窝。正中神经在臂部无分支。正中神经损伤可导致的后果有：①运动障碍。前臂不能旋前，屈腕力减弱，拇指不能对掌动作。②感觉障碍。拇指、食指、中指远节最为明显。③肌肉萎缩。鱼际肌萎缩，手掌变平坦，称为"猿手"。

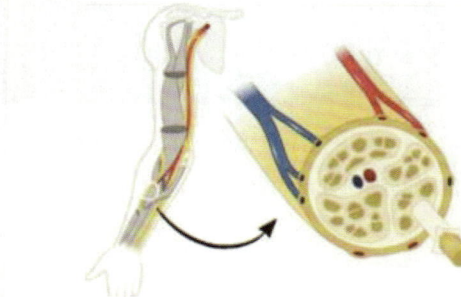

a. 外周神经显微镜下的结构

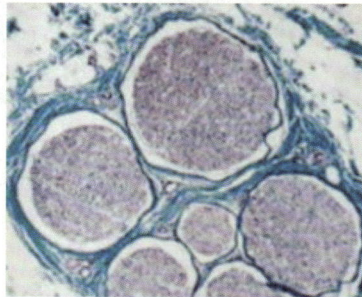

b. 上肢神经

图 1-4-27 正中神经

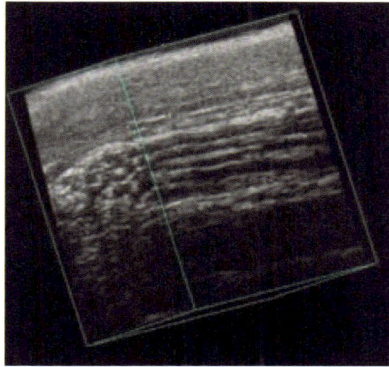

c.正中神经 3D 声像图

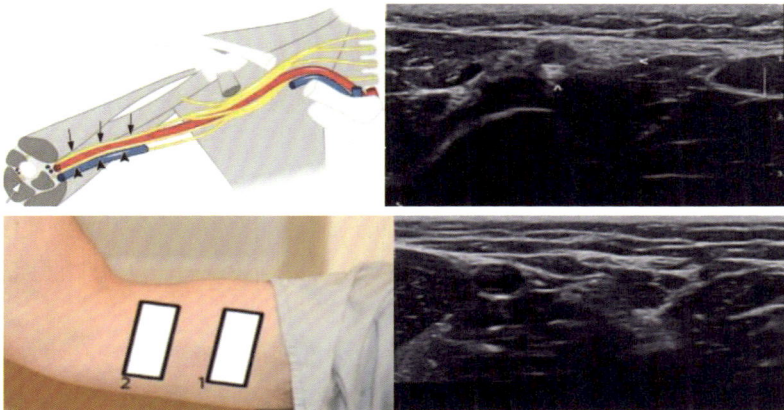

d.左上正中神经示意图（箭头所示）

图 1-4-27（续） 正中神经

第五节　肿瘤治疗相关的药学知识

一、肿瘤治疗相关的药物性质

近年来，随着抗肿瘤药物研究领域的不断突破，大量的新型抗肿瘤药物应用于临床，为肿瘤治疗提供了新策略。目前，抗肿瘤药物可分为细胞毒药物、内分泌治疗药物、分子靶向治疗药物和肿瘤免疫治疗药物。

　　细胞毒药物的主要的作用机制为杀伤肿瘤细胞或抑制其增殖，在杀死肿瘤细胞的同时，对正常的细胞也有一定的毒副作用。传统上将其称为化疗药物，它是最早应用于抗肿瘤治疗的一类药物。细胞毒药物按作用机制，可分为作用于 DNA 化学结构的药物（如烷化剂、铂类、抗肿瘤抗生素类和蒽环类），影响核酸合成的药物，拓扑异构酶抑制剂，影响蛋白质合成和干扰细胞有丝分裂的药物。

　　内分泌治疗药物是一类通过影响体内激素平衡从而抑制肿瘤增殖的药物，主要包括抗雌激素药物，如他莫昔芬、托瑞米芬；芳香化酶抑制剂，如阿那曲唑、依西美坦；抗雄激素药物，如比卡鲁胺；促黄体生成激素释放激素，如戈舍瑞林、亮丙瑞林等。

　　分子靶向治疗药物通常具有特定的作用靶点，通过阻断靶点与其受体或配体的结合，进一步阻断下游的级联反应，从而起到抑制肿瘤生长的作用。目前，其主要包括单克隆抗体、小分子化合物两大类。临床常见的治疗靶点包括 EGFR、VEGF、HER2、ALK 等。

　　肿瘤免疫治疗药物是通过抑制免疫负调控因子、增强免疫细胞对肿瘤细胞表面抗原的识别能力等方式来激发和增强机体的免疫系统功能，进而杀灭肿瘤细胞。目前，上市的免疫治疗药物主要针对 PD-1/PD-L1 靶点，如帕博利珠单抗、纳武利尤单抗、度伐利尤单抗等。

　　大部分的细胞毒药物、单克隆抗体类靶向药物和免疫治疗药物都属于静脉抗肿瘤药物。表 1-5-1 列举了常见的静脉抗肿瘤药物的分类。

表 1-5-1　常见的静脉抗肿瘤药物的分类

类别		常见药物
发疱性药物	烷化剂	氮芥、苯达莫司汀等
	抗生素类	蒽环类（柔红霉素、多柔比星、表柔比星等），丝裂霉素，放线菌素 D 等
	植物碱类	长春碱、长春新碱、长春地辛、长春瑞滨等
	紫杉烷类	多西他赛、紫杉醇、白蛋白结合型紫杉醇等

续表

类别		常见药物
刺激性药物	烷化剂	卡莫司汀、环磷酰胺、异环磷酰胺、美法仑、达卡巴嗪、噻替帕等
	抗生素类	博来霉素、米托蒽醌、脂质体－阿霉素等
	植物类	依托泊苷、伊立替康、托泊替康等
	抗代谢类	阿糖胞苷、氟达拉滨、氟尿嘧啶、吉西他滨、甲氨蝶呤等
	铂类	卡铂、顺铂*、奥沙利铂等

注：顺铂在分类上属于刺激性药物，但须注意浓度及外渗的量，若高浓度（>0.5mg/mL）的顺铂发生大量的外渗（>20mL）时，须按发疱性药物外渗进行处理。

二、抗肿瘤药物对血管的影响

静脉给药化疗是恶性肿瘤患者重要且有效的治疗手段之一。多数化疗药物本身的药物毒性，以及药物溶液的酸碱度、渗透压及刺激性可给血管组织带来不可逆转的损害，直接导致静脉炎的发生及外渗性损伤等。

1. 静脉炎

化疗药物如长春瑞滨、阿霉素和丝裂霉素等药物的酸碱度、渗透压及本身的毒性作用均可改变正常的血浆 pH、渗透压或产生直接的细胞毒性，破坏血管内膜的正常的生理功能，导致血管静脉炎。长春新碱等大剂量给药时，高浓度的药物浓度可以直接改变渗透压，导致血栓性静脉炎；长时间的化疗药物滴注，对血管内膜产生持续的刺激，也易发生静脉炎。

2. 外渗性损伤

化疗药物发生外渗与药物本身的刺激性、酸碱度、渗透压、药物本身的毒副作用和变态反应有关。长春瑞滨、阿霉素、氮芥和丝裂霉素等强刺激性药物在短时间内大剂量输注时可直接影响血管的通透性，造成血管内膜和局部组织的损伤，导致药物外渗。

（一）细胞毒药物的刺激性

1. 细胞毒药物的刺激性分类

根据局部刺激分类，细胞毒药物可分为刺激性药物和发疱性药物。刺激性药物指药物溶液能引起注射部位或静脉途径的疼痛，可造成静脉炎症、变态反应等，但不会导致组织坏死。发疱性药物指发生静脉渗漏后可能会引起严重的、持续性的组织损伤和坏死的药物。

常见的发疱性药物有：长春瑞滨、长春新碱、柔红霉素、卡铂、环磷酰胺、多柔比星、表柔比星、多西他赛、丝裂霉素、长春花碱、奥沙利铂、伊达比星、长春地辛和氮芥。

2. 细胞毒药物的刺激性对血管的影响

发疱性药物外渗的症状和体征包括局部静脉刺痛、局部皮肤潮红反应。其中，静脉刺痛和局部皮肤潮红是外周静脉化疗的独特反应，而中心静脉给药不会出现这种情况。发疱性药物发生外渗时，通常会表现为急性反应和迟发性反应，例如疼痛、肿胀等。

发疱性药物外渗的症状和体征详见表 1-5-2。

表 1-5-2　发疱性药物外渗的症状和体征

症状和体征	发疱性药物外渗		局部静脉刺痛	皮肤潮红反应
	急性表现	迟发性表现		
疼痛	烧灼痛、刺痛或给药后局部冰冷；部分患者发生药物外渗而无疼痛感	疼痛的程度通常伴随时间的延长而加重	沿着给药外周静脉出现疼痛和紧张感	无疼痛；静脉表面的皮肤可能出现瘙痒感
发红	给药局部皮肤发红是常见的症状（不一定发生）；若外渗部位位于组织深部，较难被发现（例如植入式输液港的针头脱出而导致的外渗）	皮肤发红通常随着时间的延长而加重	静脉可能发红或者变暗	沿着静脉方向可能出现急性红斑、条纹或风疹块（通常几分钟后逐渐有缓解）
肿胀	外渗表浅是肿胀通常容易被观察和发现的（例如外周静脉外渗），深部外渗不容易被发现（例如植入式输液港）	肿胀随着时间的延长而加重	不发生肿胀	不发生肿胀
血液回流	静脉通路无血液回流	—	应该有血液回流，如无血液回流，考虑是否发生刺激性渗透	有回血
溃疡	皮肤完好，无破损	发疱性药物外渗没有得到治疗，1~2 周内出现水疱和剥脱	不发生溃疡	不发生溃疡

（二）药物溶液酸碱度对血管的影响

1. 药物溶液酸碱度的定义

药物溶液酸碱度是指药物溶液酸性或碱性程度的数值，即溶液中氢离子的负对数，以 pH 表示。溶液的 pH 是液体药物最基本的化学性质之一，也是输液性静脉炎发生的重要因素之一。

2. 药物溶液酸碱度对血管内膜的影响

血管由内膜、中膜和外膜三层结构组成。当静脉输入药物时，血浆的 pH 会发生明显的变化。血浆 pH 过高或过低均可导致酸碱平衡失调，影响血管内膜的正常功能，从而引发静脉炎症。pH<5.0 为酸性，在无充分的血液稀释下可明显刺激血管内膜，引发静脉炎。pH>8.0 为碱性，可使血管内膜粗糙，加大形成血栓的可能。pH>9.0 为强碱性，增大血管的通透性，造成药物渗漏。

（三）渗透压对血管的影响

1. 溶液渗透压的概念

在渗透现象中，高浓度溶液所具有的吸引和保留水分子的能力为溶液渗透压。溶液渗透压的大小与溶液中所含溶质的微粒数目成正比。细胞内外的渗透压主要通过水分的移动进行调节。当渗透压发生变化时，可通过水分子向渗透压高的一侧移动，溶质向低浓度一侧移动，从而调节渗透压的平衡。正常的状态下，血管内外渗透压是相等的，当渗透调节平衡时，血浆渗透压的正常范围为 280~310mOsm/L。

2. 药物渗透压对血管壁细胞的影响

药物溶液或药物稀释后的稀释液均具有一定的渗透压，对血管壁细胞有一定的影响。当静脉输入低渗性药物溶液时，血管壁细胞会吸收大量的水分，导致细胞破裂，引发静脉刺激和静脉炎；输入等渗性药物溶液时，不影响壁细胞的水分平衡；当输入高渗性药物溶液时，血浆渗透压升高，血管内膜细胞脱水，导致萎缩与坏死，引发静脉炎、静脉痉挛和血栓。药物的渗透压是引起静脉炎最相关的因素之一，渗透压越高，对血管内膜的刺激就越大。

3. 药物渗透压的危险性分类

根据药物渗透压，可将药物溶液分为三类：低度危险、中度危险和高度危险。其中，高度危险药物溶液，例如肠外营养液、50% 葡萄糖、20% 甘露醇等可在 24h 内造成化学性静脉炎。渗透压危险的分类见表 1-5-3。临床常见的高渗透压药物见表 1-5-4。

表 1-5-3　渗透压危险的分类

危险性分类	渗透压
低度危险	310~400mOsm/L
中度危险	400~600mOsm/L
高度危险	>600mOsm/L

表 1-5-4　临床常见的高渗透压药物

药物种类	渗透压（mOsm/L）
20% 甘露醇注射液	1100
甘油果糖注射液	1672
5% 碳酸氢钠注射液	1190
右旋糖酐	2000
复方氨基酸注射液（18AA-Ⅱ）11.4%	1130
丙氨酰谷氨酰胺注射液	921
复方氨基酸（15）双肽（2）注射液	1040
脂肪乳氨基酸（17）葡萄糖（19%）注射液（卡全）	1060
50% 葡萄糖注射液	2525
硝酸异山梨酯注射液	>2000
一般的造影剂	1400~1800

参考文献

静脉治疗护理技术操作规范.中国护理管理，2014，14（1）：1-4.

曹秀珠，赵林芳，曾旭芬，等.PICC 置管史对穿刺过程和导管留置效果的影响.中华护理杂志，2020，55（12）：1844-1850.

胡佳丽，项丽婷，戚红萍，等.肿瘤化疗患者 PICC 相关性上肢静脉血栓形成时间及其影响因素分析.中国现代医学杂志，2021，31（6）：51-57.

黄志有.经颈内静脉行隧道式中心静脉置管的临床应用.中华临床营养杂志，2018，26（2）：119-120.

完全植入式输液港上海专家共识（2019）.介入放射学杂志，2019，28（12）：1123-1128.

中心静脉血管通路装置安全管理专家组.中心静脉血管通路装置安全管理专家共识（2019 版）.中华外科杂志，2020，58（4）：261-272.

李春燕.美国 INS2016 版《输液治疗实践标准》要点解读.中国护理管理，2017，17（2）：150-153.

孙红，陈利芬，郭彩霞，等.临床静脉导管维护操作专家共识.中华护理杂志，2019，54（9）：1334-1342.

植入式给药装置介入专家共识.中华医学杂志，2019（7）：484-490.

包婕，SYED A S M，汪玲，等.经外周静脉穿刺中心静脉置管管末端影像学定位标志及个体相关因素分析.中国中西医结合影像学杂志，2016，14（6）：663-665.

袁玲，邢红.中心静脉通路穿刺引导及尖端定位技术.南京：江苏凤凰科学技术出版社，2019，1：117-119.

ALBRECHT K，NAVE H，BREITMEIER D.Applied anatomy of the superior vena eava—the carina as a landmark to guide central venous catheter placement.Br J Anaesth，2004，92：75-77.

ALBRECHT K，BREITMEIER D，PANNING B，et al. The carina as a landmark for central venous catheter placement in small children. Eur J Pediatr，2006，165：264-266.

ASLAMY Z，DEWALD C L，HEFFNER J E. MRI of central VENOUS anatomy：implications for central venous catheter insertion. Chest，1998，114：820.

CARUSO L J，GRAVENSTEIN N，LAYON A J，et al. A better landmark for positioning a central venous catheter. J Clin Monit，2002，17：331-334.

CONNOLLY B，AMARAL J，WALSH S，et al. Stephens n Influence of arnl movement off central tip location of peripherally inserted central catheters（PICCs）. Pediatr Radiol，2006，36：845-850.

CONNOLLY B，MAWSON J B，MACDONALD C E，et al. Fluoroscopic landmark for SVC—RA junction for central venous catheter placement in children. Pediatr Radiol，2000，30：692-695.

HSU J H，WANG C K，CHU K S，et al. Comparison of radiographic landmarks and the echocardiographic SVC/RA junction in the positioning of long-term central venous catheters. Acta Anaesthesiol Scand，2006，50：731-735.

MAHLON M A，YOON H C. CT angiography of the superior vena cava：normative values and implications for central venous catheter position.J Vase Interv Radiol，2007，18：1106-1110.

PUGSLEY M K，TABRIZCHI R.The vascular system：an overview of structure and function. J Pharmacol Toxicol Methods，2000，44（2）：333-340.

STONELAKE P A，BODENHAM A R.The carina is a radiologieal landmark for central venous catheter tip position.Br J Anaesth，2006，96：335-340.

TENNANT M，MCGEACHIE J K.Blood vessel structure and function：a brief update on recent advances.Aust N Z J Surg，1990，60（10）：747-753.

第二章
常见肿瘤治疗的血管通路选择
（推荐）方案

第一节　胸部肿瘤治疗血管通路的选择

一、胸部肿瘤的概述

胸部肿瘤指来源于胸部所有的器官和组织的肿瘤，可分为原发性和转移性两类，包括肺癌、食管癌、胸腺瘤、胸膜间皮瘤以及纵隔和胸壁的肿瘤等。其中，肺癌和食管癌是发病率较高的胸部肿瘤，肺癌在我国的发病率仍然呈不断上升的趋势，死亡率占所有恶性肿瘤的首位。原发性肺癌（primary lung cancer，PLC）是世界范围内最常见的恶性肿瘤。从病理和治疗角度看，肺癌大致可以分为非小细胞肺癌（non-small cell lung cancer，NSCLC）和小细胞肺癌（small cell lungcarcinoma，SCLC）两大类。其中，非小细胞肺癌约占 80%~85%，其余为小细胞肺癌。肺癌的主要的组织类型为鳞状细胞癌和腺癌，约占全部原发性肺癌的 80%。其他少见类型的原发性肺癌包括：腺鳞癌，大细胞癌，神经内分泌癌（类癌、不典型类癌和小细胞癌），小涎腺来源的癌（腺样囊性癌、黏液表皮样癌以及恶性多形性腺瘤）等。肺癌在世界许多国家和地区的发病率及死亡率都在逐年增加，男性更为明显。食管癌是起源于食管鳞状上皮和柱状上皮的恶性肿瘤。根据国际抗癌联盟／美国癌症联合委员会 TNM 系统（2017 年第 8 版），食管癌包括鳞状细胞癌、腺癌、腺鳞癌、未分化癌、神经内分泌癌、伴神经内分泌特征的腺癌等。其中，食管鳞癌约占90%，食管腺癌约占10%。我国是食管癌的高发区，也是食管癌病死率最高的国家之一。

二、胸部肿瘤治疗血管通路的选择

（一）治疗原则

1.食管癌治疗的原则

对于食管癌的治疗主要依据食管癌的分期予以不同的治疗方法。对于早期位于黏膜层内的肿瘤，应用腔镜下黏膜切除或黏膜剥离术治疗。对于超出黏膜层、侵及黏膜下层的早中期食管癌，选择以外科手术治疗为主，术后必要时给予辅助化疗或放疗。

对于中晚期食管癌进行以手术为主的综合治疗，包括术前新辅助和术后辅助治疗，主要为化疗、放疗及放化疗。放射治疗是食管癌综合治疗的重要的组成部分。放疗包括根治性放疗、姑息性放疗、术前新辅助放疗、术后辅助放疗。药物治疗在食管癌中的应用包括针对局部晚期患者的新辅助化疗和辅助化疗，以及分子靶向治疗和免疫治疗。

2.肺癌治疗的原则

肺癌的治疗应采取多学科综合治疗（multi-disciplinary treatment, MDT）与个体化治疗相结合的原则，即根据患者的机体状况、肿瘤的病理组织学类型和分子分型、侵及范围和发展趋向采取多学科综合治疗的模式，有计划、合理地应用手术、放疗、化疗、分子靶向治疗和免疫治疗等手段，以期达到最大程度地延长患者的生存时间、提高生存率、控制肿瘤进展和提高患者的生活质量。非小细胞肺癌Ⅰ~Ⅱb期以手术为主＋部分辅助化疗，Ⅲa/Ⅲb期新辅助化疗＋手术＋辅助化疗＋放疗，Ⅳ期靶向治疗＋化疗＋放疗＋免疫治疗；小细胞肺癌Ⅰ期以手术为主＋辅助化疗＋放疗，Ⅱ~Ⅲ期辅助化疗＋放疗，Ⅳ期以化疗为主。

（二）血管通路的选择

1.食管癌治疗血管通路的选择

早期食管癌行内镜下黏膜切除术（endoscopic mucosal resection, EMR）/内镜下黏膜下剥离术（endoscopic submucosal dissection, ESD）标本，输液时间小于6天，建议使用外周静脉短导管。对于中晚期食管癌，进行以手术为主的综合治疗，包括化疗、放疗及放化疗。放疗的照射剂量为

DT40~70Gy/20~35 次 /4~7 周。围手术期的化疗每 2~3 周重复，共 8~12 个周期，同步化疗 7 天 1 个周期，共 5~6 个周期。另外，多数食管癌手术患者由于疾病的高消耗、创伤应激反应导致代谢亢进、进食障碍及术后需经历 1 周的常规禁食，可能出现消瘦、抵抗力差等营养不良的症状；中晚期食管癌患者常合并吞咽困难，部分患者有营养不良、消瘦、脱水的表现。放疗后可能出现营养不良、食管穿孔、放射性食管炎；化疗后出现常见的骨髓抑制、胃肠道反应、肝肾功能损害等不良反应。这些都需要及时通过静脉高营养和鼻饲胃肠营养来改善患者的营养状况。静脉通道又是各种药物进入患者体内的重要途径之一，但是这部分患者的静脉条件差，难以对血管进行反复穿刺。此外，刺激性强的化疗药物及高渗性营养液使用不当时，可引起严重的局部反应。因此，对于这些中晚期食管癌患者，建议使用中心血管通路装置（central venous access devices，CVAD）进行静脉治疗，可减轻患者反复穿刺的痛苦，保证周期性治疗安全顺利地完成。

2. 肺癌治疗血管通路的选择

解剖性肺切除术是早中期肺癌的主要的治疗手段，输液时间小于 6 天，建议使用外周静脉短导管。肺癌放疗包括根治性放疗、姑息放疗、辅助放疗和预防性放疗等。放疗的照射剂量为 DT60~66Gy/30~33 次 /6~7 周。小细胞肺癌预防性脑照射（prophylactic cranial irradiation，PCI）的全脑放疗剂量为 25Gy，2 周内分 10 次完成。非小细胞肺癌常用的化疗方案包括 NP 方案：长春瑞滨 + 顺铂、TP 方案：紫杉醇 + 顺铂或卡铂、GP 方案：吉西他滨 + 顺铂或卡铂、DP 方案：多西他赛 + 顺铂或卡铂、PP 方案：培美曲塞 + 顺铂或卡铂，21 天为 1 个周期，4~6 个周期。小细胞肺癌的化疗方案推荐 EP、EC、伊立替康联合顺铂（IP）、伊立替康联合卡铂（IC）或依托泊苷联合洛铂（EL）方案。部分患者后续继续应用单药化疗来维持治疗，直至疾病进展或不可耐受。随着时代的进步及科学的飞跃发展，肺癌患者的生存期较长，由于长期反复化疗、靶向治疗、免疫治疗导致静脉穿刺困难，且血管条件差，极易渗漏，使血管遭受极大的破坏，给长期生存的患者带来巨大的心理压力。因此，建议使用 CVAD 进行静脉治疗。

另外，咳嗽是肺内原发肿瘤最常见的症状，75% 的患者可能伴有咳痰。上腔静脉阻塞综合征患者出现上腔静脉压迫，导致上腔静脉系统血液回流障碍，应选择在下肢静脉输液，适用下肢 CVAD 进行静脉治疗；中晚期肺癌常可伴纵隔及锁骨上淋巴结转移，导致邻近颈内静脉、锁骨下静脉受压、移位，引起穿刺困难。同时，淋巴结转移区因为需放射治疗而可能不适合植入输液港或 PICC；穿刺部位如有解剖扭曲、变异、局部感染、肿瘤侵犯、放疗史或者存在其他的血管内设备（起搏器、透析导管等）时慎用或禁用输液港。以上为血管通路选择的限制条件。

因此，肺癌患者血管通路装置的选择应综合考虑患者的治疗方案、预期治疗时间的血管特性、患者的年龄、合并症、输液治疗史、患者对序贯通路装置（vascular access device，VAD）位置的偏好，以及护理能力和可用资源来选择适宜的患者需要的血管通路装置的类型（外周或中心）。应综合治疗过程中通路使用的期限、通路是否能满足有效的治疗、通路装置的置入的成本、维护成本等进行卫生经济学的评价。

三、案例分析

【病例资料】　患者，男，62 岁，因"右肺神经内分泌癌 4 周期 EP 方案化疗后 3 周"，于 2021 年 8 月 4 日入院。诊断：肺恶性肿瘤 cT4N2M0，ⅢB 期，上腔静脉综合征。入院时患者的头面部浮肿，主诉无明显的咳嗽咳痰、胸闷气急不适。查体：双肺呼吸音清。D- 二聚体 0.41mg/L（FEU），白蛋白 37.0g/L，身高 172cm，体重 68kg，脉搏 102 次 /min，呼吸 18 次 /min，血氧饱和度 96%。

【治疗过程】　患者因低分化神经内分泌癌行 EP 方案化疗 4 周期。2021 年 8 月 4 日复查胸部 CT：肺癌治疗后，对照 2021 年 6 月 25 日的 CT，右下肺后基底段结节较前显示不明显，建议复查。纵隔区的肿块较前增大；隆突下及右肺门淋巴结，较前稍增大。考虑疾病进展，予更改治疗方案。患者因上腔静脉压迫，2021 年 8 月 5 日在我院行右腹股沟输液港（巴德耐高压泵）置入术，过程顺利。2021 年 8 月 6 日开始行化疗联合免疫维持治疗，具体用药：注射用盐酸伊立替康（艾力）100mg d1、8，卡铂注射液 450mg d1，帕博利珠单抗注射液（可瑞达）200mg d1。2021 年 10 月 12 日继续行第 4 周期化疗联合免疫维持治疗。

【分析】　患者选择输液港的原因为：①该案例的患者处于肺癌晚期，需要长期化疗 + 免疫用药。化疗方案为：注射用盐酸伊立替康（艾力），卡铂注射液，联合帕博利珠单抗注射液（可瑞达），免疫治疗的时间较长，一般为 2 年。②患者因上腔静脉受压，上腔静脉周围被淋巴结及肿块压迫或侵犯，会导致上腔静脉腔阻塞或狭窄，需行下肢静脉输液。

【经验与体会】 股静脉植入式静脉输液港是临床上腔静脉压迫输液系统中的另一种重要的选择通路。目前，其在国内大型三级医院得到开展，植入和使用前要做好患者及其家属的心理护理，向患者讲述置管的目的、优点，以及讲解输液港使用的注意事项、可能出现的并发症及预防措施。在征得患者的同意后，请已经植入输液港的患者做现场展示，采用同伴教育方式来增加患者对输液港的感性认识，解除不必要的顾虑。

通过实践，在股静脉输液港穿刺时发现插针时用非主力手的拇指、食指和中指及主力手小拇指固定注射座，形成正方形，以十字连线交叉点为穿刺点，主力手拇指和食指持无损针自中心部位垂直穿刺入储液槽底部，明显提高穿刺的成功率。穿刺前将输液港植入侧下肢外展 >45°，在患者腰部下适当垫一小枕头，使输液港的注射座充分突出；调整插针主力手的位置，保证穿刺针与注射座成 90° 垂直进针，也是保证穿刺成功的条件。穿刺过程中禁止倾斜或摇摆针头，动作需轻柔，感觉碰到底部时即可停止进针。

对输液港置港患者做好健康指导也尤为重要。输液港的留置时间长，部分时间为居家护理，尤其局部皮肤的护理，防止破溃，穿宽松的内裤，减少对植入处皮肤的摩擦；让患肢进行适度活动，以预防静脉血栓形成；若植入部位出现疼痛、发红、肿胀等，应立即到医院就诊；定期来院进行冲管维护并随身携带维护手册。因此，加强对患者的健康教育及出院指导都是使输液港能正常并长期使用的重要因素。

第二节　头颈部肿瘤治疗血管通路的选择

一、头颈部肿瘤的概述

头颈部恶性肿瘤被列为全球第六大常见的癌症，占男性恶性肿瘤的47%，占女性恶性肿瘤的 2.5%。鳞状细胞癌是最常见的组织学类型，全球每年有超过 50 万的头颈部鳞癌的新发病例，占所有恶性肿瘤的 4%~5%。头颈部鳞癌按照部位大致可分为口腔癌、喉癌和咽癌，而咽癌又可细分为鼻咽癌、口咽癌和下咽癌。头颈部鳞癌通常以手术为主，或以手术为主的综合治疗，治疗中手术方式的选择、细胞毒药物的使用或者放射治疗反应均是患者有效的血管通路选择的重要的影响因素。而对于鼻咽癌，因其肿瘤部位的特殊性，公认有效的根治性手段为放射治疗或以放疗为主的综合治疗，故血管通路的选择同样值得临床工作者探究。因此，基于满足头颈部肿瘤患者的特殊治疗的需求、降低患者治疗的费用、减少相应的并发症，有必要对患者的血管通路进行合理选择，同时权衡上述几种条件，科学建立安全合适的静脉通路，促使患者最大化受益。

二、头颈部肿瘤治疗血管通路的选择

（一）治疗原则

1. 头颈部鳞癌的治疗原则

（1）治疗方式

早期（Ⅰ/Ⅱ期）：手术治疗和放射治疗均可作为根治性的治疗手段，具体选用何种方式取决于肿瘤部位、患者的健康状况、职业及其个人意愿。如果采用手术治疗，应根据淋巴结发生转移的可能性来决定是否进行选择性颈部淋巴结清扫。

局部进展期（Ⅲ/ⅣA/ⅣB期）：如果可以手术切除，一般采用局部根治性手术联合颈部淋巴结清扫，术后给予辅助放疗；如果伴有淋巴结转移等危险因素，推荐采用联合放化疗的辅助治疗模式。

对于局部复发的患者，如果没有发生远处转移，可以根据以往采用的局部治疗方式选择相应的解救治疗。对于局部复发解救治疗失败或发生远处转移的患者，治疗的目的在于提高生活质量及延长生存期。

（2）化疗方案

常用的治疗方法是以铂类为基础的化疗，PF方案（顺铂+5-FU）是最常用的联合化疗方案。对于喉癌或下咽癌患者，如果需要接受全喉切除而患者有保留发音的意愿，可给予最多3个疗程PF方案来诱导化疗。对于不可以手术切除的患者，局部治疗前给予3~4个疗程TPF方案（多西他赛+顺铂+5-FU）。

在头颈部鳞癌的同期放化疗中，顺铂单药适用于不可手术的局部进展期患者，还适用于可以手术的局部进展期喉癌患者。西妥昔单抗同样适用于不可手术的局部进展期患者，特别是一般情况差或不能耐受顺铂化疗的患者。

在晚期的头颈部鳞癌化疗方案中，铂类（顺铂/卡铂）+5-FU+西妥昔单抗方案目前是复发或转移性患者姑息治疗的一线方案。紫杉醇＋顺铂方案可作为复发或转移性患者的姑息化疗方案。

（3）放射治疗

对口腔癌根治性放疗肿瘤区给予 66~72Gy，对亚临床病灶给予 54~63Gy，常规分割，每日 1 次，每周 5 次；术后辅助放疗的剂量为 60Gy，对肉眼可见的残留可局部加量至 70Gy，常规分割，每日 1 次，每周 5 次；姑息减症放疗的总剂量为 30~50Gy，10~15 次完成治疗。

喉癌根治性照射的总剂量为 70~72Gy；术前新辅助放疗照射的剂量为 50~60Gy，常规分割；术后辅助放疗的剂量为 54~66Gy，对肉眼可见的残留，局部可加量至 70Gy；姑息放疗的照射剂量为 30~50Gy/10~15F。

下咽癌术前的照射剂量为 50Gy，术后预防照射的剂量为 50Gy，高危区为 60Gy，单纯放射治疗在采用缩野技术照射时的剂量为 70~76Gy。

口咽癌预防性照射的剂量为 50Gy；术后预防性照射的剂量为 60Gy，但对有残留者，局部应加量至根治剂量；单纯放射的根治剂量为 65~75Gy。

（4）免疫治疗

《CSCO 头颈部肿瘤诊疗指南（2021 版）》对于非鼻咽癌来源的复发或转移性头颈部鳞癌的一线治疗方案，增加了 I 级专家推荐，帕博利珠单抗（CPS[①]≥1）或帕博利珠单抗＋顺铂／卡铂＋5-FU（1A 类证据）。

2. 鼻咽癌的治疗原则

（1）手术治疗

鼻咽癌由于具有解剖位置较深、周围结构复杂及容易发生咽后侵犯的特性，极少用手术治疗原发肿瘤。但对于放疗以后出现颈部复发的患者，颈部淋巴结清扫术是一种有效的解救治疗的手段。

（2）化疗方案

局部晚期鼻咽癌的诱导化疗方案包括 TPF 方案（多西他赛＋顺铂＋5-FU）、TP 方案（多西他赛＋顺铂）。在同期放化疗中，顺铂单药适用于局部进展期（Ⅲ/ⅣA 期）患者；卡铂单药适用于局部进展期（Ⅲ/ⅣA/ⅣB 期）患者，特别是肾功能不全或无法耐受顺铂的患者。晚期的鼻咽癌化疗方案主要是 PF 方案和 GP 方案。这两种方案均可以作为复发或转移性鼻咽癌的一线化疗方案，特别是 GP 方案，这两种药物无论是在体外还是在体内，均显示

① CPS：联合阳性分数，combined positive score。

良好的协同作用，且无叠加的毒副反应，是理想的药物组合。

（3）放射治疗

放射治疗是鼻咽癌的主要的治疗手段，原则上采用调强放射治疗，通常采用面颈联合野照射，照射剂量为 66~70Gy，采用常规的分割方式，30~33 次，每日 1 次，每周 5 次。螺旋断层放射治疗系统是临床上一种较新的精确放疗技术，在头颈部肿瘤精确放疗中发挥着重要作用，螺旋断层放射治疗在改善疗效的同时更有效地保护危急器官。

（4）免疫治疗

《CSCO 头颈部肿瘤诊疗指南（2021 版）》对于鼻咽癌来源的复发或转移性头颈部鳞癌，在一线治疗中增加了卡瑞利珠单抗 + 顺铂 + 吉西他滨方案作为Ⅲ级推荐（2B 类证据），在二线或挽救治疗方案中增加了特瑞普利单抗作为Ⅱ级专家推荐（2A 类证据）。

（二）血管通路的选择

1. 头颈部鳞癌治疗血管通路的选择

头颈部鳞癌治疗血管通路的选择基于药物性质、治疗周期和患者因素进行综合衡量。

（1）药物性质

头颈部鳞癌诱导化疗和术后辅助治疗方案中的药物性质多为发疱剂及刺激性药物，存在化疗药物的外渗风险，如表 2-2-1 所示。

表 2-2-1　头颈部鳞癌常用的化疗药物对血管的影响

药物分类	药物名称	简写	浓度	药物性质（pH）	注意事项
铂类	顺铂	DDP	0.1%	刺激性（3.5~6.0）	避光输注
	卡铂	CBP	1%	发疱性（5.0~7.0）	避光输注
抗代谢类	5-氟尿嘧啶	5-FU	1%	刺激性（9.2）	4~6h 或使用持续化疗泵
植物类	紫杉醇	PTX	1mL	刺激性（3.0~5.0）	观察过敏反应
	多西他赛	TXT	—	发疱性	观察过敏反应

（2）治疗周期

手术治疗 + 辅助化疗或诱导化疗 + 同步放化疗 + 辅助化疗一般为 4~6 个月，整体的治疗周期通常小于 1 年。依据通道工具选择指南推荐：在满足治疗需要的情况下，选择直径最小和长度最短的导管进行治疗。静脉输液头皮钢针仅应用于单次给药或静脉采血，不能用于发疱性药物输注。对于预期无后续综合治疗的手术患者，使用外周静脉留置，导管功能良好的情况下可保留使用 72~96h，但是输注抗肿瘤药物后不保留导管。对于计划行手术治疗 + 辅助化疗和 / 或放疗等综合治疗的患者，可于术前留置中心静脉导管，如 PICC 或输液港。PICC 和输液港适用于长期静脉治疗，可输注任何性质的药物，不可用于血流动力学的监测。CVC 的适用时间不超过 6 周，可用于任何性质的药物输注和血流动力学的监测。

（3）患者因素

头颈部鳞癌由于手术部位或放疗部位的限制，一般避免颈内静脉置管。中晚期的头颈部鳞癌常可伴颈部、锁骨上淋巴结转移，导致邻近的颈内静脉、锁骨下静脉受压、移位，引起穿刺困难。同时，淋巴结转移区可能需放射治疗而不适合植入输液港或 PICC。穿刺部位如有解剖扭曲、变异、局部感染、肿瘤侵犯、放疗史或者存在其他的血管内设备（起搏器、透析导管等）时慎用或禁用输液港。以上为血管通路的选择限制了条件。

综上所述，在头颈部鳞癌治疗血管通路的选择中，对于预期无后续综合治疗的手术患者，可使用外周静脉留置。对于计划行手术治疗 + 辅助化疗和 / 或放疗等综合治疗的患者，可于术前留置中心静脉导管，如 PICC 或输液港。必要的情况下，使用 CVC 置管进行血液动力学监测。

2. 鼻咽癌治疗血管通路的选择

患者血管通路的选择基于药物性质、治疗周期和患者因素进行综合衡量。

（1）药物性质

鼻咽癌诱导化疗和同步放化疗方案中的药物性质多为发疱剂及刺激性药物，存在化疗药物的外渗风险，如表 2-2-2 所示。

表 2-2-2　鼻咽癌常用的化疗药物对血管的影响

药物分类	药物名称	简写	浓度	药物性质（pH）	注意事项
铂类	顺铂	DDP	0.1%	刺激性（3.5~6.0）	避光输注
	卡铂	CBP	1%	发疱性（5.0~7.0）	避光输注
	奈达铂	NDP	—	刺激性（5.0~7.0）	避光输注

续表

药物分类	药物名称	简写	浓度	药物性质（pH）	注意事项
抗代谢类	吉西他滨	GEM	1%	刺激性（2.0~3.0）	30min 内输注
	5-氟尿嘧啶	5-FU	1%	刺激性（9.2）	4~6h 或使用持续化疗泵
植物类	紫杉醇	PTX	1mL	刺激性（3.0~5.0）	观察过敏反应
	多西他赛	TXT	—	发疱性	观察过敏反应

（2）治疗周期

鼻咽癌患者一般采用诱导化疗＋同步放化疗＋辅助化疗，为 4~6 个月，整体的治疗周期小于 1 年。通道工具选择指南推荐：在满足治疗需要的情况下，选择直径最小和长度最短的导管进行治疗。留置静脉导管在放射治疗期间不会因放射治疗而影响硅胶管的质量，所以不必在放射治疗前将导管拔出。

（3）患者因素

鼻咽癌患者因头颈部行放疗，应避免颈内静脉置管。患者除鼻咽部原发肿瘤外，多伴有颈部、锁骨上淋巴结转移，导致邻近的颈内静脉、锁骨下静脉受压、移位，容易引起穿刺困难。同时，淋巴结转移区可能需放射治疗而不适合植入输液港或 PICC。另外，穿刺部位如有解剖扭曲、变异、局部感染、肿瘤侵犯、放疗史或者存在其他的血管内设备（起搏器、透析导管等）时，慎用或禁用输液港。

综上所述，鼻咽癌患者由于肿瘤的位置，同样不考虑颈部 CVC 穿刺，而股静脉 CVC 易形成血栓，且使用周期短，所以不选择股静脉 CVC 进行穿刺。放化疗期间，当患者关注外形、期望血管通路维护方便，无置港禁忌证时，可首选输液港；一般情况下，根据预期的治疗周期，兼顾通路装置的置入成本，优选 PICC。

三、案例分析

（一）案例 1

【病例资料 1】 患者，男，64 岁，诊断为口咽恶性肿瘤，T4aN1M0，Ⅳa 期。2021 年 1 月 4 日在笔者所在的医院行右胸壁输液港置入术，置管长度为 15cm，导管前端位于上腔静脉中下 1/3 处。2021 年 2 月 26 日，患者放疗结束，带回输液港，定期维护。

【治疗过程】 本例患者为口咽恶性肿瘤术后，行泰欣生靶向治疗及特瑞普利单抗注射液（拓益）240mg 免疫治疗。2021 年 1 月 5 日起遵医嘱予头颈部 VMRT 方案根治性放疗，每周一到周五，每日 1 次：D95PTV7049cGy/32F。放疗期间，按医嘱予泰欣生 200mg 靶向治疗 6 次、复方脑肽节苷脂注射液 6mL W3D1 营养神经治疗及护肝、抗炎、营养等支持治疗。放疗结束后，定期行辅助化疗及靶向治疗。

【分析】 患者选择输液港的原因：①患者在口咽恶性肿瘤术后，处于局部晚期。既往有 PICC 置入史，治疗方案涉及放射治疗、辅助化疗、靶向治疗、免疫治疗等。其中，化疗药物具有刺激性和发疱性，对外周静脉的刺激性强，需选择深静脉输注，输液港和 PICC 均有置管适应证。② 2021 年起，输液港的费用能进医保，患者和其家属考虑疾病局部晚期，从长期使用来看，不仅能满足治疗需求，而且符合卫生经济学的效益，同时输液港的维护更方便，每 4 周维护 1 次，平时洗澡等不受影响，故主动选择输液港。

【经验与体会】 主管医生与患者进行有效沟通后充分了解患者的病史、治疗计划、治疗需求等，把控深静脉置管的适应证与禁忌证的情况下，结合患者的经济情况，向患者告知可优选的血管通路。同时，尊重患者和其家属参与静脉管理的意见，及时回答其关心的问题，比如输液港和 PICC 的使用期限、维护时间、经济成本等，确保达到最优的经济效益。植入胸壁输液港后做好输液港的穿刺护理，减少因静脉管路的问题而造成患者不必要的痛苦与费用，确保患者顺利完成治疗，提高生活质量。

（二）案例 2

【病例资料 2】 患者，男，57 岁，诊断为鼻咽癌放化疗后局部复发。于 2020 年 4 月 29 号在笔者所在的医院经左手臂贵要静脉行 PICC 穿刺置管术，置管长度为 41cm，外露 5cm，置管后摄片定位显示导管尖端位于上腔静脉下段。治疗周期近 5 个月，于 2020 年 9 月 11 日治疗结束，按医嘱撤除 PICC，导管从患者的左上臂的贵要静脉顺利退出，经检查，导管完整。

【治疗过程】 本例的患者为鼻咽癌放化疗后复发，2020 年 4 月 9 日开始行 6 个疗程 TP 方案诱导化疗及艾瑞卡 200mg 免疫治疗 6 个周期。2020 年 8 月 6 日起，医嘱予鼻咽癌复发病灶（鼻咽部、左侧咽后、双侧颈部）VMAT 超分割放疗，每周一到周五，每日 2 次：D95PTV6763cGy/54F。放疗期间，奈达铂同步化疗 1 个周期（因骨髓抑制未行第二周期化疗）、恩度

15mg d1~14 靶向治疗 2 个周期、复方脑肽节苷脂注射液 6mL qd 营养神经治疗及卡瑞利珠单抗 200mg 免疫治疗 2 个周期。

【分析】 患者选择 PICC 的原因：患者的治疗周期近 5 个月，治疗方案涉及放射治疗、诱导化疗、同步化疗、靶向治疗、免疫治疗等。其中，化疗药物具有刺激性和发疱性，对外周静脉的刺激性强，需选择深静脉输注，同时宜选择长期导管。PICC 的留置时间约为 1 年，能满足患者的需求。同时，患者有面颈部的放疗史，不宜行颈部 CVC 和输液港。

【经验与体会】 鼻咽癌根治性放疗患者有植入输液港的适应证，但是该患者为局部复发，曾有放疗史，考虑放疗对局部血管微循环的影响，本次治疗过程中慎用输液港。患者虽然复发，但是与主管医生进行有效沟通后，认为治疗方案和治疗周期均有预期，选择 PICC，既可保证刺激性药物的安全输液，减少患者的痛苦，同时也能达到最优的经济效益。

第三节　腹部肿瘤治疗血管通路的选择

一、腹部肿瘤的概述

腹部肿瘤主要包括胃癌、大肠癌、胰腺癌、肝癌、胆囊癌、胆管癌、脾肿瘤、胃肠胰神经内分泌肿瘤、腹膜及腹膜后肿瘤、腹壁肿瘤等。其主要的治疗手段包括手术治疗、化学治疗、放射治疗、分子靶向治疗、生物免疫治疗、介入治疗、热疗等。

二、腹部肿瘤治疗血管通路的选择

（一）治疗原则

1. 胃癌的治疗

中国胃癌的发病率及死亡率均居恶性肿瘤的第 2 位。早期胃癌行手术治疗的预后良好，化疗在晚期胃癌治疗中占主导地位，分子靶向药物及免疫治疗的地位逐步提升。目前常用的方案为：氟尿嘧啶类＋铂类，根据人表皮生长因子受体的情况联合曲妥珠单抗作为一线推荐方案；单药紫杉醇、伊立替康、多西他赛或联合用药紫杉醇＋雷莫芦单抗作为二线推荐方案；阿帕替、帕姆单抗作为三线推荐方案。化疗方案一般是以 5- 氟尿嘧啶（5-FU）及其衍生物，联合顺铂、紫杉醇、草酸铂等抗癌药物的组成方案。可将其用于晚期胃癌，也可用于术后辅助化疗。

2. 大肠癌的治疗

大肠癌的治疗以外科手术为主，常见的是以结合放化疗和其他多种辅助治疗方法的综合治疗。目前，结肠癌临床上使用的标准辅助化疗方案为5-FU+ 醛氢叶酸方案。大剂量的醛氢叶酸 +5-FU 持续滴注 48h 的疗法已成为晚期大肠癌治疗的标准方案之一。草酸铂对晚期结直肠癌有明显的抗癌作用。该药联合化疗方案已成为晚期结直肠癌的一线治疗药物。伊立替康为DNA 拓扑异构酶 I 的抑制剂，该药与 5-FU/CF 并用也是治疗晚期大肠癌的一线药物。希罗达为 5-FU 的衍生物，具有更高的肿瘤选择性。年老体弱的晚期大肠癌患者可用希罗达口服单药治疗。

3. 胰腺癌的治疗

胰腺癌的主要的治疗方法有手术切除、微创手术、辅助治疗、新辅助治疗以及针对晚期胰腺癌的姑息治疗等。手术切除是目前唯一能治愈胰腺癌的方法。20% 可行根治性手术，5 年的生存率为 18%~24%。对于肿瘤直径 <2cm，且无周围淋巴结转移的早期患者，行根治性手术切除可获得长期无病生存。对胰腺癌切除术后的患者行辅助化疗，可显著延长其无症状生存期，术后一线化疗药物多为吉西他滨。大多数的患者被确诊时已处于晚期，姑息治疗一直是胰腺癌研究最多的领域。目前，白蛋白结合型紫杉醇联合吉西他滨是胰腺癌晚期患者尤其是伴有转移患者的首选方案。一般认为，胰腺癌属对放疗或化疗敏感性较低的恶性肿瘤，曾经应用和正在发展中的胰腺癌化疗药物有 5-FU、健择、伊立替康、RFS-2000 和紫杉烷类等。其中，健择应用得较多，单独选择健择联合放射治疗，或与 5-FU 或顺铂合用并联合放射治疗等。

4. 肝癌的治疗

原发性肝癌的治疗主要分为手术治疗与非手术治疗。手术治疗包括肿瘤切除术与肝移植术，根据肝癌患者的全身情况、肝硬化程度、肿瘤部位与大小决定手术的切除方式及部位。80% 的肝癌患者伴有明显的肝硬化，确诊时已无明确的手术指征。肝癌的非手术治疗方法包括介入治疗、放化疗、免疫生物治疗、中药治疗、分子靶向治疗等。常用的系统化疗药物有氟尿嘧啶及其衍生物、顺铂、丝裂霉素、氟尿嘧啶、阿霉素、羟基喜树碱等；多靶点激酶抑制剂、免疫抑制剂、抗血管生成分子靶向药物、mTOR 信号通路特异性抑制剂等药物被不断发现，并逐渐进入临床试验阶段。

5. 胆道恶性肿瘤的治疗

胆道恶性肿瘤（biliary tract carcinoma，BTC）包括胆囊癌及来源于胆管上皮细胞的胆管癌，具有早期诊断困难、进展迅速、解剖部位复杂等特点。手术是 BTC 的主要的治疗手段，但多数患者就诊时即已失去手术切除的机会。局部进展、转移性或复发患者只能接受化疗和其他的综合治疗。肿瘤靶向和免疫治疗的进展为 BTC 患者带来新希望，具体的效果还有待进一步验证。对晚期或术后复发的 BTC 患者均给予 FOLFIRINOX（伊立替康、5-氟尿嘧啶联合奥沙利铂）方案。

6. 胃肠胰神经内分泌肿瘤的药物治疗

对于胃肠胰神经内分泌肿瘤，手术切除是首选的治疗方法，对于诊断时已有局部进展或远处转移而无法手术的患者，分子靶向治疗提供了一种新的治疗方法。临床上，常见的分子靶向治疗药物包括生长抑素类似物、哺乳动物雷帕霉素靶蛋白抑制剂、酪氨酸激酶抑制剂、免疫治疗等。2019 年，美国国立综合癌症网络指南与 2016 年欧洲神经内分泌肿瘤学会指南的意见一致，依托泊苷 + 顺铂（EP）或依托泊苷 + 卡铂（EC）方案是胃肠胰神经内分泌肿瘤的首选方案，奥沙利铂 + 亚叶酸钙 +5-氟尿嘧啶（FOLFOX）、伊立替康 + 亚叶酸钙 +5-氟尿嘧啶（FOLFIRI）、替莫唑胺 + 卡培他滨可作为二线方案。

（二）血管通路的选择

1. 药物性质

腹部肿瘤患者化疗方案中的药物性质多为发疱剂及刺激性药物，存在化疗药物的外渗风险，具体见相关章节。

2. 治疗周期

腹部肿瘤患者可能要进行术后辅助化疗、晚期姑息治疗、同步放化疗、免疫治疗、靶向治疗，整体的治疗周期大于 1 年。治疗时输注发疱性药物及刺激性药物居多，最常使用的抗肿瘤药物 5- 氟尿嘧啶（FOLFOX、FOLFIRI、FOLFOXIRI 等方案），5- 氟尿嘧啶的半衰期比较短，需要持续输注 46~96h。腹部肿瘤晚期患者，需要输注静脉高营养药物或需要多联刺激性或发疱性化疗药物联合使用。血管通路工具选择的指南推荐：在满足治疗需要的情况下，选择直径最小和长度最短的导管进行治疗。所以，留置中长期中心静脉导管能确保腹部肿瘤患者治疗的需要。

3. 中心静脉的输液工具

（1）中心静脉置管（central venous catheter，CVC）是一种导管尖端位于上腔静脉的中期导管（留置时间不超过 6 周），可以用于腹部肿瘤患者的抢救、中心静脉压的监测、化疗药物的输注等。但由于它的穿刺风险较大，容易穿刺到肺尖，从而造成气胸；多次穿刺后，失败率增加，增加患者的痛苦及穿刺者的心理压力。腹部肿瘤患者的治疗周期及中位生存时间相对较长，尤其是肠癌，不适合留置 CVC。

（2）经外周静脉置入的中心静脉导管（peripherally inserted central catheter，PICC）减少了静脉穿刺的次数，减轻了因穿刺或失败的恐惧和压力。它可以进行长期静脉输液、输注刺激性或发疱性的化疗药物，维持静脉高营养，输注血制品等，是一种安全的静脉通路。

（3）静脉输液港（implantable venous access port，PORT）为长期静脉输液治疗的患者提供可靠的通路，可输注各种药物、补充液体、营养支持、输血和血标本采集。其优势为：①无外露导管的部分，患者的生活、更衣方便，不限制活动；②每月用肝素封管，减少感染的危险，维护患者导管方便。对 PORT 每 4 周维护 1 次，2021 年的静脉输液护理实践标准可延长至每 3 个月维护 1 次，不影响日常的生活及活动，提高患者的生活质量。

4. 患者因素

（1）腹部肿瘤患者的治疗周期及中位生存时间相对较长，尤其是肠癌，不适合留置 CVC。因腹部肿瘤患者的腹水发生率高，应尽量避免股静脉置管。

（2）腹部肿瘤患者治疗中靶向药物的治疗日趋增多，而靶向药物具有较多的副作用，如使用爱必妥治疗的过程中痤疮样皮疹的发生率高。PICC 的透明固定膜局部易引起湿疹，甚至感染，使用爱必妥治疗患者更易引起固定贴膜过敏等，靶向治疗患者选择 PICC 时需慎重。

（3）晚期腹部肿瘤患者多消瘦。对恶病质患者埋置胸壁输液港时需充分评估，谨慎埋置输液港。

综上所述，腹部恶性肿瘤患者在早期手术后无须术后辅助化疗，可行短期 CVC；需术前新辅助化疗及术后 6~8 周期化疗患者，首先行 PICC，如联合靶向药物治疗者选择 PICC 时需慎重；腹部肿瘤术后辅助化疗、晚期姑息治疗、同步放化疗、免疫治疗、靶向治疗的患者，治疗一般以 2~3 周的方案为主，埋置 PORT 的使用期限长，可确保腹部肿瘤输注任何性质的药物的治疗，非治疗期间不需要特意去医院维护，大大节省医疗成本及交通成本，对腹部肿瘤患者的心理影响较小，提高患者的生活质量，所以，埋置 PORT 为最佳方案。

三、案例分析

【病例资料】 患者，女，52 岁，确诊为结肠恶性肿瘤，T4aN2M1a，Ⅳa 期。2021 年 7 月，患者因"腹部胀痛 2 个月，便秘 1 个月，并呈进行性加重"，就诊于当地医院，行肠镜检查提示：距肛门 20cm 可见一环状生长肿物，质硬，菜花状，易出血。肠镜病理诊断：距肛 20cm 腺癌。CT 检查提示：乙状结肠癌，周围多发肿大淋巴结，伴肝脏多发转移。为进一步治疗，就诊于笔者所在的医院，门诊拟"结肠恶性肿瘤"收住入院。肠镜病理会诊：符合腺癌。基因检测：*KRAS/BRAF/NRAS* 均为野生型。2021 年 8 月 2 日在笔者所在的医院行右胸壁输液港置入术，导管前端位于上腔静脉中下 1/3 处。目前，患者在持续治疗中，定期进行输液港维护。

【治疗过程】 本例患者处于结肠恶性肿瘤晚期，失去手术治疗的最佳时机。于 2021 年 8 月 2 日行 FOLFOX6 方案化疗＋西妥昔单抗注射液（爱必妥）靶向治疗。化疗前及化疗间歇期予护肝、营养等支持治疗。

【分析】 患者选择输液港的原因有：①患者在结肠恶性肿瘤晚期，治疗方案涉及辅助化疗、靶向治疗、免疫治疗等。其中，化疗药物具有刺激性和发疱性，对外周静脉的刺激性强，且治疗时间较长，需选择深静脉输注，输液港和 PICC 均有置管适应证。②患者较年轻，比较爱美，爱必妥治疗容易发生皮疹，深静脉置管不适合长时间局部贴膜覆盖。③ 2021 年起输液港费用纳入医疗保险报销范围，患者和其家属认为考虑疾病处于局部晚期，从长期使用来看，其不仅能满足治疗需求，而且具有卫生经济学效益，同时输液港维护更方便，每 4 周维护 1 次，平时洗澡等日常活动不受其影响，故主动选择输液港。

第四节　妇科肿瘤治疗血管通路的选择

一、妇科肿瘤的概述

妇科肿瘤是指发生于女性生殖系统的肿瘤，按肿瘤性质的不同，可分为良性肿瘤和恶性肿瘤。临床上良性肿瘤以子宫肌瘤、卵巢囊肿多见，必要时行手术治疗，普遍的预后良好。妇科恶性肿瘤以宫颈癌、子宫内膜癌、卵巢癌最为常见，外阴癌、输卵管癌、绒癌、肉瘤等较为少见，治疗方法涉及手术、化疗、放疗、靶向药物治疗、生物免疫治疗等，中晚期患者往往预后欠佳。

现阶段国内较为常用的血管通路装置主要有外周静脉导管、中心静脉导管、经外周静脉置入的中心静脉导管、完全植入式静脉输液港等。患者血管通路选择需综合评估患者的疾病史、治疗方案、用药性质、血管条件、社会经济因素、患者与其家属的意愿以及静脉导管装置的材质等因素。合理、适宜、有效的血管通路选择方案可保障患者的治疗顺利进行，降低静脉治疗并发症的发生率，从而减轻患者的心理及躯体负担。本节内容着重从妇科肿瘤的疾病特点及治疗方案的角度出发，给出推荐的血管通路选择方案。

二、妇科肿瘤治疗血管通路的选择

（一）治疗原则

1. 卵巢癌

手术治疗是卵巢癌首选的治疗方法，经过手术不仅可以明确卵巢肿瘤的病理类型、病灶范围，而且在短时间内能将肿瘤全部或大部分清除。但卵巢癌尤其是上皮癌很早就发生扩散，手术时多数病例没有彻底清除病灶，放疗的效果及应用也很有限，因此，全身性化疗是一项重要的辅助治疗方法。近20年来，由于有效的化疗方案的应用，卵巢恶性生殖细胞肿瘤的治疗效果有了明显的提高，死亡率从90%降至10%，上皮性卵巢癌5年的生存率已经接近50%。而靶向药物治疗也是目前改善中晚期卵巢癌预后的主要的研究趋势。分子靶向药物包括抗血管生成药物和抗表皮生长因子受体药物，前者的代表药物有贝伐珠单抗，后者的代表药物有西妥昔单抗、曲妥珠单抗等。此外，免疫治疗被认为是唯一有可能治愈癌症的方法，其目的是打破机体对肿瘤的免疫耐受、提高机体免疫系统对肿瘤的免疫反应，从而消灭微小及复发病灶。

目前，铂类联合紫杉醇是国际公认的卵巢癌初治化疗的一线化疗的首选方案。常见的二线化疗药物有多西他赛、伊立替康、吉西他滨、多柔比星脂质体、异环磷酰胺、依托泊苷、足叶乙甙等。近年来，诞生的白蛋白结合型紫杉醇和贝伐珠单抗在复发性卵巢癌的治疗中的疗效明显。化疗方式主要包括静脉化疗及静脉－腹腔化疗。常见的方案如下：①紫杉醇＋卡铂（TC方案）静脉治疗3周的方案。②紫杉醇静脉＋顺铂腹腔化疗方案。③剂量密集型紫杉醇＋卡铂静脉化疗方案。④低剂量紫杉醇＋卡铂周疗方案。⑤多西他赛＋卡铂（DC）化疗方案（以上方案为美国国立综合癌症网络指南Ⅰ级推荐）。⑥脂质体多柔比星＋卡铂（AC）化疗方案（美国国立综合癌症网络指南2A级推荐）。⑦含有贝伐单抗的化疗方案（美国国立综合癌症网络指南2B级推荐）。

2. 宫颈癌

宫颈癌的治疗方法有手术、放疗及化疗。手术及放疗被视为根治疗法，化疗则为综合治疗的一部分。手术治疗主要适用于肿瘤病灶限于宫颈，未累及骨盆壁与阴道下1/3，且无淋巴结转移的患者。放射治疗对各期的浸润癌均有效，近距离放疗用于控制局部病灶，体外照射用于治疗区域淋巴结、盆腔淋巴结及宫旁组织病灶。

宫颈癌的主要的化疗方案为：（1）局部晚期宫颈癌的放射增敏化疗。①顺铂单药治疗；②顺铂＋5－氟尿嘧啶（FP）联合化疗。（2）晚期或复发性宫颈癌的化疗。①博来霉素＋顺铂＋异环磷酰胺（BIP）联合化疗；②异环磷酰胺＋顺铂（IP）化疗方案；③紫杉醇＋顺铂（TP）化疗方案；④白蛋白结合型紫杉醇、多西他赛、吉西他滨、长春瑞滨、拓扑替康及含有贝伐珠单抗的单药或联合化疗方案等。

3. 子宫内膜癌

子宫内膜癌的治疗以手术治疗为主，辅以放疗、化疗、激素和新型靶向治疗等综合治疗。化疗主要应用于术后辅助治疗或姑息治疗，疗程为3~6个周期。常用的化疗药物有紫杉醇、白蛋白结合型紫杉醇、多西他赛、多柔比星、脂质体多柔比星、卡铂、顺铂、异环磷酰胺、拓扑替康等。

4. 妊娠滋养细胞肿瘤

治疗原则采用以化疗为主，以手术和放疗为辅的综合治疗。化疗用药有甲氨蝶呤、5-氟尿嘧啶、放线菌素 D、依托泊苷、更生霉素、长春新碱、异环磷酰胺、顺铂等。在化疗药物应用后并不会立即见效，血液和尿人绒毛膜促性腺激素含量有明显的下降，需在用药 1 个疗程后 2 周左右出现减少。肺转移阴影吸收亦需在停药后 3 周左右才明显。停药指征：化疗需持续到症状、体征消失，人绒毛膜促性腺激素每周测定 1 次，连续 3 次在正常的范围内，再巩固 2~3 个疗程，随访 5 年无复发者为治愈。

（二）血管通路的选择

1. 卵巢癌

总结归纳卵巢癌患者主要有以下共性的特点。

（1）治疗周期：多数卵巢癌患者就诊时已为晚期，复发率高，化疗及营养支持治疗需进行长期反复的静脉输液治疗，总的治疗时长多超过 1 年。

（2）药物性质：目前临床上较为常用的卵巢癌化疗药物，如紫杉醇、多西他赛、白蛋白结合型紫杉醇、多柔比星脂质体等发疱性化学药物发生外渗时可引起局部组织坏死、溃烂等严重的并发症。此外，静脉营养支持治疗对静脉也有较强的刺激性，易引发静脉炎等并发症。

（3）患者因素：由于卵巢癌患者多见于更年期和绝经期妇女，其中约半数患者的年龄高于 65 岁，受教育程度相对较低，静脉置管的居家护理能力相对薄弱。

（4）卫生经济学评估：PICC 常规在体内留置的时长为 1 年，PORT 在体内留置时原则上可使用 19~38 年。PORT 相对于 PICC 来说，对日常生活的影响小，居家维护简便，且隐匿更佳。研究指出，对于长期进行输液的肿瘤患者，基于社会视角作成本-效益角度分析，给药 3.9 个月时 PORT 和 PICC 的净收益将达到持平，之后 PORT 的净收益都高于 PICC，且随着给药时间的延长，差值不断上涨。

综合上述特点，考虑接受长期治疗的卵巢癌患者在排除置管禁忌证后血管通路宜首选 PORT，次选 PICC，最后选择 CVC，外周静脉导管常规不作为长期治疗的选择。在围手术治疗期间，CVC 相对于 PICC、PORT 来说，更有利于血流动力学的监测，宜推荐使用。此外，我们还应评估患者置管的禁忌证，患者及其家属的主观意愿，以及社会经济因素（如置管维护的医疗资源便利性、家庭支持系统、受教育程度、生活方式）等，综合考虑多方因素，为患者选择合理、有效、适宜的血管通路。

2. 宫颈癌

需接受手术治疗的宫颈癌患者的手术治疗的时长一般在 2 周内。静脉输注药物若包含肠外营养液、氯化钾（浓度大于 2%）等刺激性药物，血管通路建立时则优选 CVC。若静脉输注药物的渗透压小于 500mOsm/L，pH 值在 5~9，且无血管内膜损伤时可选择外周静脉导管留置。

对于需接受放射治疗辅以化疗的宫颈癌患者，由于化疗方案中的紫杉醇为发疱性药物，顺铂、博来霉素、异环磷酰胺等均为刺激性药物，放射增敏化疗方案的一般治疗时长为 5~6 周，血管通路选择 PICC、PORT 及 CVC 时需结合患者的静脉条件及患者的意愿等因素进行综合考虑。

晚期或复发性宫颈癌患者行静脉化疗的时长一般需 6 个月左右，且大多数化疗药物为发疱性或刺激性药物，PORT、PICC 均可作为血管通路的首选范畴，最后选择 CVC，外周静脉导管常规不作为长期治疗的选择。

3. 子宫内膜癌

子宫内膜癌静脉治疗的周期时长及用药性质与宫颈癌大致相同，但由于子宫内膜癌患者常伴有肥胖、高血压、糖尿病，在留置血管通路装置的期间，维护不当易并发导管相关性血栓及感染，故在血管通路选择时除参照宫颈癌的选择方案外，还应评估并发症的发生风险。

4. 妊娠滋养细胞肿瘤

妊娠滋养细胞肿瘤的治疗方式以化疗为主，化疗用药多为发疱性药物及刺激性药物，治疗时长在 4 周以上，PICC 及 PORT 可作为血管通路的首选，CVC 作为次选，外周静脉导管不被纳入选择范畴。

三、案例分析

（一）案例 1

患者，女，68 岁，已婚，既往无药物过敏史，家庭支持系统良好。入院时体重指数为 $25kg/m^2$，因"卵巢癌根治术后 3 周，为行化疗入院"就诊，术后病理示上皮性卵巢癌，临床分期为 ⅡB 期。患者有糖尿病史 10 年，血糖控制良好。现完善各项检查后拟行化疗，在选择血管通路时，患者在 PORT 与 PICC 之间无法抉择，请给予该患者合适的血管通路选择及择管的理由。

该患者宜选择 PORT 置管，理由如下。

【治疗周期】 该患者为晚期上皮性卵巢癌患者。大多数患者即便在治疗达到完全缓解期后仍可能 2~5 年内会复发，总治疗时长多超过 1 年。PICC 常规在体内留置的时长小于 1 年，PORT 在体内留置时原则上可使用 19~38 年。晚期上皮性卵巢癌患者在选择 PICC 后往往需要再次甚至多次置管。

【导管因素】 患者的年龄为 68 岁，且有长达 10 年的糖尿病史。研究表明，年龄、糖尿病、恶性肿瘤为 PICC 患者发生导管相关性血流感染的独立危险因素。高龄、慢性病、肥胖患者在置入静脉导管后血栓的发生率会明显增高，PICC 血栓的发生率明显高于 PORT。在导管堵塞发生率、导管感染发生率、静脉炎发生率、导管移位或脱出发生率方面，PORT 低于 PICC。在并发症的总发生率上，PORT 低于 PICC，舒适度及隐匿性优于 PICC。

【卫生经济学角度】 研究表明，对于长期输液肿瘤患者，基于社会视角作成本 – 效益角度分析，给药 3.9 个月时 PORT 和 PICC 的净收益将达到持平，之后 PORT 的净收益都高于 PICC，且随着给药时间的延长而差值不断上涨。

（二）案例 2

患者，女，40 岁，已婚，入院时体重指数为 $22kg/m^2$，因"宫颈癌根治术后 3 周，为行放化疗入院"就诊，术后病理示鳞状上皮癌，临床分期为 ⅡA 期。患者既往体健，无糖尿病、高血压等慢性疾病史，治疗的依从性好。现完善各项检查，拟行放化疗，在选择血管通路时，患者在 CVC 与 PICC 之间无法抉择，请给予该患者合适的血管通路选择及择管的理由。

该患者宜选择 PICC，理由如下。

【治疗周期】 患者处于宫颈癌术后，拟行放化疗，放射治疗的时长一般为 5~6 周，常规的化疗需行 6 程。CVC 常规在体内留置的时长小于 4 周，因置管期间需医护人员密切观察，原则上不可携管出院，故在治疗过程中需多次置管。PICC 常规在体内留置的时长小于 1 年，可携管出院，定期维护。

【导管因素】 PICC 在肿瘤患者临床应用中的一次置管成功率、置管留置时间、导管脱落方面显著优于 CVC，而在置管后并发症中的导管相关性感染、气胸、误入动脉等均显著低于 CVC，仅有静脉炎的发生率高于 CVC。肿瘤化疗患者行 PICC 可提高舒适度，降低并发症的发生率。

【患者因素】 该患者的受教育程度相对高，治疗医从性好，具有良好的 PICC 置管维护学习及配合的能力。

第五节　血液系统肿瘤治疗血管通路的选择

一、血液系统肿瘤的概述

目前，全球肿瘤的防治形势非常严峻，血液系统肿瘤的发病率和死亡率高，白血病和淋巴瘤占全球肿瘤发病率和死亡率的前十位。随着肿瘤学、免疫学及分子生物学的融合发展，白血病、淋巴瘤等血液系统肿瘤的治疗模式经历了联合化疗、造血干细胞移植、单抗靶向治疗再到 CAR-T 细胞治疗。血液系统肿瘤患者有效的血管通路是生命线，是各项临床治疗得以实施的基本保障。血管通路的合理选择是基于满足该类患者的特殊治疗的需求、降低患者治疗的费用，在尽可能减少相应并发症的条件下做出的选择。但如何权衡上述几种条件，建立科学、安全、合适的血管通路，使患者受益最大化，值得每位临床工作者探索。

二、血液系统肿瘤治疗血管通路的选择

（一）治疗原则

1. 联合化疗

血液系统肿瘤的化疗根据疾病的不同，选择的治疗方案也不同。

白血病化疗分为以下几种情况：急性髓系白血病常用的化疗方案为 DA（柔红霉素＋阿糖胞苷），急性淋巴细胞白血病常用的化疗方案为 VP（长春新碱＋强的松），而慢性白血病常用的化疗方案为 FCR（利妥昔单抗＋氟达拉滨＋环磷酰胺）。恶性淋巴瘤的化疗方案也不同：非霍奇金淋巴瘤患者需采取 CHOP（环磷酰胺＋阿霉素＋长春新碱＋泼尼松）基础治疗方案；霍奇金淋巴瘤患者需采取 ABVD（阿霉素＋博来霉素＋长春新碱＋达卡巴嗪）基础治疗方案；多发性骨髓瘤常用的化疗方案为 VCD（硼替佐米＋环磷酰胺＋地塞米松）；骨髓增生异常综合征常用的化疗方案为 DA（柔红霉素＋阿糖胞苷）。

2. 单抗靶向治疗

免疫治疗和靶向治疗的作用机制是不同的，免疫治疗目前主要包括 PD-1 单抗、PD-L1 单抗和 CTLA-4 单抗。这些药物没有直接杀灭肿瘤细胞的作用，是通过注射到体内去激活体内的免疫细胞，或者产生相应的抗体来进行肿瘤细胞的杀灭。

3. 造血干细胞移植

造血干细胞移植是患者先接受超大剂量的预处理放疗或化疗（通常是致死剂量的放化疗），有时联合其他免疫抑制药物，以清除体内的肿瘤细胞、异常的克隆细胞，再回输自身或他人的造血干细胞，重建正常的造血功能和免疫功能的一种治疗手段。恶性血液病目前常用的预处理方案有：Cy/TBI（环磷酰胺 + 全身照射）；Bu/Cy（马利兰 + 环磷酰胺）；Bu/Flu（马利兰 + 氟达拉宾）；CBV（环磷酰胺 + 卡莫司汀 + 依托泊苷）或 BEAM（卡莫司汀 + 依托泊苷 + 阿糖胞苷 + 美法仑）以及大剂量的美法仑。

4. CAR-T 细胞治疗

CAR-T 细胞治疗的全称为嵌合抗原受体 T 细胞免疫疗法，在难治性复发性白血病、淋巴瘤、多发性骨髓瘤等多个领域发挥重要的作用。CAR-T 细胞治疗是指从患者自身提取的 T 细胞在体外培养、扩增，经基因修饰得到 CAR-T 细胞回输到患者体内，从而特异性地识别并杀灭肿瘤细胞的一种新型的免疫治疗方法。CAR-T 细胞回输前需进行清淋方案化疗预处理，如小剂量的 FC 方案（氟达拉滨 + 环磷酰胺）。

（二）血管通路的选择

1. 药物性质

血液系统肿瘤化疗治疗方案中的药物性质多为发疱剂及刺激性药物，存在化疗药物的外渗风险，如表 2-5-1 所示。

表 2-5-1　血液系统肿瘤常用的治疗方案对血管的影响

治疗方案	药物性质及风险	用药时间	时间及周期
1. DA D：柔红霉素 A：阿糖胞苷	D：蒽环类、发疱剂、刺激性药物 A：刺激性药物，外渗易引起局部疼痛、静脉炎、起疱、组织坏死	D：D1~3 A：D1~7	2 周 1 次，1~2 个疗程

续表

治疗方案	药物性质及风险	用药时间	时间及周期
2. VP V：长春新碱 P：强的松	V：刺激性药物，静脉反复注射可致血栓性静脉炎，外渗易引起局部组织坏死	D1	1周1次，1~2个疗程
3. FCR R：利妥昔单抗 F：氟达拉滨 C：环磷酰胺	F：刺激性药物，常引起静脉炎	D1~3	4周1次，6个疗程
4. ABVD A：阿霉素 B：博来霉素 V：长春新碱 D：达卡巴嗪	A：蒽环类、发疱剂、刺激性药物 V：刺激性药物，静脉反复注射可致血栓性静脉炎，外渗易引起局部组织坏死 D：注射部位易感疼痛，外渗易造成组织损伤	D1	4周1次，8个疗程
5. CHOP C：环磷酰胺 O：阿霉素 H：长春新碱 P：泼尼松	O：蒽环类、发疱剂、刺激性药物 H：刺激性药物，静脉反复注射可致血栓性静脉炎，外渗易引起局部组织坏死	D1	3周，每周1次，6个疗程
6. VCD V：硼替佐米 C：环磷酰胺 P：地塞米松		D1	1周，每周1次，4~6个疗程
7. Cy/TBI Cy：环磷酰胺 TBI：全身照射		Cy：D1~3 TBI：分2次	
8：Bu/Cy Bu：马利兰 Cy：环磷酰胺		Bu：D1~4 Cy：D1~2	
9：Bu/Flu Bu：马利兰 Flu：氟达拉滨	Flu：刺激性药物，常引起静脉炎	Bu：D1~5 Flu：D6~8	

治疗方案	药物性质及风险	用药时间	时间及周期
10：CBV C：环磷酰胺 B：卡莫司汀 V：依托泊苷	B/V：刺激性药物，常引起静脉炎	C：D1~4 B：D5 V：D2~4	
11：BEAM B：卡莫司汀 E：依托泊苷 A：阿糖胞苷 M：美法仑	B/E/A：刺激性药物，外渗易引起局部疼痛、静脉炎、起疱、组织坏死	B：D1 E：D3~6 A：D3~6 M：D2	
12：HM HM：大剂量的美法仑		可单次给药，也可以分2天给药	

2. 静脉评估及选择

血液系统肿瘤患者在联合化疗、造血干细胞移植、单抗靶向治疗及CAR−T细胞治疗过程中的周期时间长。血管通道工具选择指南推荐：在满足治疗需要的情况下，选择直径最小和长度最短的导管进行治疗。以下为静脉选取的原则。

（1）静脉输液头皮钢针仅应用于单次给药或静脉采血，不能用于发疱性药物输注。

（2）使用外周静脉留置针输注抗肿瘤药物时，输注结束后不保留导管。

（3）中长导管尖端不在中心静脉，仍属于外周静脉导管，适用于短期（7~49 天）使用静脉通道的患者，不需要通过 X 线确定导管尖端的位置。

（4）PICC 和 PORT 适用于长期静脉治疗，可输注不同性质的药物，但两者皆不可用于血流动力学的监测。

（5）CVC 的穿刺适用时间不超过 4 周，可用于不同性质的药物输注和血流动力学监测。

3. 患者因素

血液系统肿瘤是一类全身性疾病，可以发生在身体的任何部位，并且病情危急，发展速度快，大部分患者需要进行静脉化疗。患者的静脉输液量大，输液时间及疗程相对较长。化疗药物多为细胞毒性药物，刺激性大。部分患者还存在营养不足、反复进行血管穿刺等因素。这些因素会导致血管不同程度的损伤。血管对于正在进行化疗的肿瘤患者来说，是运输治疗药物的管道，是治疗肿瘤的重要途径，也是患者维持治疗的关键。因此，接受化疗的患者选择恰当的静脉通路装置对于预防与输液相关的并发症是十分重要的。以恶性淋巴瘤为例，见图 2-5-1 所示。

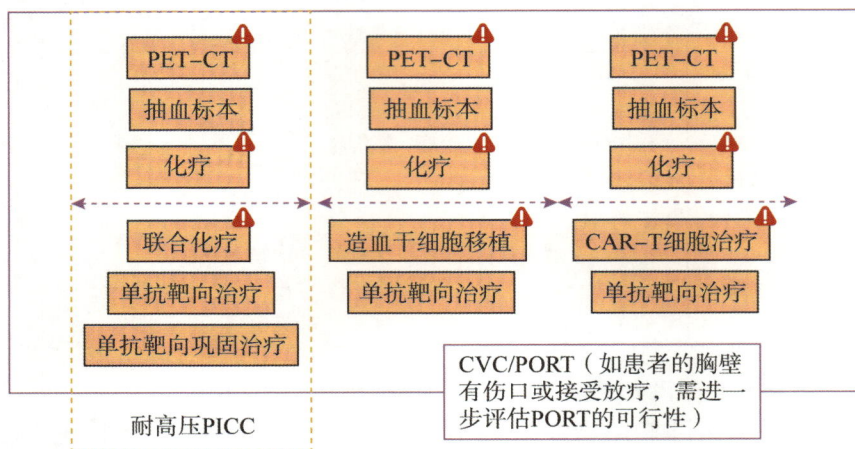

图 2-5-1　在恶性淋巴瘤的治疗过程中血管通路装置的适用范围

4.卫生经济学评估

血液系统肿瘤是严重威胁人类生命和健康的恶性疾病。血液系统肿瘤的治疗已经由单纯的传统细胞毒药物发展到干细胞移植、单抗靶向治疗、CAR-T 细胞治疗等多种手段的综合治疗，使血液系统肿瘤的缓解率大大增加。尽管如此，难治、残留、复发仍是血液系统肿瘤的巨大障碍和亟待解决的问题。因此，血液系统肿瘤患者的血管通路装置的选择应综合考虑患者的生存期、治疗过程中通路使用的期限、通路是否能满足有效的治疗、通路装置的置入成本、维护成本等，从而进行卫生经济学的评价。

三、案例分析

患者，女，12 岁，确诊 Burkitt 淋巴瘤。患者因"腹胀痛 6 天，进行性加重"收住本院。当地医院急诊全腹部 CT 平扫检查：盆腔两侧囊实性占位，考虑卵巢来源，腹、盆腔有大量的积液；右下腹部占位。我院腹腔肿块穿刺活检病理示：高侵袭性 B 细胞淋巴瘤（结合免疫组化及形态，首先考虑 Burkitt 淋巴瘤）。天津市血液病研究所骨髓流式检测示：淋巴瘤侵犯骨髓，考虑 Burkitt 淋巴瘤。诊断：Burkitt 淋巴瘤四期，侵犯双侧颈部、锁骨上、纵隔、双侧内乳区、右侧心隔角、腹膜后、盆腔、右下腹、腹股沟、大网膜、肠系膜、卵巢；胸、盆、腹腔积液；心包积液；低蛋白血症；高尿酸血症；低氧血症；淋巴瘤国际预后指数 4 分。入院时患儿的腹部膨隆，胸闷，气急，呼吸浅快，呼吸时感肋间不适，不能平卧。身高 153cm，体重 41kg，脉搏 154 次 /min，窦性心律，律齐，呼吸 31 次 /min，血氧饱和度 96%。

该案例的患者的年纪小，Burkitt 淋巴瘤的恶性程度高，肿瘤细胞增殖迅速，化疗必须在诊断后尽早开始，联合化疗方案可以治愈约 90% 以上的分期较早的以及 60%~80% 分期较晚的患者。因此，MDT 建议的治疗方案为 HyperCVAD 方案化疗，先予 DXM、VCR 的小剂量诱导化疗来预防肿瘤溶解综合征。化疗前，多学科团队探讨选择最佳的静脉通道。淋巴瘤内科医生认为患儿确诊 Burkitt 淋巴瘤，恶性程度高，全身多处累犯，年纪小，疾病进展迅速，肿瘤负荷大，对化疗敏感，一方面需争分夺秒进行化疗，另一方面要高度警惕严重的并发症，因治疗与急救的需要，血管通路宜选择中心静脉置管。淋巴瘤内科护士认为患者胸闷、气促明显，不能平卧，穿刺置管的速度要快；静脉专科护士考虑可选择超声引导下准确定位给予 PICC 置管，以心电导联定位方式代替传统 X 线导管尖端定位，保证导管的置入位置正确。最终选择颈部双腔中心静脉置管。置管时备急救车、负压吸引装置、吸氧用物、心电监护等急救设备，置管前与患者充分进行交流，避免紧张的情绪，采用低半卧的位置，过程顺利。静脉通路是肿瘤患者的生命线，选择合适的静脉通路可以保障化疗的顺利完成的同时，可以监测患者的有效循环血容量及心功能的变化，进一步保证了患者的安全。

参考文献

陈美华，江子芳，崔鸣欧 .1 例儿童 Burkitt 淋巴瘤合并急性肿瘤溶解综合征的护理 . 浙江医学，2018，40（23）：2603-2604.

程新，王娅婕，冯帅，等 .CAR-T 免疫治疗在血液肿瘤治疗中的研究现状和挑战 . 中国实验血液学杂志，2018，26（2）：626-630.

马明月，吴瑾 . 上皮性卵巢癌预后因素的研究进展 . 现代肿瘤医学，2020，28（17）：3085-3088.

王建荣 . 输液治疗护理实践指南与实施细则 . 北京：人民军医出版社，2009.

王倩，商建，王晓月，等 . 晚期胃癌分子靶向药物治疗及免疫治疗新进展 . 武汉大学学报（医学版），2021，42（3）：407-412.

仇晓霞，金光鑫，郭艳，等 . 超声导引下上臂完全植入式输液港植入临床应用 . 介入放射学杂志，2017，26（8）：689-694.

孔德华，张蕾，储静，等 . 肿瘤化疗患者应用植入式静脉输液港与 PICC 临床效果的系统评价 . 护理研究，2018，32（9）：1407-1414.

艾莉森·利里，虞永峰 . 肺癌——多学科综合治疗 . 天津：天津科技翻译出版公司，2014.

石元凯，孙燕，马飞，等 . 临床肿瘤内科手册 . 北京：人民卫生出版社，2015：375-453.

李奕，邰升 . 大肠癌肝转移治疗进展 . 中华结直肠疾病电子杂志，2017，6（3）：238-242.

姚黎超，武伦，王伟，等 . 胰腺癌的风险因素、早期诊断和治疗方案研究进展 . 肿瘤药学，2021，11（3）：284-288.

宗静静，卿鑫，樊哲，等 . 原发性肝癌治疗进展 . 东南大学学报（医学版），2021，40（4）：542-547.

李茂岚，刘颖斌 . 胆道恶性肿瘤临床研究进展与展望 . 中国实用外科杂志，2020，40（2）：167-170.

李进.肿瘤内科诊治策略.上海：上海科学技术出版社，2002.

杨慧，郑亚萍.三指对捏进针法在输液港中的应用.中国实用护理杂志，2019，35（24）：1908-1910.

汪丽钰，施丽华，朱凡，等.34例肿瘤患者上臂完全植入式静脉输液港.应用体会中华临床营养杂志，2019，27（1）：57-61.

张之南，郝玉书，赵永强，等.血液病学.北京：人民卫生出版社，2016.

黄晓军，吴德沛，刘代红.实用造血干细胞移植.北京：人民卫生出版社，2018.

丁玥，徐波.化学治疗与生物治疗实践指南及建议.北京：北京大学医学出版社，2013.

张进泓，罗凤.3380例乳腺癌患者放置完全植入式静脉输液港化疗的并发症分析.中国实用护理杂志，2019，35（24）：350-355.

陈洁，刘曼.胃肠胰神经内分泌肿瘤药物治疗进展.中华消化杂志，2019（8）：508-512.

周琦.中国常见妇科恶性肿瘤诊治指南.重庆：重庆大学出版社，2019.

殷蔚伯.肿瘤放射治疗学.北京：中国协和医科大学出版社，2008.

唐倩芸，邢柏.预测PICC导管相关血流感染风险的列线图模型的建立与验证.中国医药导报，2020，36（17）：45-48.

徐绍莲，臧谋红，唐瑭，等.肿瘤化疗患者植入式静脉输液港与PICC并发症发生情况Meta分析.护理学报，2020，27（3）：37-42.

廖雨，刘恩，李春花，等.肿瘤患者PICC与CVC效果及安全性的系统评价.中华肺部疾病杂志（电子版），2019，12（1）：77-82.

易诗琼，杨楠，陈金华，等.PICC与CVC在肿瘤患者的临床护理效果、并发症及相关时间指标分析.国际护理学杂志，2018，37（11）：1553-1556.

蒋理添，陶立波，靳勇，等.植入式给药装置对比外周静脉穿刺中心静脉置管应用于肿瘤患者长期静脉给药的卫生经济学分析.介入放射学杂志，2019，28（6）：547-550.

谢淑萍，朱云霞，傅晓炜.肿瘤放射治疗护理实践.长春：吉林大学出版社，2020.

赫捷，李进，程颖，等 . 小细胞肺癌诊疗指南 . 北京：人民卫生出版社，2020.

闻曲，刘义兰，喻姣花 . 新编肿瘤护理学 . 北京：人民卫生出版社，2020.

赫捷，李进，程颖，等 . 非小细胞肺癌诊疗指南 . 北京：人民卫生出版社，2020.

赫捷，李进，程颖，等 . 食管癌诊疗指南 . 北京：人民卫生出版社，2020.

潘锋 . 免疫疗法开启复发转移头颈肿瘤治疗新时代——2021《CSCO 头颈部肿瘤诊疗指南》发布 . 中国医药导报，2021，18（15）：1-3.

第三章
血管通路的建立与管理

第一节 外周静脉留置针

外周静脉留置针是指通过穿刺，导管进入静脉，导管尖端位于外周静脉的导管，由不锈钢的针芯、软的外套管及塑料针座组成，穿刺时将外套管和针芯一起刺入血管中，将套管送入血管后，抽出针芯，仅将柔软的外套管留在血管中进行输液的一种装置。其可用于临床静脉输液、输血等治疗。这既可以保护血管，避免了患者因反复穿刺带来的痛苦，又可随时保持静脉通路的通畅，方便临床用药及抢救。按照职业防护的理念，可分为普通型留置针和安全型留置针；按照导管口径大小的不同，可分为 14~28G 的留置针，其长度范围为 1.5~5.0cm。安全型留置针的使用能有效预防针刺伤，从而避免血源性暴露，起到职业防护的作用。

一、置管评估

1. 患者的整体状况评估

在置入操作前，应全面评估患者的身体状况、年龄、诊断、过敏史、合并症、意识及合作程度、穿刺部位及预期穿刺部位周围的情况、皮肤条件、静脉穿刺及通路装置使用的既往史、输液治疗的类型和持续时间以及患者对血管通路装置部位选择的偏好。对于老年患者的皮肤、静脉脆弱且皮下组织较少，穿刺时建议不用止血带或将止血带轻轻地绑在衣服外，因为静脉回流变慢，静脉充盈需要更长的时间。儿童静脉的直径小，并且常被皮下脂肪覆盖，所以穿刺比较困难。婴幼儿的穿刺部位包括头皮静脉和足背静脉，稍大的儿童能在手上或上肢穿刺。

2. 治疗方案的评估

穿刺前应充分评估患者的治疗方案、用药目的、药物性质、预期的用药时长。一般而言，外周留置针适用于 7 天内的短期无刺激性输液。持续输注刺激性药物、发疱性药物、肠外营养液、pH< 5 或 >9 的液体或药物，以及渗透压 >900mOsm/L 的液体或药物时，不宜使用外周静脉输注。

3. 穿刺部位的评估

静脉输液部位的选择基于输注液体的类型、输注速度及持续时间，最理想的是避免影响患者的舒适度和活动度，同时又能满足输液要求及保护外周静脉血管。

（1）对于成年患者：可选择既能满足整个治疗疗程的需要，又便于留置短导管的部位，在前臂可以增加留置时间，减少留置期间的疼痛，有助于自我护理，并防止意外脱出和栓塞。避免使用下肢静脉，因其可导致组织损伤、血栓性静脉炎和溃疡。

（2）对于儿童患者：选择可以满足全程治疗的静脉，考虑手部、前臂以及腋窝以下的上臂部位静脉，避免失败率较高的肘前区域，不宜首选头皮静脉。

（3）避免选择的穿刺部位：避免循环不良或有损伤的肢体干部位，如淋巴水肿或腋淋巴结清扫术、术后肿胀、近期创伤或血肿、局部感染或有静脉炎或开放性损伤、感觉减退或皮肤感觉异常的部位；避免选择近 24h 内静脉穿刺过的肢体；避免选择下肢静脉输液，因下肢与血栓性静脉炎风险较高有关，如果确需使用下肢静脉，需要医生开具医嘱，且应尽快更换；避免肘前静脉，因为这个位置发生渗出时不易被发现，而且导管随肘部弯曲，但在紧急情况下可以使用肘前静脉；避免在关节处插管，如腕关节或肘关节，因关节活动会造成机械性静脉炎，增加导管扭转的风险。

（4）外周留置针选择的原则应遵循在满足治疗需要的前提下，选择最小的型号、最短管径的导管；需行高压注射的患者应选择耐高压注射的留置针；新生儿、青春期男性、怀孕期及哺乳期妇女应选择不含邻苯二甲酸二（2–乙基）己酯成分的留置针。

表 3–1–1 为常用的留置针型号及使用范围。

表 3-1-1　常用的留置针型号及使用范围

国际型号	流速（mL/min）	临床用途
18G	76	大剂量输液、常规手术、输血
20G	50	常规手术、输血、常规成人输液
22G	33	常规成人、小儿输液、小而脆的静脉
24G	22	小而脆的静脉、小儿输液

二、置入技术

【操作流程】

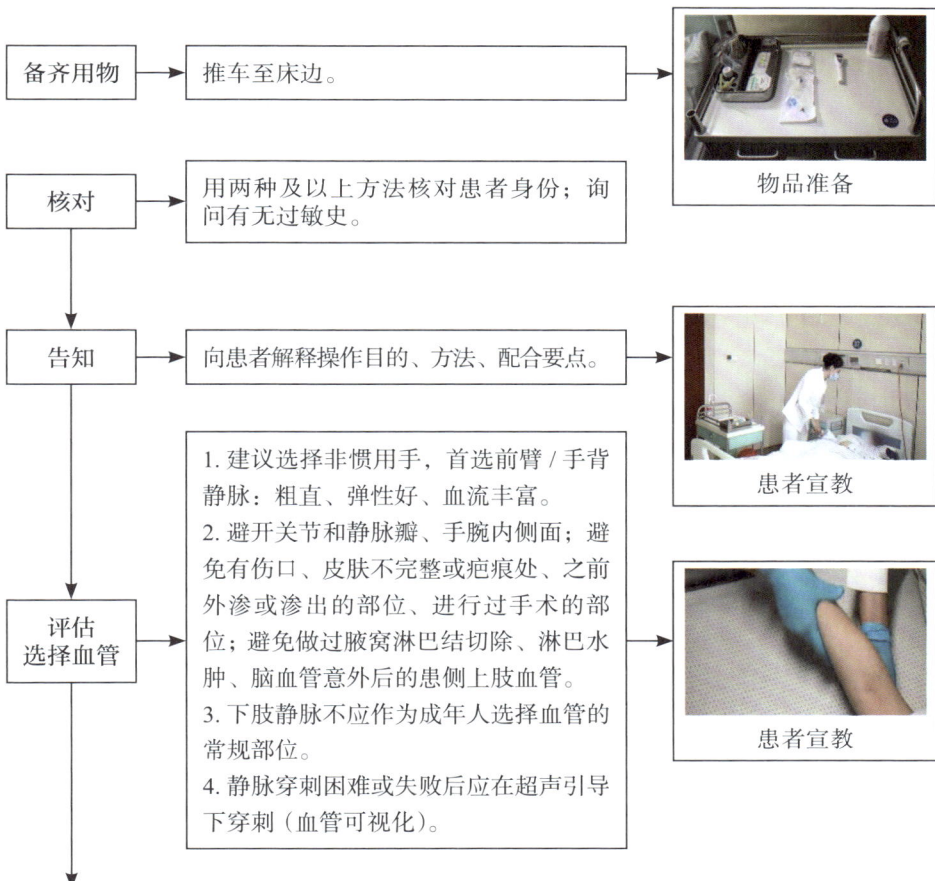

备齐用物　→　推车至床边。

物品准备

核对　→　用两种及以上方法核对患者身份；询问有无过敏史。

告知　→　向患者解释操作目的、方法、配合要点。

患者宣教

评估
选择血管
→
1. 建议选择非惯用手，首选前臂/手背静脉：粗直、弹性好、血流丰富。
2. 避开关节和静脉瓣、手腕内侧面；避免有伤口、皮肤不完整或疤痕处、之前外渗或渗出的部位、进行过手术的部位；避免做过腋窝淋巴结切除、淋巴水肿、脑血管意外后的患侧上肢血管。
3. 下肢静脉不应作为成年人选择血管的常规部位。
4. 静脉穿刺困难或失败后应在超声引导下穿刺（血管可视化）。

患者宣教

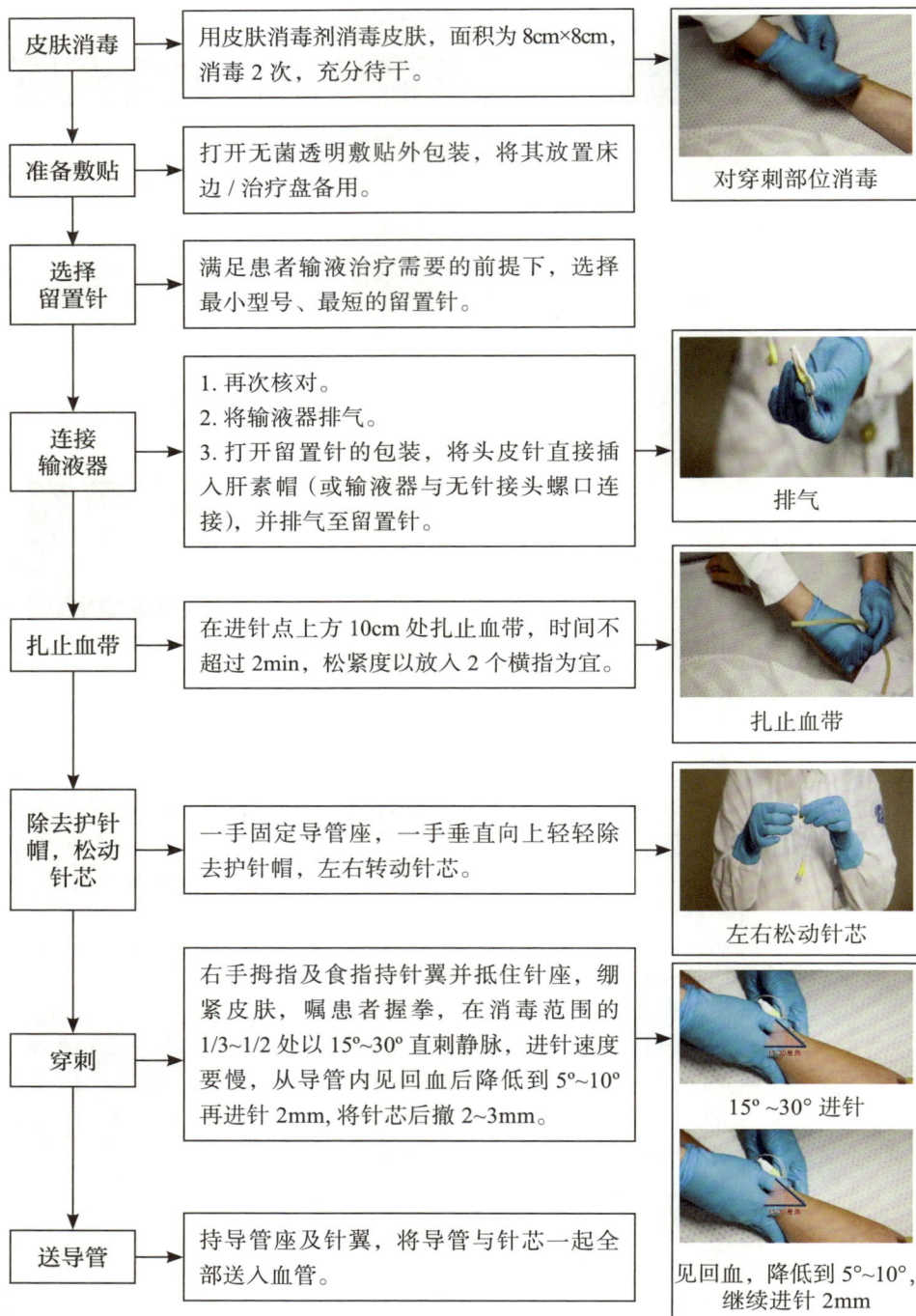

| 皮肤消毒 | → | 用皮肤消毒剂消毒皮肤，面积为 8cm×8cm，消毒 2 次，充分待干。 | → |
对穿刺部位消毒 |

| 准备敷贴 | → | 打开无菌透明敷贴外包装，将其放置床边 / 治疗盘备用。 |

| 选择留置针 | → | 满足患者输液治疗需要的前提下，选择最小型号、最短的留置针。 |

| 连接输液器 | → | 1. 再次核对。
2. 将输液器排气。
3. 打开留置针的包装，将头皮针直接插入肝素帽（或输液器与无针接头螺口连接），并排气至留置针。 | → |
排气 |

| 扎止血带 | → | 在进针点上方 10cm 处扎止血带，时间不超过 2min，松紧度以放入 2 个横指为宜。 | → |
扎止血带 |

| 除去护针帽，松动针芯 | → | 一手固定导管座，一手垂直向上轻轻除去护针帽，左右转动针芯。 | → |
左右松动针芯 |

| 穿刺 | → | 右手拇指及食指持针翼并抵住针座，绷紧皮肤，嘱患者握拳，在消毒范围的 1/3~1/2 处以 15º~30º 直刺静脉，进针速度要慢，从导管内见回血后降低到 5º~10º 再进针 2mm, 将针芯后撤 2~3mm。 | → |
15º ~30º 进针 |

| 送导管 | → | 持导管座及针翼，将导管与针芯一起全部送入血管。 | → |
见回血，降低到 5°~10°，继续进针 2mm |

70

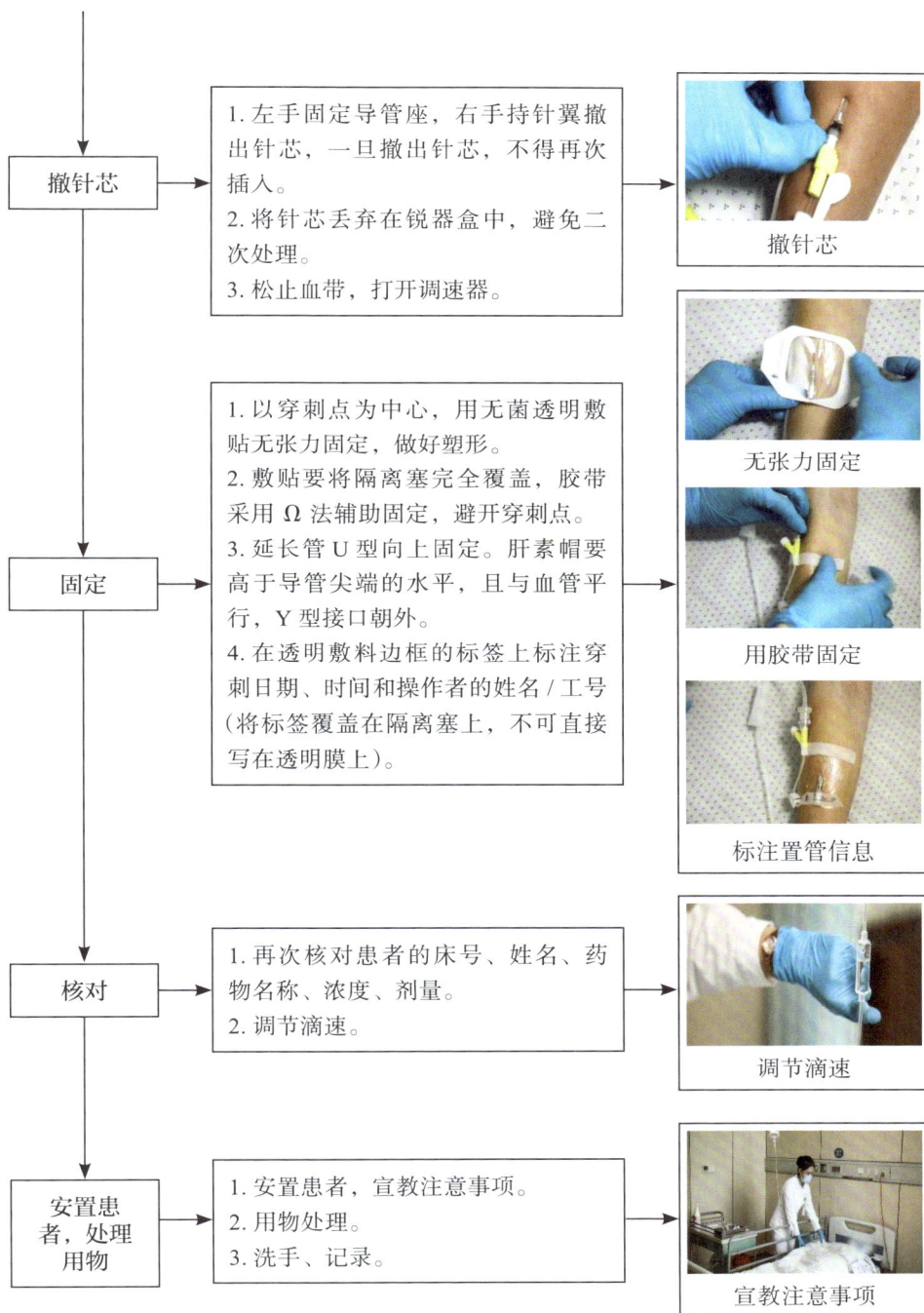

撤针芯 → 1. 左手固定导管座，右手持针翼撤出针芯，一旦撤出针芯，不得再次插入。
2. 将针芯丢弃在锐器盒中，避免二次处理。
3. 松止血带，打开调速器。

撤针芯

固定 → 1. 以穿刺点为中心，用无菌透明敷贴无张力固定，做好塑形。
2. 敷贴要将隔离塞完全覆盖，胶带采用 Ω 法辅助固定，避开穿刺点。
3. 延长管 U 型向上固定。肝素帽要高于导管尖端的水平，且与血管平行，Y 型接口朝外。
4. 在透明敷料边框的标签上标注穿刺日期、时间和操作者的姓名 / 工号（将标签覆盖在隔离塞上，不可直接写在透明膜上）。

无张力固定

用胶带固定

标注置管信息

核对 → 1. 再次核对患者的床号、姓名、药物名称、浓度、剂量。
2. 调节滴速。

调节滴速

安置患者，处理用物 → 1. 安置患者，宣教注意事项。
2. 用物处理。
3. 洗手、记录。

宣教注意事项

三、导管维护

置管后要求每日检查导管穿刺的部位，并在敷料上方触诊，查看是否有压痛、发红、感染等症状，及时拔除有异常的导管或不必要的导管。

1. 正确使用透明敷料

（1）建议使用 6cm×7cm 大小的半透气透明敷料固定。

（2）打开透明敷料包装，取出透明敷料，移除透明敷料的里层。

（3）将透明敷料边框预切口的一边对准导管延长管的方向。

（4）穿刺点应正对透明敷料的中央，塑形，无张力粘贴敷料，避免造成机械性、张力性的皮肤损伤。

（5）用指腹轻按整张的透明敷料，使皮肤与敷料充分接触，避免水汽积聚。

（6）从预切口处移除边框。一边移除边框，一边按压透明敷料。

2. 置管后评估

（1）输注普通液体至少每 4h 检查 1 次。

（2）对于危重 / 镇静 / 认知障碍的患者，每 1~2h 检查 1 次。

（3）对新生儿、儿童每小时检查 1 次。

（4）评估敷贴下方的皮肤，防止医用黏胶性皮肤损伤。

3. 敷料更换

（1）评估：每天对穿刺点进行评估，了解有无触痛及感染征象。

（2）透明敷料随导管一起更换，纱布敷料（特殊患者使用）应每 48h 更换 1 次。

（3）如敷料有潮湿、污染、渗血、渗液、完整性受到损坏或被揭开，需随时更换。

（4）更换敷料时，脱出的导管不应被重新置入静脉。

（5）在敷料的标签上标注：留置针的穿刺时间、更换敷料的时间、操作者的姓名。

4. 冲管与封管

经 PVC 输注药物前宜通过输入生理盐水来确定导管在静脉内。

（1）脉冲式冲管：对于冲管液，首选预冲式导管冲洗器，不得使用静脉溶液容器（袋或瓶）作为获得冲洗溶液的来源。采用一推一停脉冲的方式，使生理盐水在导管内形成小漩涡，有利于把导管内的残留药液冲洗干净。冲管液的量至少应等于导管及其附加导管容量的 2 倍，以 24G 留置针为例，导管及其延长管的部分容积为 2mL，故冲管液量至少应大于 4mL。

（2）正压封管：如为肝素帽 – 头皮针连接，边推边拔针，拔针后将小夹子夹在导管近端；如为正压接头，正压封管后拔除注射器，再夹闭小夹子在导管近端。

（3）封管液：成人采用不含防腐剂的 0.9% 氯化钠溶液封管，封管液容积 = 血管通路装置和附加装置的内部容量 +20%。对于暂时不需使用的外周静脉留置针，应每隔 24h 进行 1 次封管。

5. 接头选择、消毒及更换

（1）接头选择：应采用无针 – 螺口连接，选择透明、内部结构简单、密闭、表面平整、最好正压的接头。

（2）接头消毒：每次输液前、断开接头后需要多次给药，则每次连接前都需要进行消毒。建议用 75% 的酒精棉球或棉片（尽量拧干），先消毒接头横截面，再包住导管接口，采用机械力摩擦消毒 15s 以上。

（3）需要更换接头的情况：接头完整性受损或任何原因下的无针接头被移除；发现接头中有血液、药液残留；从血管通路装置里抽血之前、输血后、输注脂肪乳剂后，确定受到污染的时候。

四、拔除技术

1. 拔管指征

当导管不需要再用于治疗或出现感染、渗出或静脉炎症状和体征时，建议拔除导管。拔管指征如下：

（1）留置针不属于护理计划或已经 24h 未使用。

（2）不论有无触诊，都自觉疼痛或压痛。

（3）留置针穿刺处的颜色变化（红斑或发白）。

（4）血管硬化。

（5）穿刺部位渗出液体或脓液。

（6）堵管或无血液回流。

2. 拔管步骤

（1）核对拔除导管的医嘱。

（2）核对患者，向患者解释操作程序。

（3）患者取坐位或仰卧位以固定肢体。

（4）检查导管通路的一般情况，停止所有液体的输注。

（5）洗手，以 0º 或 180º 无张力撕除贴膜，观察穿刺部位有无水肿、红斑或渗液等情况。

（6）再次洗手，一手持留置针的装置座，另一手固定皮肤和静脉，顺着置入角度缓慢稳妥地拔除导管。

（7）如果考虑导管感染，遵医嘱留取导管尖端进行细菌培养。

（8）持续压迫穿刺点部位，直至出血停止（对有凝血障碍、血小板减少症或应用抗凝剂的患者，应适当延长压迫时间）。

（9）贴敷料或使用无菌创可贴，如有必要，观察一会。

（10）检查外周留置针导管远端的尖端是否有缺口、边缘参差不齐的迹象。若有，则提示留置针有损坏。

（11）宣教及记录。告知患者或陪护人员如有任何不适或出血、青紫、发红、肿胀等迹象，及时告知医护人员，并记录。

五、健康教育

（1）保持留置针局部清洁和干燥，固定妥当，如有敷贴潮湿、松动，及时报告护理人员处理。

（2）不能随意打开延长管的小夹子或肝素帽接头。

（3）留置侧肢体活动适当，避免局部受压，不可活动用力过度，如打球、提重物等，避免回血。如发现导管内回血，及时通知医护人员给予冲管。

（4）如患者需要淋浴，可在留置针外面包裹一层保鲜膜，防止进水。但不可将留有导管的部位长时间浸在水中。

（5）注意观察局部静脉的情况，如有疼痛、红肿等，及时告诉护士。

（6）避免在留置侧肢体测量血压及扎止血带。

（7）避免从留置针处采集血培养。外周采血困难或有必要从留置针处采普通血标本时，需先停止输液 2min，采样前丢弃 2mL 的血液。

留置针穿刺二维码

第二节　中心静脉导管

中心静脉导管置管是将特制的导管经皮穿刺进入中心静脉，主要经颈内、锁骨下、股静脉穿刺送入导管，使尖端位于上、下腔静脉。其可为各种治疗提供直接便利的静脉通路，同时也可帮助测定各种生理学参数。目前，中心静脉导管置管技术已是急救复苏、治疗危重患者、大手术检测与治疗必不可少的穿刺技术。

一、置管评估

穿刺部位的选择见表 3-2-1。

表 3-2-1　不同穿刺部位的优缺点

穿刺部位	优点	缺点
颈内静脉（其次）	• 血管较粗，易于定位和穿刺 • 到腔静脉的距离短且直（右侧） • 并发症的发生率低	• 离颈动脉近 • 敷料不易被固定 • 穿刺点易被污染
	注：选择右颈内静脉穿刺优于左颈内静脉，右颈内静脉与无名静脉、上腔静脉几乎成一条直线，且右侧无胸导管。	
锁骨下静脉（成人首选）	• 大血管，流速高 • 敷料易被固定 • 对患者限制少 • 感染可能性小	• 与肺尖近，易造成气胸 • 靠近锁骨下动脉 • 止血困难

续表

穿刺部位	优点	缺点
股静脉 （一般不建议）	• 血管较粗，易于定位和穿刺 • 急救时有优势	• 限制患者运动，易形成血栓，穿刺部位靠近会阴部，易致感染 • 股动脉、股静脉的距离近，易误穿入股动脉 • 敷料不易被固定 • 易发生穿刺点渗血、渗液
颈外静脉	• 容易定位，静脉暴露明显	• 穿刺点易被污染 • 敷料不易被固定 • 送管困难 （血管屈曲，静脉瓣）

评估内容如下。

（1）严格掌握置管指征，减少不必要的置管，选择能够满足病情与诊疗需要且管腔数最少、管径最小的导管。

（2）患者的年龄、病情、诊断、意识、心肺功能、营养状况。

（3）患者的用药史和过敏史。

（4）患者的治疗方案、药物性质（可用于任何性质的药物输注）。

（5）预计输液时间和频率。其可被用于短期、急救等静脉治疗，用于血液动力学的监测，不应用于耐高压注射泵注射造影剂（耐高压导管除外）。

（6）禁忌证：穿刺部位静脉血栓；同侧动静脉造瘘管；穿刺区域感染、蜂窝组织炎。发生上腔静脉压迫综合征或需进行头颈部、锁骨下淋巴结放疗时，应避免颈部及锁骨下穿刺。敷料等异物会影响放射剂量积，并加重放射性皮损。

（7）相对禁忌证：同侧起搏器导线置管、凝血功能障碍；呼吸困难、躁动不安时；胸廓畸形、锁骨骨折有明显愈合的畸形。

二、置入技术

【准备】

1. 环境：环境整洁、温度适宜、光线充足。

2. 护士：衣帽（圆帽）整洁、洗手、戴口罩，必要时戴清洁手套。

3. 评估。

（1）评估患者的年龄、病情、诊断、意识、心肺功能、营养状况。

（2）患者的用药史、过敏史、放疗史（颈部放疗后需先评估局部皮肤及血管是否适合置管）、凝血功能、传染病等化验结果。签署知情同意书。

（3）根据患者的治疗方案、药物性质选择导管（单腔、双腔、耐高压抗感染导管等），在满足患者输液治疗需要的前提下，选择最小型号的、最少腔数的导管。

（4）禁忌证：穿刺部位静脉血栓；同侧动静脉造瘘管；穿刺区域感染、蜂窝组织炎；上腔静脉压迫综合征。

（5）相对禁忌证：同侧起搏器导线置管、凝血功能障碍；呼吸困难、躁动不安时；胸廓畸形、锁骨骨折有明显愈合的畸形。

4. 患者：指导患者清洁皮肤（必要时备皮）、排尿，协助患者佩戴一次性圆帽及口罩。安置体位：患者仰卧，处于头低位，在其肩部垫软枕，头后仰使颈部充分伸展，面部转向穿刺点对侧，注意保暖。

5. 用物：皮肤消毒剂（选用 2% 葡萄糖酸氯已定乙醇溶液，年龄 <2 个月的婴儿慎用）、有效的碘溶度不低于 1% 的碘伏或 2% 碘伏溶液和 75% 酒精、输液接头、无菌透明敷料、胶带、CVC、2 份 10mL 生理盐水、1 份 1%~2% 利多卡因注射液、封管液、污物桶、利器盒、笔，检查无菌物品的有效期，有条件的话则准备 B 超仪。

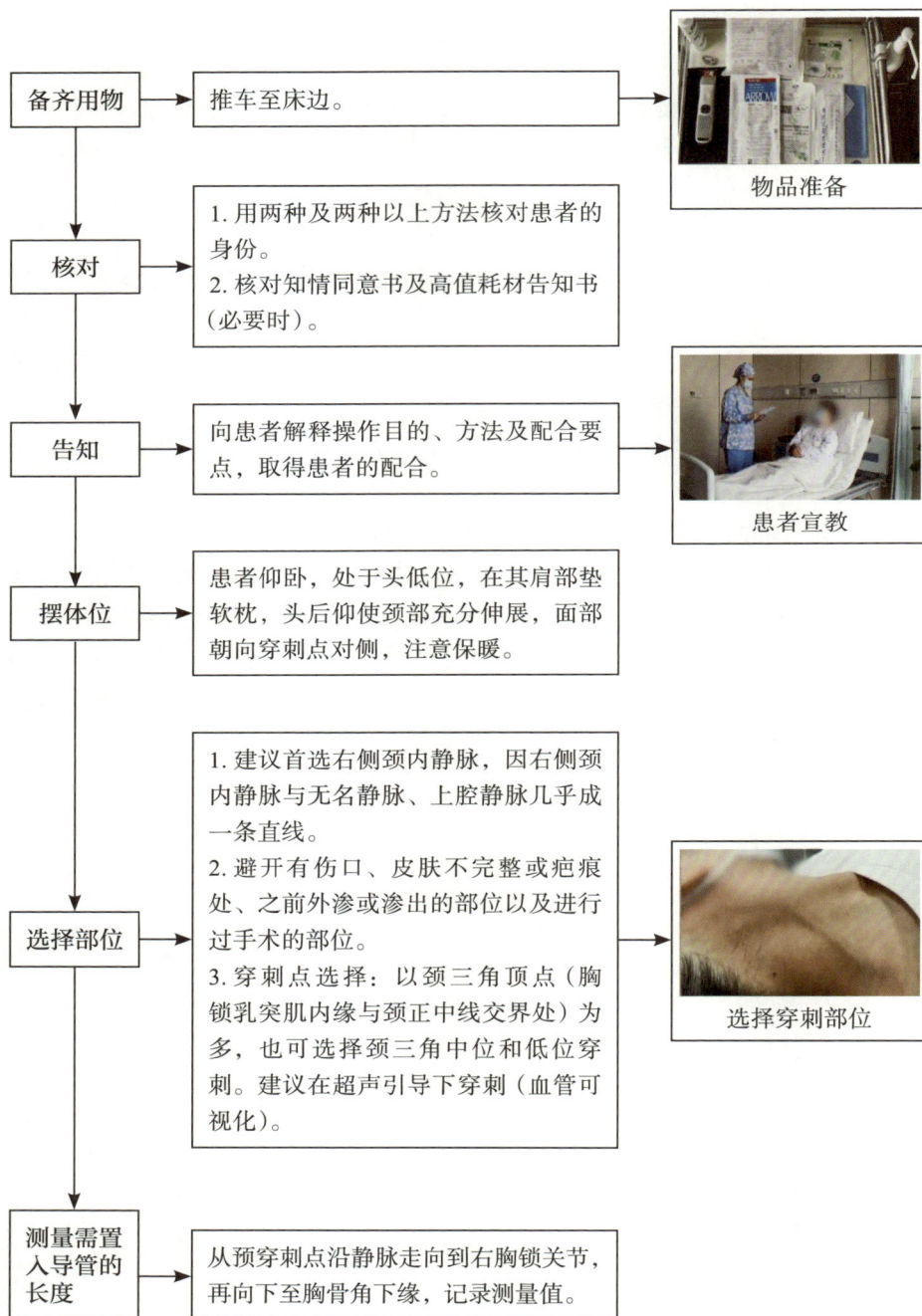

【操作流程】

备齐用物 → 推车至床边。

物品准备

核对 → 1.用两种及两种以上方法核对患者的身份。
2.核对知情同意书及高值耗材告知书（必要时）。

告知 → 向患者解释操作目的、方法及配合要点，取得患者的配合。

患者宣教

摆体位 → 患者仰卧，处于头低位，在其肩部垫软枕，头后仰使颈部充分伸展，面部朝向穿刺点对侧，注意保暖。

选择部位 → 1.建议首选右侧颈内静脉，因右侧颈内静脉与无名静脉、上腔静脉几乎成一条直线。
2.避开有伤口、皮肤不完整或疤痕处、之前外渗或渗出的部位以及进行过手术的部位。
3.穿刺点选择：以颈三角顶点（胸锁乳突肌内缘与颈正中线交界处）为多，也可选择颈三角中位和低位穿刺。建议在超声引导下穿刺（血管可视化）。

选择穿刺部位

测量需置入导管的长度 → 从预穿刺点沿静脉走向到右胸锁关节，再向下至胸骨角下缘，记录测量值。

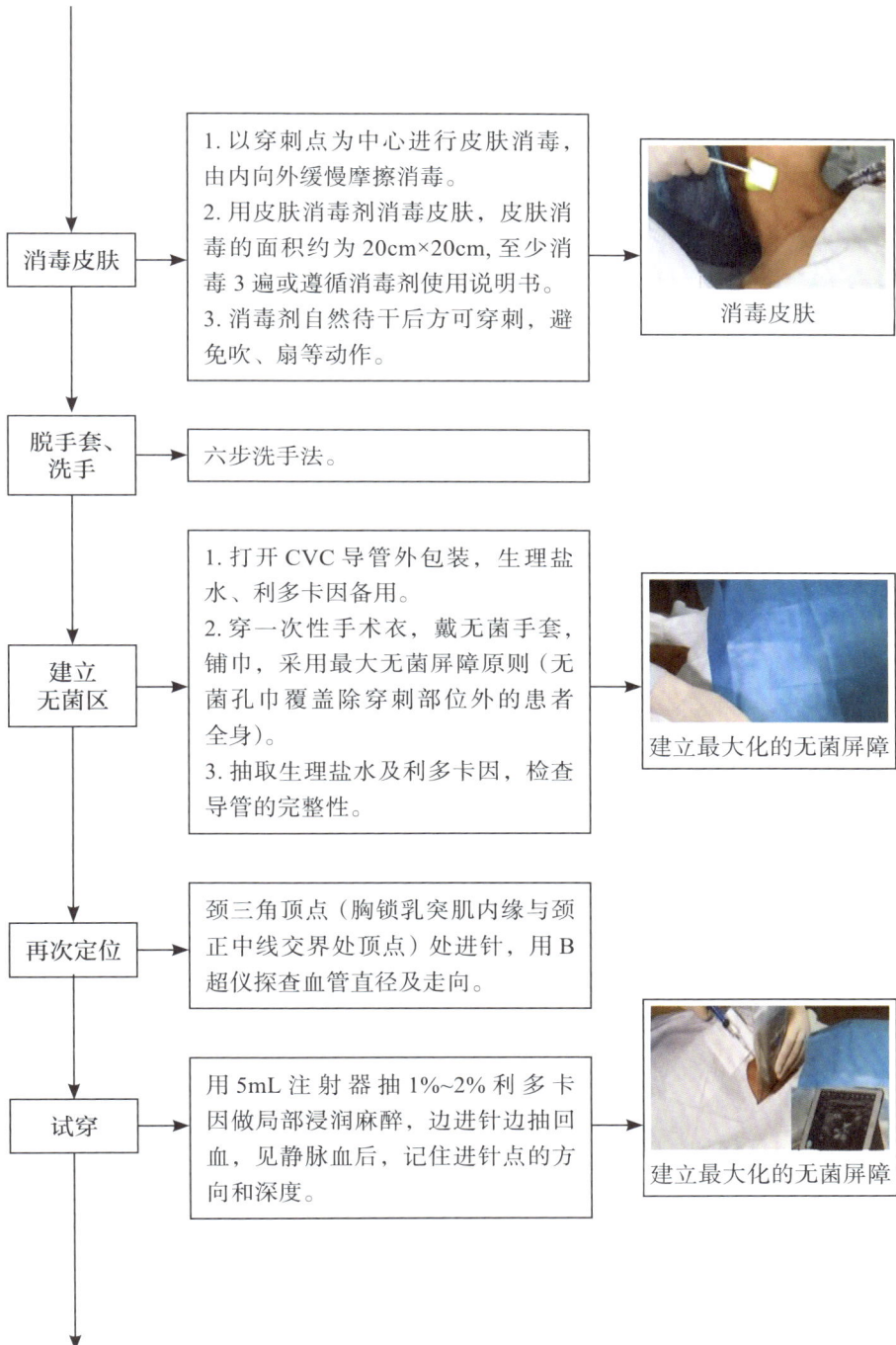

消毒皮肤	1. 以穿刺点为中心进行皮肤消毒，由内向外缓慢摩擦消毒。 2. 用皮肤消毒剂消毒皮肤，皮肤消毒的面积约为20cm×20cm，至少消毒3遍或遵循消毒剂使用说明书。 3. 消毒剂自然待干后方可穿刺，避免吹、扇等动作。

消毒皮肤

脱手套、洗手	六步洗手法。

建立 无菌区	1. 打开CVC导管外包装，生理盐水、利多卡因备用。 2. 穿一次性手术衣，戴无菌手套，铺巾，采用最大无菌屏障原则（无菌孔巾覆盖除穿刺部位外的患者全身）。 3. 抽取生理盐水及利多卡因，检查导管的完整性。

建立最大化的无菌屏障

再次定位	颈三角顶点（胸锁乳突肌内缘与颈正中线交界处顶点）处进针，用B超仪探查血管直径及走向。

试穿	用5mL注射器抽1%~2%利多卡因做局部浸润麻醉，边进针边抽回血，见静脉血后，记住进针点的方向和深度。

建立最大化的无菌屏障

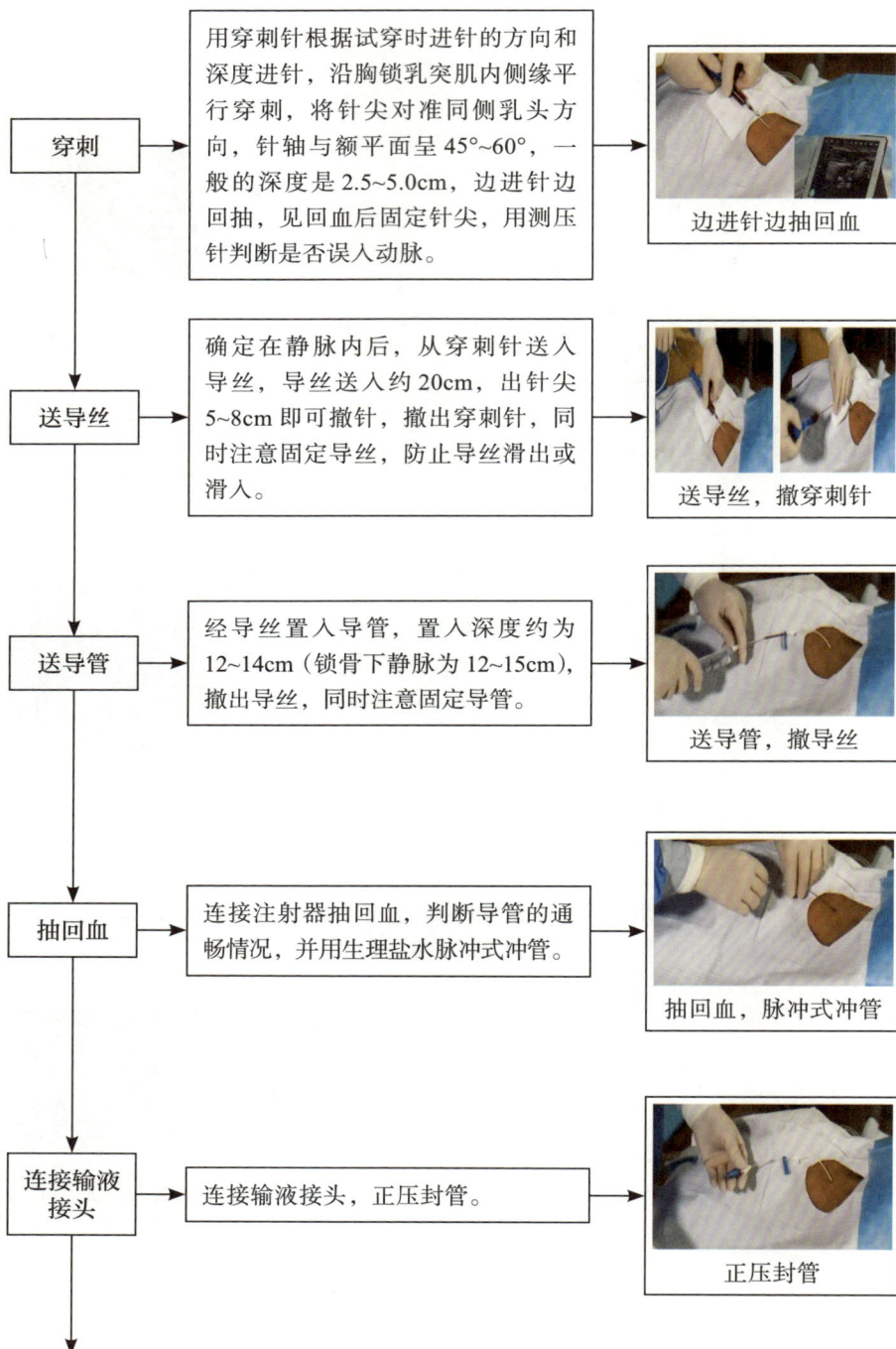

穿刺	用穿刺针根据试穿时进针的方向和深度进针，沿胸锁乳突肌内侧缘平行穿刺，将针尖对准同侧乳头方向，针轴与额平面呈 45°~60°，一般的深度是 2.5~5.0cm，边进针边回抽，见回血后固定针尖，用测压针判断是否误入动脉。	边进针边抽回血
送导丝	确定在静脉内后，从穿刺针送入导丝，导丝送入约 20cm，出针尖 5~8cm 即可撤针，撤出穿刺针，同时注意固定导丝，防止导丝滑出或滑入。	送导丝，撤穿刺针
送导管	经导丝置入导管，置入深度约为 12~14cm（锁骨下静脉为 12~15cm），撤出导丝，同时注意固定导管。	送导管，撤导丝
抽回血	连接注射器抽回血，判断导管的通畅情况，并用生理盐水脉冲式冲管。	抽回血，脉冲式冲管
连接输液接头	连接输液接头，正压封管。	正压封管

固定导管	1. 确认皮肤消毒液彻底干透，再次核对置入导管的长度。 2. 撕除无菌敷贴背胶贴，注意不能污染敷料。 3. 以穿刺点为中心用无菌透明敷贴无张力塑形固定，同时 90° 按压贴膜边角以防止卷边。 4. 用无菌透明敷料将飞机翼完全覆盖，对胶带采用 Ω 法辅助固定导管，避开穿刺点。 5. 第一条胶带采用蝶形交叉固定，第二条胶带加固在第一条胶带上，第三条胶带用 Ω 法辅助固定导管外端。

用透明敷贴固定

粘贴标识贴	在标识贴上记录穿刺的日期、内置导管的长度和操作者的姓名／工号。

标记置管信息

操作后核对	再次用两种以上的方式核对患者的信息。

整理	安置患者使其处于舒适体位，酌情给予冰袋冰敷穿刺点止血，用物处理。

健康宣教

脱手套、洗手	六步洗手法。

确认导管的位置	X 线胸片行导管头端定位，最佳的头端位置位于上腔静脉中下 1/3 处。确认导管尖端的位置，如导管头端过深、过浅或异位，应及时调整，头端位置合适后方可使用。

记录

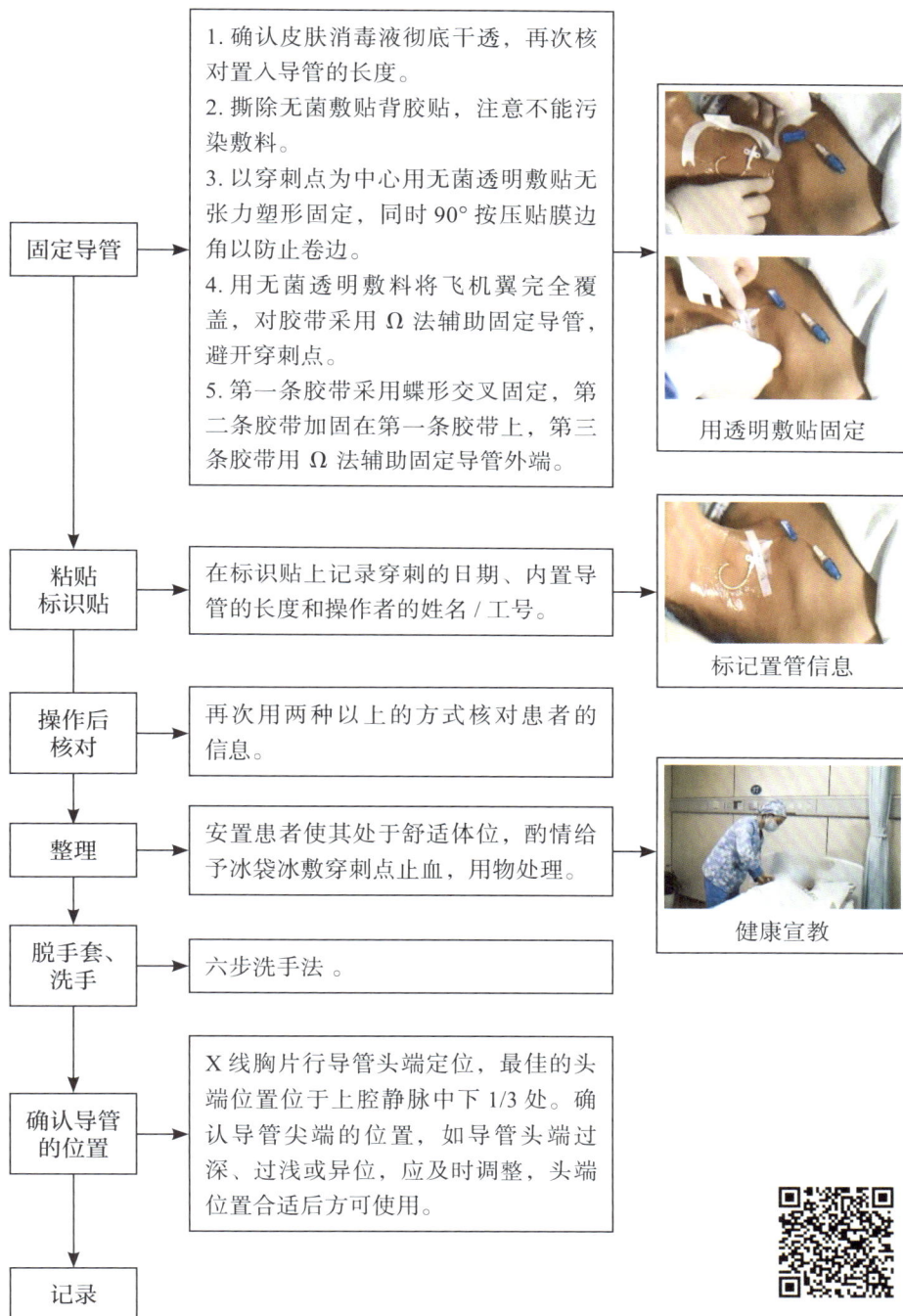

CVC 穿刺二维码

三、导管维护

评估内容如下。

1. 患者中心静脉导管的固定情况，置入长度（cm），导管是否通畅、有无异常回血。

2. 置管口有无红、肿、热、痛、渗血、渗液及脓液等情况。

3. 查看无菌敷料的更换时间、有无卷边、潮湿，贴膜下的皮肤情况（皮疹、发红）。

4. 查看导管的置管日期及留置时间，与医生沟通是否需继续使用导管。

5. 询问患者带管期间有无不适，有无消毒液、贴膜过敏史，根据实际情况选择合适的消毒液及无菌敷贴。有皮炎、皮肤发红、发痒等情况时不建议再使用含酒精类消毒剂（包括安尔碘、2% 葡萄糖氯己定）消毒皮肤，而应选择 5% 聚维酮碘。

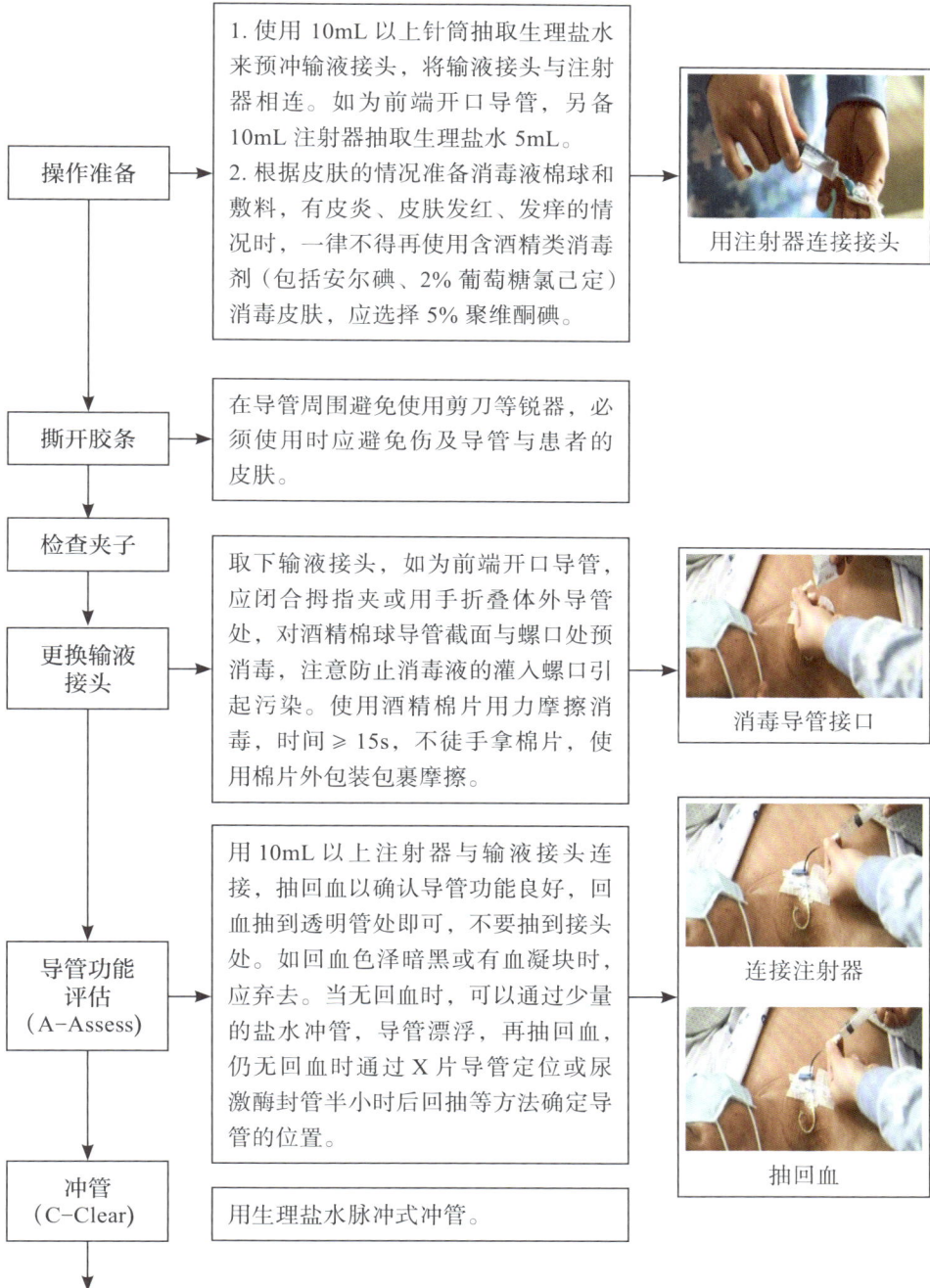

【操作流程】

| 操作准备 | → | 1.使用 10mL 以上针筒抽取生理盐水来预冲输液接头，将输液接头与注射器相连。如为前端开口导管，另备 10mL 注射器抽取生理盐水 5mL。
2.根据皮肤的情况准备消毒液棉球和敷料，有皮炎、皮肤发红、发痒的情况时，一律不得再使用含酒精类消毒剂（包括安尔碘、2% 葡萄糖氯己定）消毒皮肤，应选择 5% 聚维酮碘。 |

用注射器连接接头

| 撕开胶条 | → | 在导管周围避免使用剪刀等锐器，必须使用时应避免伤及导管与患者的皮肤。 |

检查夹子

| 更换输液接头 | → | 取下输液接头，如为前端开口导管，应闭合拇指夹或用手折叠体外导管处，对酒精棉球导管截面与螺口处预消毒，注意防止消毒液的灌入螺口引起污染。使用酒精棉片用力摩擦消毒，时间 ≥ 15s，不徒手拿棉片，使用棉片外包装包裹摩擦。 |

消毒导管接口

| 导管功能评估
（A-Assess） | → | 用 10mL 以上注射器与输液接头连接，抽回血以确认导管功能良好，回血抽到透明管处即可，不要抽到接头处。如回血色泽暗黑或有血凝块时，应弃去。当无回血时，可以通过少量的盐水冲管，导管漂浮，再抽回血，仍无回血时通过 X 片导管定位或尿激酶封管半小时后回抽等方法确定导管的位置。 |

连接注射器

抽回血

| 冲管
（C-Clear） | | 用生理盐水脉冲式冲管。 |

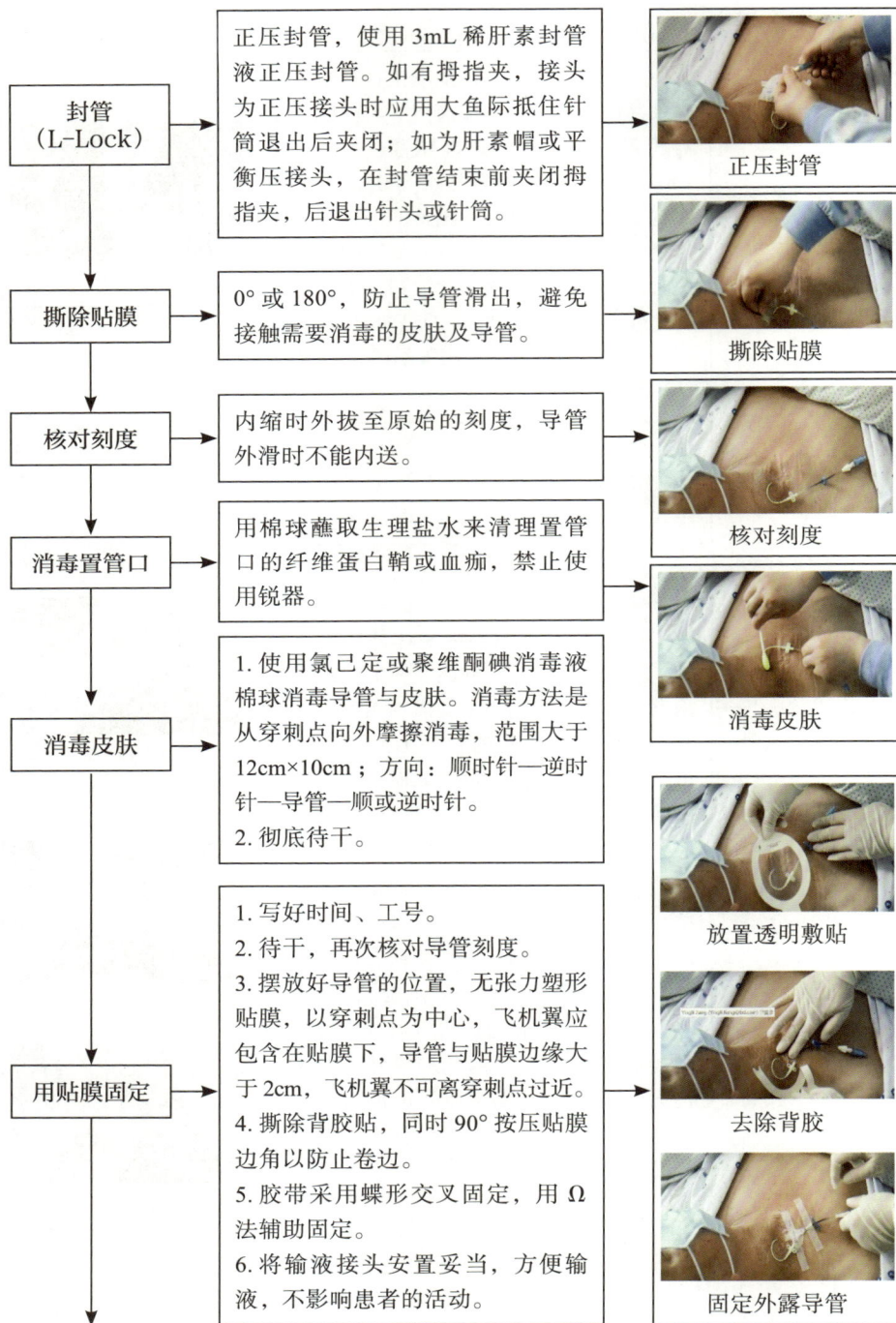

流程	说明	图示
封管（L-Lock）	正压封管，使用 3mL 稀肝素封管液正压封管。如有拇指夹，接头为正压接头时应用大鱼际抵住针筒退出后夹闭；如为肝素帽或平衡压接头，在封管结束前夹闭拇指夹，后退出针头或针筒。	正压封管
撕除贴膜	0° 或 180°，防止导管滑出，避免接触需要消毒的皮肤及导管。	撕除贴膜
核对刻度	内缩时外拔至原始的刻度，导管外滑时不能内送。	核对刻度
消毒置管口	用棉球蘸取生理盐水来清理置管口的纤维蛋白鞘或血痂，禁止使用锐器。	消毒皮肤
消毒皮肤	1. 使用氯己定或聚维酮碘消毒液棉球消毒导管与皮肤。消毒方法是从穿刺点向外摩擦消毒，范围大于 12cm×10cm；方向：顺时针—逆时针—导管—顺或逆时针。 2. 彻底待干。	放置透明敷贴
用贴膜固定	1. 写好时间、工号。 2. 待干，再次核对导管刻度。 3. 摆放好导管的位置，无张力塑形贴膜，以穿刺点为中心，飞机翼应包含在贴膜下，导管与贴膜边缘大于 2cm，飞机翼不可离穿刺点过近。 4. 撕除背胶贴，同时 90° 按压贴膜边角以防止卷边。 5. 胶带采用蝶形交叉固定，用 Ω 法辅助固定。 6. 将输液接头安置妥当，方便输液，不影响患者的活动。	去除背胶 固定外露导管

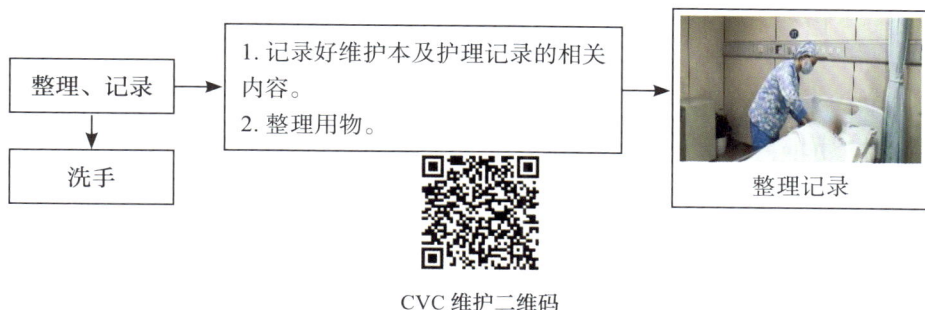

整理记录

CVC 维护二维码

四、拔除技术

1.按医嘱拔除导管，取平卧位或头低脚高位，动作轻柔，嘱患者屏气，使用无菌密闭式敷料覆盖。

2.拔除导管后，按压穿刺点 15min 以上，切勿用力按压颈部，观察半小时有无出血情况，无不适后方可离开。

3.拔管后观察导管尖端，检查是否完整。

4.48h 内避免穿刺点潮湿，有不明原因的胸闷气急时，应立即到医院就诊。

五、健康教育

1.保持穿刺部位清洁干燥，每日检查导管固定与置管口的情况，如贴膜有卷曲、松动或贴膜下有汗液、血液等，应及时告知医护人员更换，勿擅自撕下敷料。

2.保持管道通畅，防止导管发生扭曲、折叠、堵塞，注意活动，防止导管滑出。如导管内有回血，及时通知护士处理。

3.严禁高压注射造影剂（耐高压导管除外），防止导管破裂。

4.如有心慌、气急、穿刺处疼痛、发红、出血等不适，及时报告。

第三节　经外周静脉置入的中心静脉导管

经外周静脉置入的中心静脉导管置管是经外周静脉（贵要静脉、肱静脉、肘正中静脉、头静脉）穿刺，送入导管直至尖端到达上腔静脉的下 1/3 至上腔静脉与右心耳交界处之间。

一、置管评估

（一）PICC 的适应证

由于导管尖端位于上腔静脉内，PICC 适用于任何性质的静脉药物输注，如高渗性、酸性或碱性刺激性药物。PICC 可以留置的时间较长，且可以居家带管。适应证主要有恶性肿瘤的化学治疗、静脉高营养、神经外科脱水治疗、长期静脉输液且外周静脉穿刺困难的患者。

（二）PICC 的禁忌证

PICC 置管的绝对禁忌证：上腔静脉综合征。2014 年版的静脉输液护理实践标准上指出有上腔静脉综合征时不宜置入 PICC，但上腔静脉综合征缺乏特异性的症状与体征，因此，PICC 置管前对于容易导致上腔静脉受压的病种，如肺癌、淋巴瘤、胸腺瘤及纵隔内有继发性转移的病灶，应以胸部增强 CT 的影像学评估为依据，并且根据胸部增强 CT 评估左右侧无名静脉及锁骨下静脉受肿块影响的情况，选择影响小的一侧作为穿刺侧。

PICC 置管的相对禁忌证：乳腺癌腋窝淋巴结清扫侧；锁骨上区淋巴结转移需要行放疗或已行放疗的区域、严重的肩周炎、上肢骨折或手术、血管外科手术史、血栓史。此类患者应避免患侧置管。此外，穿刺点也应避开瘢痕组织、感染部位，贴膜部分的皮肤也应该避开皮肤病、水肿的区域。在检验指标的评估上，对于血纤维蛋白原小于 2g/L 或白蛋白低于 30g/L 的患者，应警惕置管后渗血与低蛋白性渗液。

二、置入技术

【准备】

1. 环境：环境整洁、温度适宜、光线充足。

2. 护士：衣帽（圆帽）整洁、洗手、戴口罩，必要时戴清洁手套。

3. 用物准备：皮肤消毒剂 [选用 2% 葡萄糖酸氯己定乙醇溶液（年龄 <2 个月的婴儿慎用）、不低于 1% 的有效的碘溶度或 2% 碘伏溶液和 75% 酒精]、消毒包、输液接头、无菌透明敷料、胶带、PICC、1mL 注射器、20mL 注射器、2 份 10mL 生理盐水、1 份 1%~2% 利多卡因注射液、封管液、污物桶、利器盒、笔，检查无菌物品的有效期，以及 B 超仪、探头保护套、无菌耦合剂。

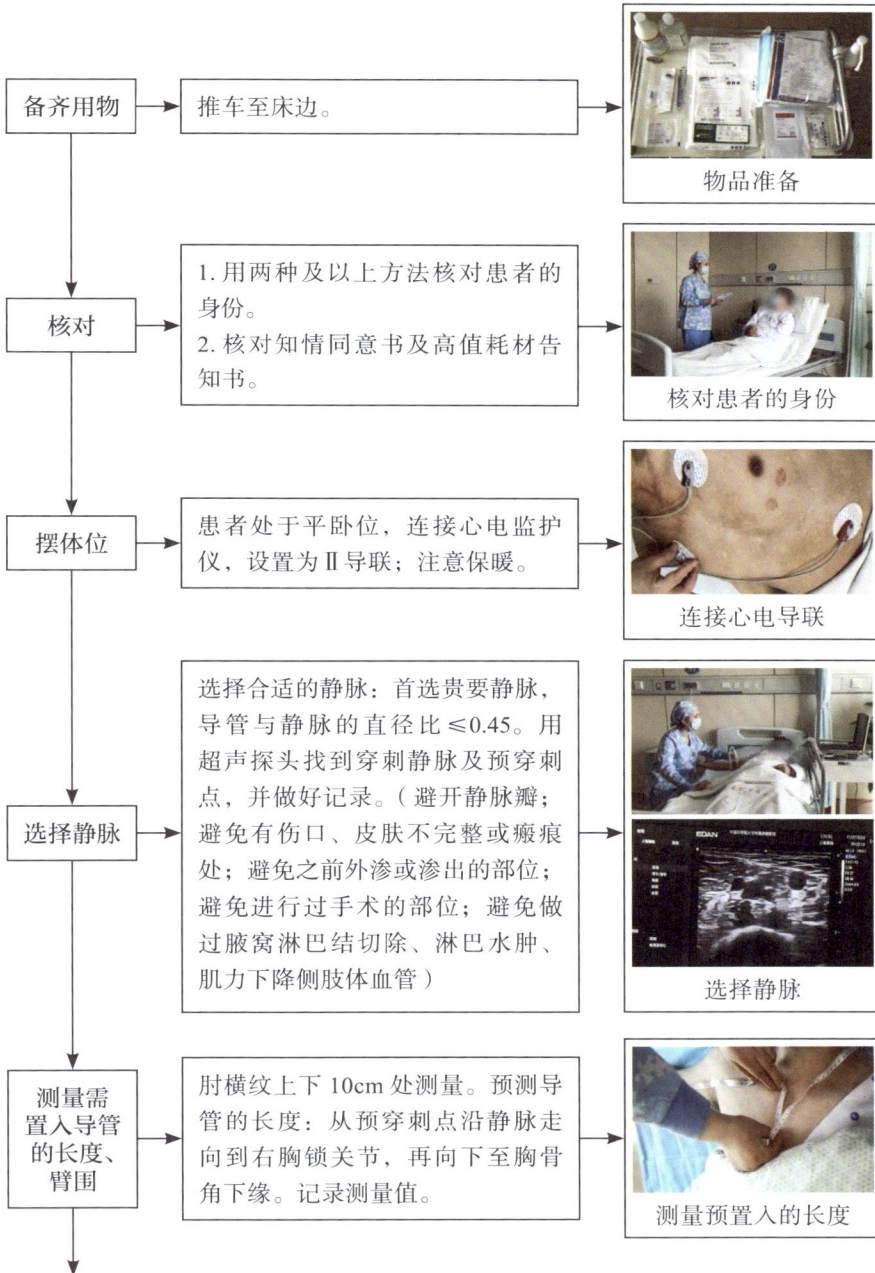

超声引导下微插管鞘技术的 PICC 标准化的操作流程如下所示。

【操作流程】

备齐用物 → 推车至床边。

物品准备

核对 →
1. 用两种及以上方法核对患者的身份。
2. 核对知情同意书及高值耗材告知书。

核对患者的身份

摆体位 → 患者处于平卧位，连接心电监护仪，设置为 Ⅱ 导联；注意保暖。

连接心电导联

选择静脉 → 选择合适的静脉：首选贵要静脉，导管与静脉的直径比 ≤0.45。用超声探头找到穿刺静脉及预穿刺点，并做好记录。（避开静脉瓣；避免有伤口、皮肤不完整或瘢痕处；避免之前外渗或渗出的部位；避免进行过手术的部位；避免做过腋窝淋巴结切除、淋巴水肿、肌力下降侧肢体血管）

选择静脉

测量需置入导管的长度、臂围 → 肘横纹上下 10cm 处测量。预测导管的长度：从预穿刺点沿静脉走向到右胸锁关节，再向下至胸骨角下缘。记录测量值。

测量预置入的长度

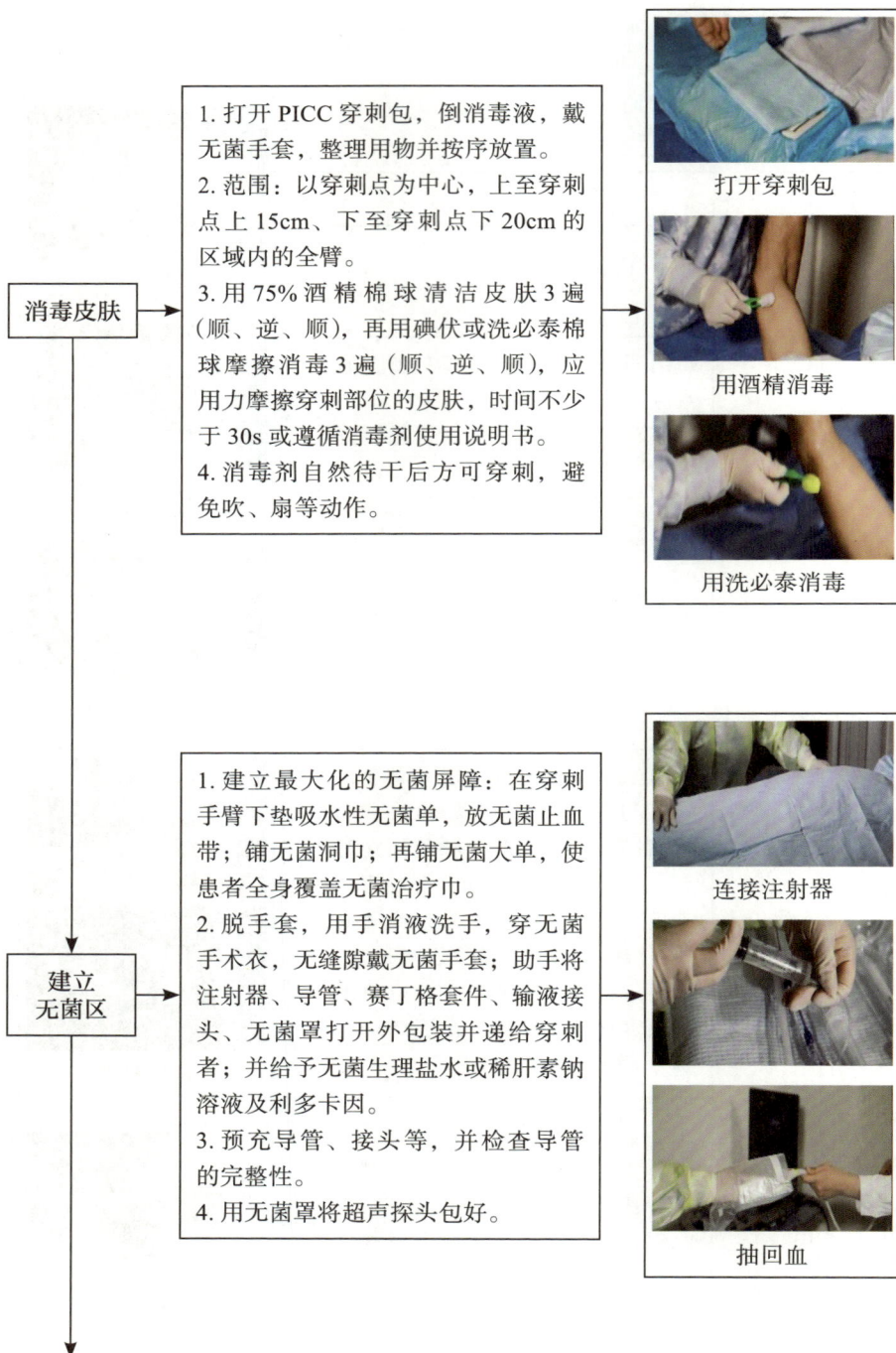

消毒皮肤 →

1. 打开 PICC 穿刺包，倒消毒液，戴无菌手套，整理用物并按序放置。
2. 范围：以穿刺点为中心，上至穿刺点上 15cm、下至穿刺点下 20cm 的区域内的全臂。
3. 用 75% 酒精棉球清洁皮肤 3 遍（顺、逆、顺），再用碘伏或洗必泰棉球摩擦消毒 3 遍（顺、逆、顺），应用力摩擦穿刺部位的皮肤，时间不少于 30s 或遵循消毒剂使用说明书。
4. 消毒剂自然待干后方可穿刺，避免吹、扇等动作。

打开穿刺包

用酒精消毒

用洗必泰消毒

建立
无菌区 →

1. 建立最大化的无菌屏障：在穿刺手臂下垫吸水性无菌单，放无菌止血带；铺无菌洞巾；再铺无菌大单，使患者全身覆盖无菌治疗巾。
2. 脱手套，用手消液洗手，穿无菌手术衣，无缝隙戴无菌手套；助手将注射器、导管、赛丁格套件、输液接头、无菌罩打开外包装并递给穿刺者；并给予无菌生理盐水或稀肝素钠溶液及利多卡因。
3. 预充导管、接头等，并检查导管的完整性。
4. 用无菌罩将超声探头包好。

连接注射器

抽回血

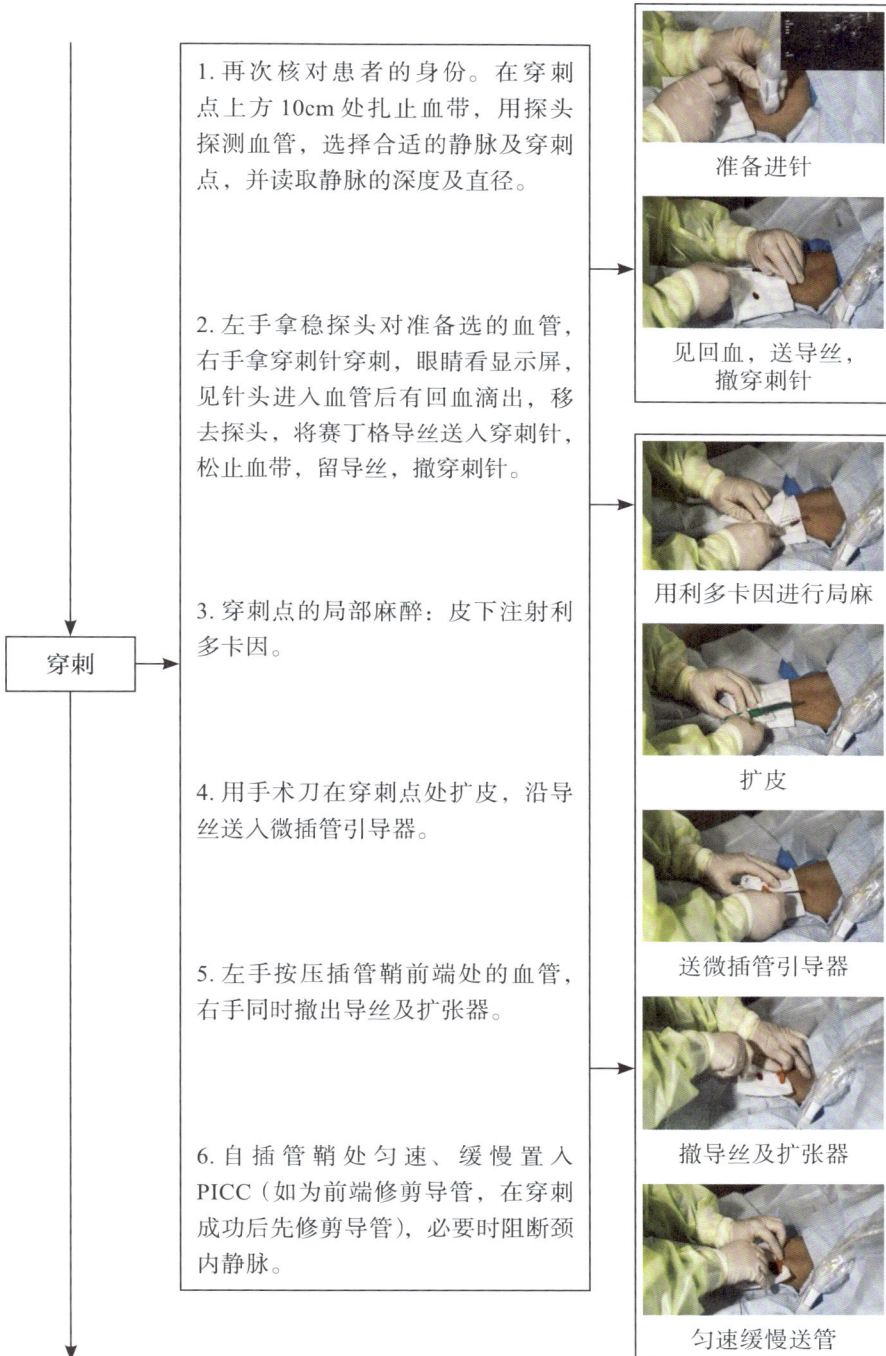

1.再次核对患者的身份。在穿刺点上方10cm处扎止血带，用探头探测血管，选择合适的静脉及穿刺点，并读取静脉的深度及直径。

准备进针

见回血，送导丝，撤穿刺针

2.左手拿稳探头对准备选的血管，右手拿穿刺针穿刺，眼睛看显示屏，见针头进入血管后有回血滴出，移去探头，将赛丁格导丝送入穿刺针，松止血带，留导丝，撤穿刺针。

3.穿刺点的局部麻醉：皮下注射利多卡因。

用利多卡因进行局麻

穿刺

4.用手术刀在穿刺点处扩皮，沿导丝送入微插管引导器。

扩皮

送微插管引导器

5.左手按压插管鞘前端处的血管，右手同时撤出导丝及扩张器。

撤导丝及扩张器

6.自插管鞘处匀速、缓慢置入PICC（如为前端修剪导管，在穿刺成功后先修剪导管），必要时阻断颈内静脉。

匀速缓慢送管

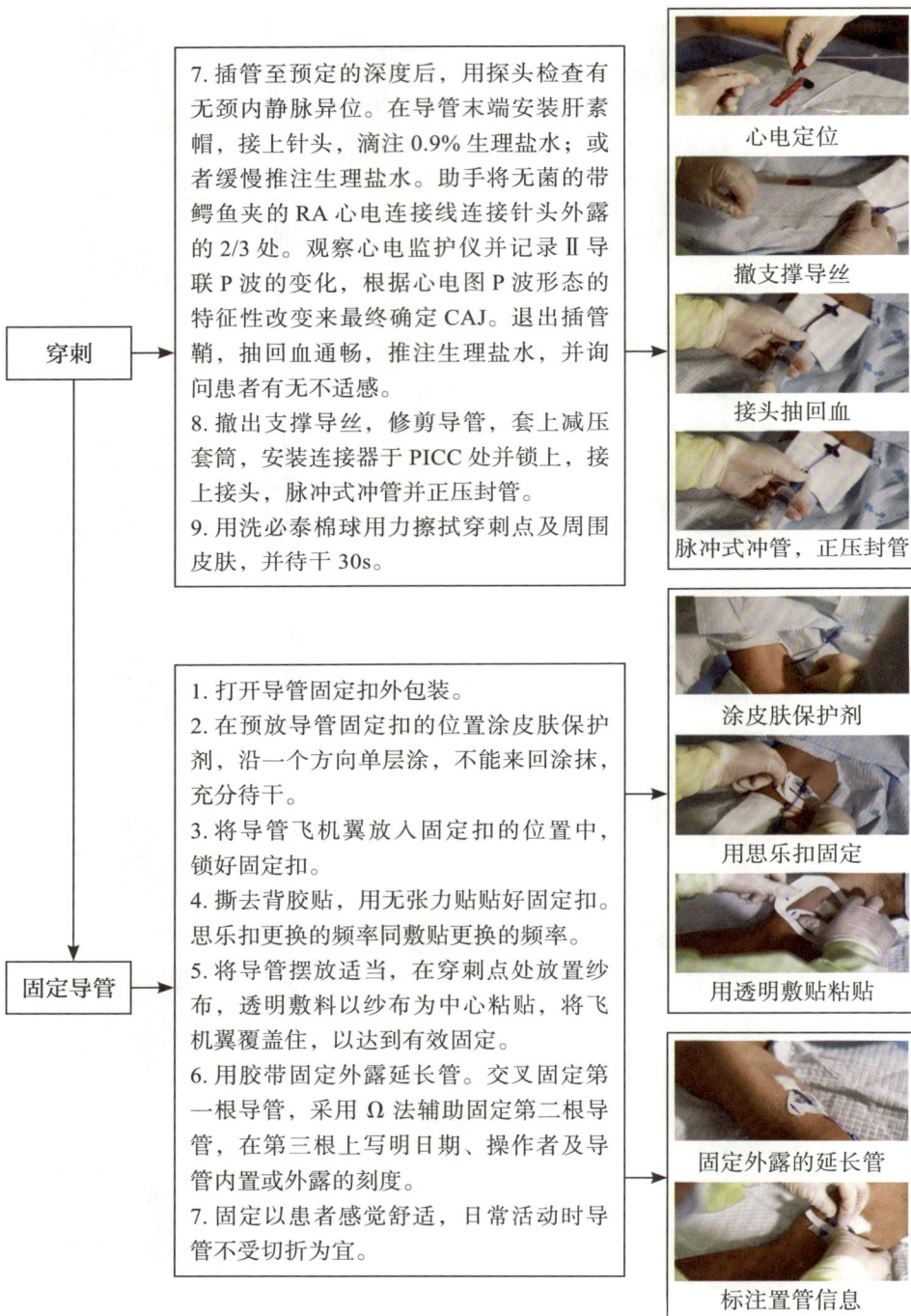

穿刺

7. 插管至预定的深度后，用探头检查有无颈内静脉异位。在导管末端安装肝素帽，接上针头，滴注 0.9% 生理盐水；或者缓慢推注生理盐水。助手将无菌的带鳄鱼夹的 RA 心电连接线连接针头外露的 2/3 处。观察心电监护仪并记录 II 导联 P 波的变化，根据心电图 P 波形态的特征性改变来最终确定 CAJ。退出插管鞘，抽回血通畅，推注生理盐水，并询问患者有无不适感。

8. 撤出支撑导丝，修剪导管，套上减压套筒，安装连接器于 PICC 处并锁上，接上接头，脉冲式冲管并正压封管。

9. 用洗必泰棉球用力擦拭穿刺点及周围皮肤，并待干 30s。

心电定位

撤支撑导丝

接头抽回血

脉冲式冲管，正压封管

固定导管

1. 打开导管固定扣外包装。

2. 在预放导管固定扣的位置涂皮肤保护剂，沿一个方向单层涂，不能来回涂抹，充分待干。

3. 将导管飞机翼放入固定扣的位置中，锁好固定扣。

4. 撕去背胶贴，用无张力贴贴好固定扣。思乐扣更换的频率同敷贴更换的频率。

5. 将导管摆放适当，在穿刺点处放置纱布，透明敷料以纱布为中心粘贴，将飞机翼覆盖住，以达到有效固定。

6. 用胶带固定外露延长管。交叉固定第一根导管，采用 Ω 法辅助固定第二根导管，在第三根上写明日期、操作者及导管内置或外露的刻度。

7. 固定以患者感觉舒适，日常活动时导管不受切折为宜。

涂皮肤保护剂

用思乐扣固定

用透明敷贴粘贴

固定外露的延长管

标注置管信息

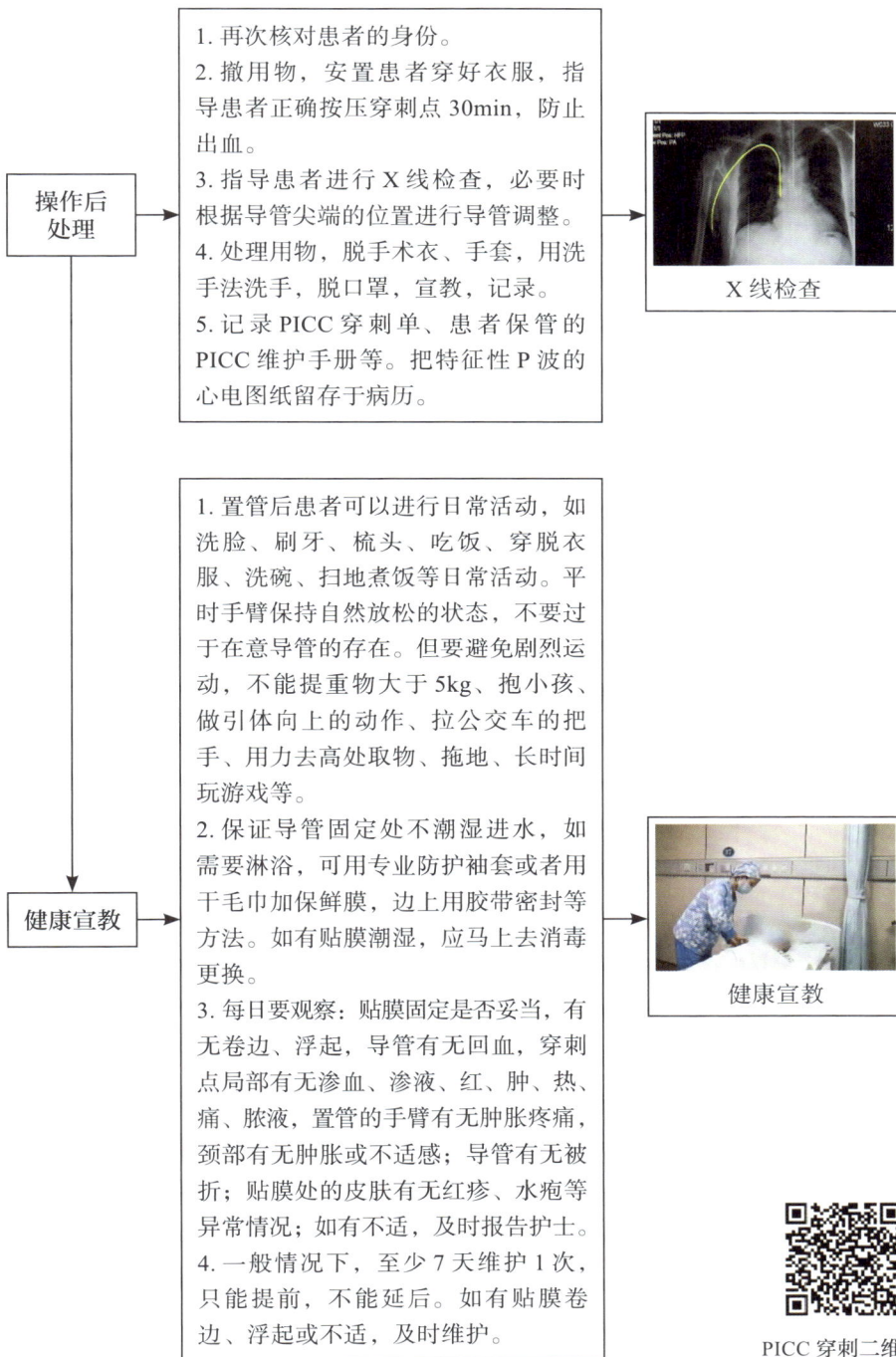

操作后处理

1. 再次核对患者的身份。
2. 撤用物，安置患者穿好衣服，指导患者正确按压穿刺点 30min，防止出血。
3. 指导患者进行 X 线检查，必要时根据导管尖端的位置进行导管调整。
4. 处理用物，脱手术衣、手套，用洗手法洗手，脱口罩，宣教，记录。
5. 记录 PICC 穿刺单、患者保管的 PICC 维护手册等。把特征性 P 波的心电图纸留存于病历。

X 线检查

健康宣教

1. 置管后患者可以进行日常活动，如洗脸、刷牙、梳头、吃饭、穿脱衣服、洗碗、扫地煮饭等日常活动。平时手臂保持自然放松的状态，不要过于在意导管的存在。但要避免剧烈运动，不能提重物大于 5kg、抱小孩、做引体向上的动作、拉公交车的把手、用力去高处取物、拖地、长时间玩游戏等。
2. 保证导管固定处不潮湿进水，如需要淋浴，可用专业防护袖套或者用干毛巾加保鲜膜，边上用胶带密封等方法。如有贴膜潮湿，应马上去消毒更换。
3. 每日要观察：贴膜固定是否妥当，有无卷边、浮起，导管有无回血，穿刺点局部有无渗血、渗液、红、肿、热、痛、脓液，置管的手臂有无肿胀疼痛，颈部有无肿胀或不适感；导管有无被折；贴膜处的皮肤有无红疹、水疱等异常情况；如有不适，及时报告护士。
4. 一般情况下，至少 7 天维护 1 次，只能提前，不能延后。如有贴膜卷边、浮起或不适，及时维护。

健康宣教

PICC 穿刺二维码

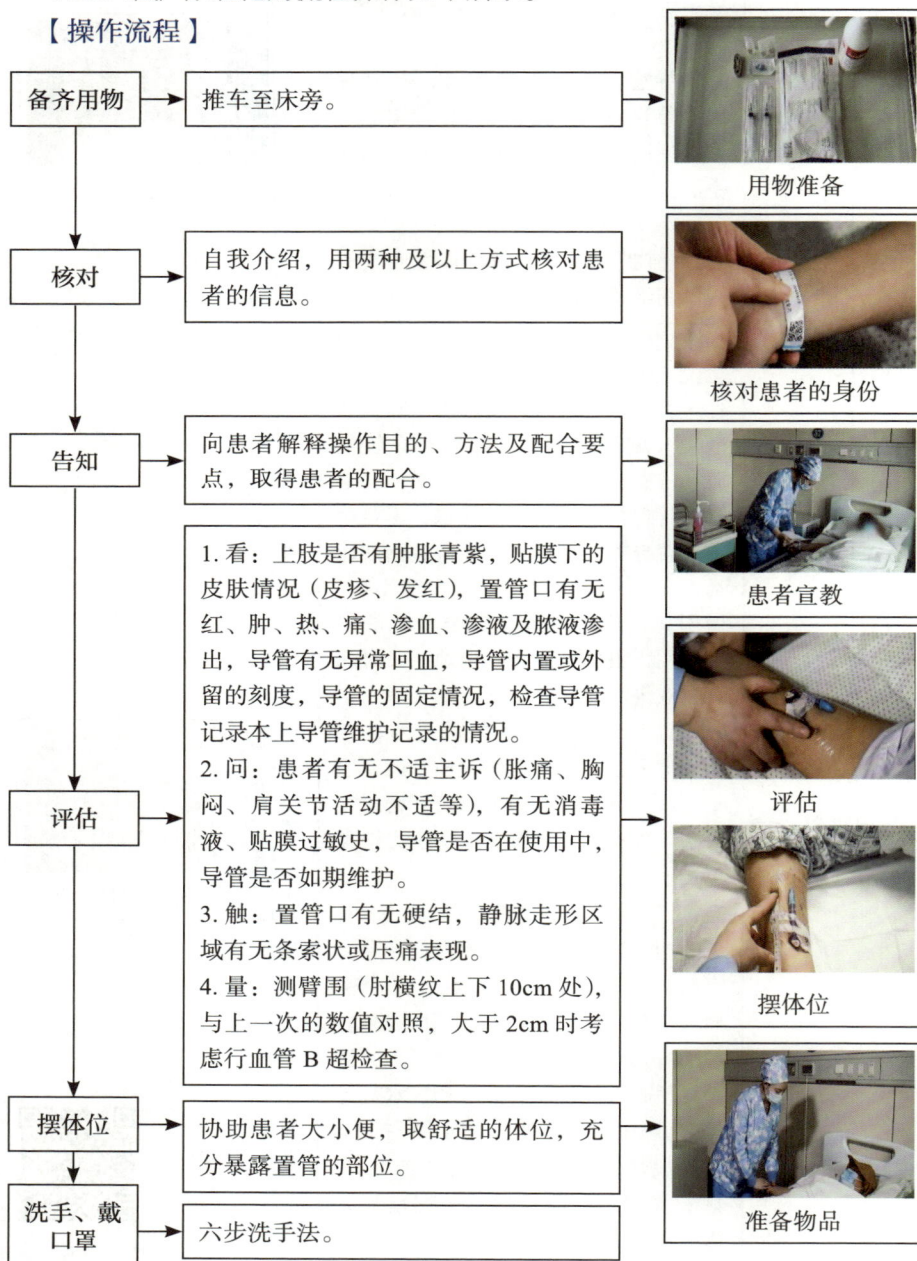

三、导管维护

PICC 维护标准化的流程操作如下所示。

【操作流程】

| 备齐用物 | → | 推车至床旁。 |

用物准备

| 核对 | → | 自我介绍，用两种及以上方式核对患者的信息。 |

核对患者的身份

| 告知 | → | 向患者解释操作目的、方法及配合要点，取得患者的配合。 |

患者宣教

| 评估 | → | 1.看：上肢是否有肿胀青紫，贴膜下的皮肤情况（皮疹、发红），置管口有无红、肿、热、痛、渗血、渗液及脓液渗出，导管有无异常回血，导管内置或外留的刻度，导管的固定情况，检查导管记录本上导管维护记录的情况。
2.问：患者有无不适主诉（胀痛、胸闷、肩关节活动不适等），有无消毒液、贴膜过敏史，导管是否在使用中，导管是否如期维护。
3.触：置管口有无硬结，静脉走形区域有无条索状或压痛表现。
4.量：测臂围（肘横纹上下 10cm 处），与上一次的数值对照，大于 2cm 时考虑行血管 B 超检查。 |

评估

摆体位

| 摆体位 | → | 协助患者大小便，取舒适的体位，充分暴露置管的部位。 |

准备物品

| 洗手、戴口罩 | → | 六步洗手法。 |

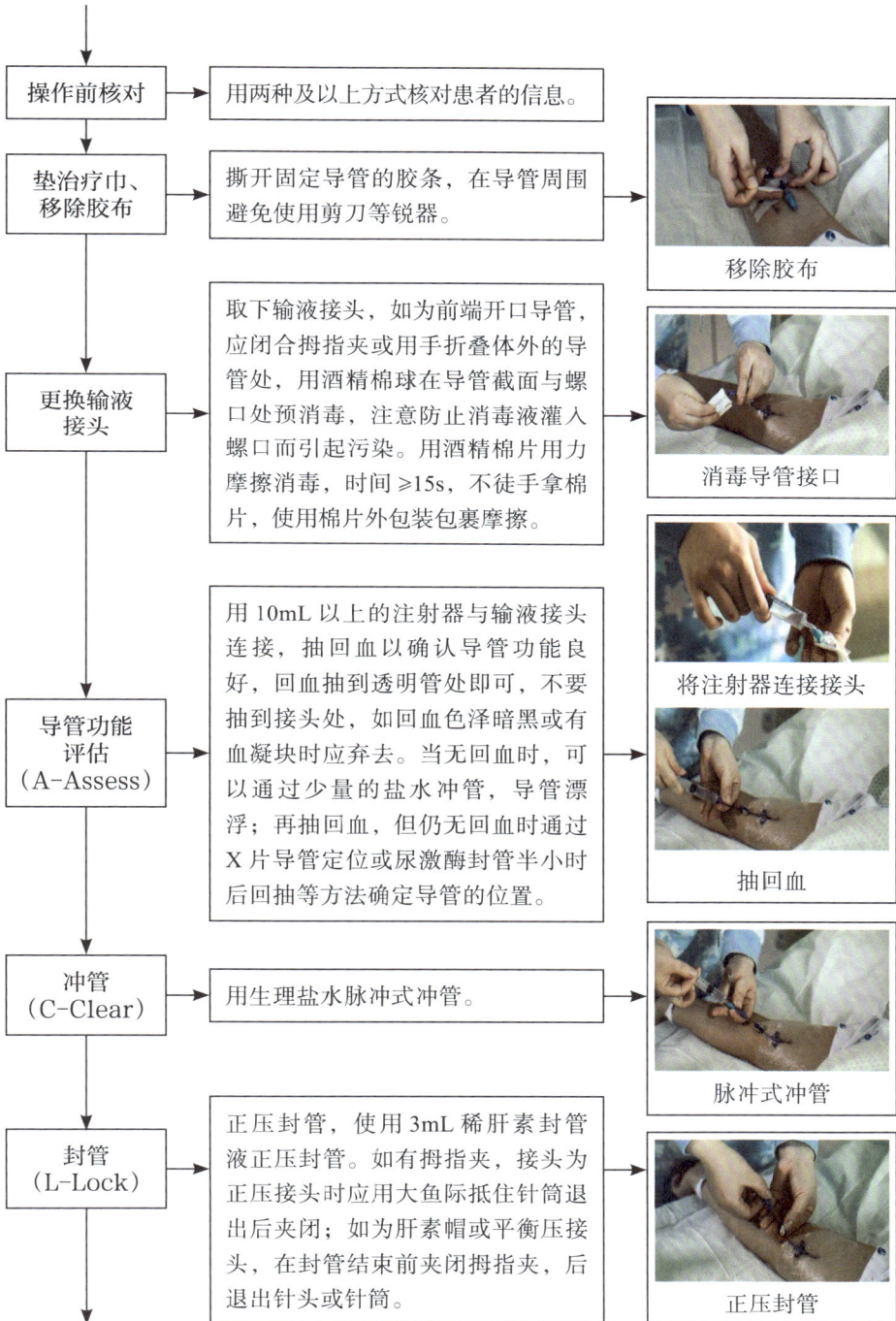

操作前核对	用两种及以上方式核对患者的信息。	
垫治疗巾、移除胶布	撕开固定导管的胶条，在导管周围避免使用剪刀等锐器。	 移除胶布
更换输液接头	取下输液接头，如为前端开口导管，应闭合拇指夹或用手折叠体外的导管处，用酒精棉球在导管截面与螺口处预消毒，注意防止消毒液灌入螺口而引起污染。用酒精棉片用力摩擦消毒，时间≥15s，不徒手拿棉片，使用棉片外包装包裹摩擦。	 消毒导管接口
导管功能评估（A-Assess）	用10mL以上的注射器与输液接头连接，抽回血以确认导管功能良好，回血抽到透明管处即可，不要抽到接头处，如回血色泽暗黑或有血凝块时应弃去。当无回血时，可以通过少量的盐水冲管，导管漂浮；再抽回血，但仍无回血时通过X片导管定位或尿激酶封管半小时后回抽等方法确定导管的位置。	 将注射器连接接头 抽回血
冲管（C-Clear）	用生理盐水脉冲式冲管。	 脉冲式冲管
封管（L-Lock）	正压封管，使用3mL稀肝素封管液正压封管。如有拇指夹，接头为正压接头时应用大鱼际抵住针筒退出后夹闭；如为肝素帽或平衡压接头，在封管结束前夹闭拇指夹，后退出针头或针筒。	 正压封管

移除原有的敷料	0° 或 180° 撕除贴膜，从导管远心端开始，自下往上或从左向右移除原有的贴膜，也可以一指在贴膜外固定导管皮肤的穿刺点处，左右轻拉导管外管来分离贴膜，禁止使用手接触需要消毒的皮肤和导管。	 移除旧敷贴
洗手	六步洗手法。	
清除残胶或溢胶	使用酒精棉球清理残胶，必要时先用胶带清理溢胶。	
核对原始的刻度	导管内缩时外拔至原始的刻度，导管外滑时禁止内送。	
消毒皮肤与导管	1. 用棉球醮取生理盐水来清理置管口的纤维蛋白鞘或血痂，禁止使用锐器清除。 2. 使用氯己定或聚维酮碘消毒液棉球消毒导管与皮肤共 4 遍。一手持导管，一手持棉球，从穿刺点向外摩擦消毒，皮肤消毒的同时兼顾贴膜范围内导管体外段的消毒，由近心端至远心端，一手转动导管，兼顾反面消毒，皮肤与导管共消毒 4 遍，方向为顺时针—逆时针—导管单独加强—顺或逆时针。 3. 彻底待干。	 用酒精消毒 用氯己定消毒
使用导管固定扣（必要时）	1. 打开导管固定扣外包装。 2. 戴无菌手套。 3. 在预放导管固定扣的位置涂皮肤保护剂，按一个方向单层涂，不能来回涂抹，充分待干。 4. 将导管飞机翼放入固定扣的位置中，锁好固定扣。 5. 撕去背胶贴，用无张力贴贴好固定扣。思乐扣的更换频率同敷贴的更换频率。	

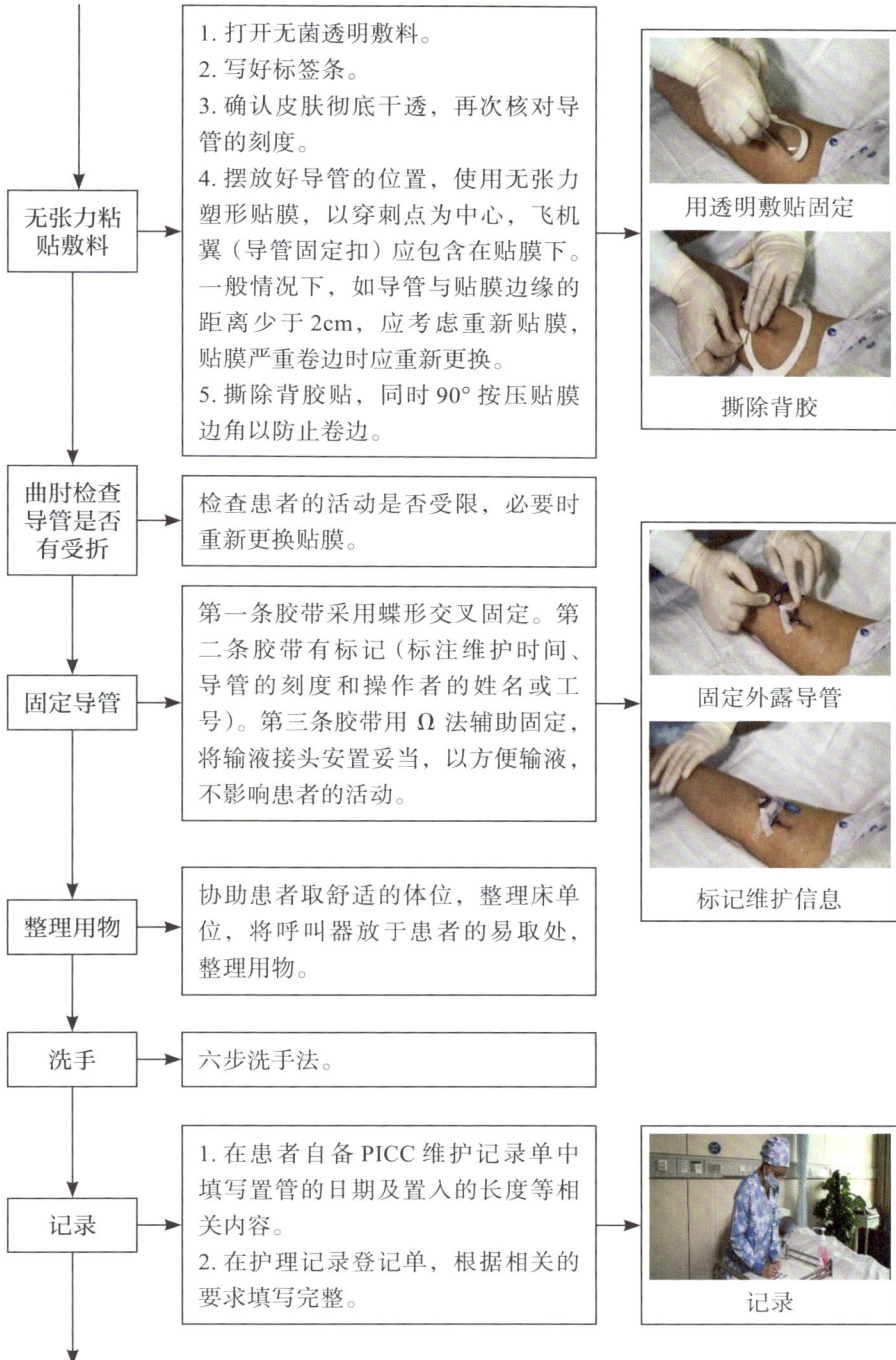

| 无张力粘贴敷料 | 1. 打开无菌透明敷料。
2. 写好标签条。
3. 确认皮肤彻底干透，再次核对导管的刻度。
4. 摆放好导管的位置，使用无张力塑形贴膜，以穿刺点为中心，飞机翼（导管固定扣）应包含在贴膜下。一般情况下，如导管与贴膜边缘的距离少于 2cm，应考虑重新贴膜，贴膜严重卷边时应重新更换。
5. 撕除背胶贴，同时 90° 按压贴膜边角以防止卷边。 |

用透明敷贴固定

撕除背胶

| 曲肘检查导管是否有受折 | 检查患者的活动是否受限，必要时重新更换贴膜。 |

| 固定导管 | 第一条胶带采用蝶形交叉固定。第二条胶带有标记（标注维护时间、导管的刻度和操作者的姓名或工号）。第三条胶带用 Ω 法辅助固定，将输液接头安置妥当，以方便输液，不影响患者的活动。 |

固定外露导管

标记维护信息

| 整理用物 | 协助患者取舒适的体位，整理床单位，将呼叫器放于患者的易取处，整理用物。 |

| 洗手 | 六步洗手法。 |

| 记录 | 1. 在患者自备 PICC 维护记录单中填写置管的日期及置入的长度等相关内容。
2. 在护理记录登记单，根据相关的要求填写完整。 |

记录

宣教 → 1. 患者知晓导管常规维护的时间。
2. 患者知晓导管留置期间的活动应注意的事项，知晓并依从置管侧手臂多抓握活动的指导，活动方法正确。
3. 患者知晓导管留置期间洗澡的方法与注意事项。
4. 患者能依从每日检查导管固定与置管口的情况，如有异常，及时就诊。

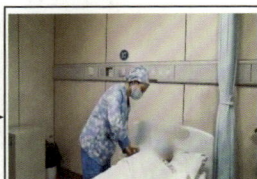

健康宣教

PICC 维护二维码

附：PICC 维护的注意事项

1. 重视维护前的评估。维护过程中发现有并发症时，应由责任组长或静脉小组成员处理，必要时由静脉小组成员会诊后再处理。将并发症记录在 PICC 并发症的记录表中，做好处理后结果的追踪。

2. 遵循无菌操作的原则，输液接头、冲管液等有污染或可疑污染时不得使用。

3. 注意保护皮肤，预防黏胶相关性皮炎，撕膜时患者应无疼痛感，当评估到贴膜下皮肤有轻微发红等现象，即停用酒精类消毒剂，应使用聚维酮碘。根据患者的皮肤状况，选择无菌透明敷料或纱布型敷料，如有皮损时，应考虑使用水胶体敷料。

4. 应经常与患者或医生沟通，了解导管继续保留的必要性，及时拔除不用的导管。

四、拔除技术

（一）PICC 拔管的指征

PICC 拔管的指征有：①完成静脉治疗后的 PICC；②严重的皮炎伴有穿刺点感染；③导管移位；④导管相关性血流感染；⑤抗凝治疗后血栓症状未改善或患者有抗凝禁忌证；⑥4 期的机械性静脉炎经处理未见好转；⑦局部感染症状不可控；⑧淋巴管瘘引起的渗液经 2~3 周换药仍未好转，或者患者无法耐受皮炎的症状；⑨堵管经处理后无法再通等。除了第一条，当 PICC 出现并发症时，应有专科护士或经验丰富的护士会诊协助判断导管的去留，以免发生严重的并发症或者导管的非计划拔除。

（二）PICC 拔管的操作

患者取平卧位或坐立位，置管侧上肢与躯干呈 90°，放松上肢，常规消毒 2 遍后，护士戴清洁手套后持导管体外段缓慢外拔，以每次外拉 5cm 匀速拔除导管。如有阻力，切忌使用暴力，不使用锐器协助拔管，以免导管断裂，导管余 5cm 时指导患者吸气后屏气，拔除后立即以敷料封闭置管口，并指导患者正确的按压方式，向患者或其家属出示完整的导管，并做好拔管的宣教与记录。

五、患者教育

1. 需要定时静脉治疗的患者可携带该管回家。出院后常规每 7 天必须到县级以上医院门诊维护 1 次，有特殊情况发生时随时去维护。

2. 携带导管的一侧手臂可以从事一般的日常工作、家务劳动和部分体育锻炼，但下列活动应避免。

（1）不可做持续或频繁的屈肘动作，如用力搓衣服、拖地、打牌、玩游戏机等。

（2）避免过度用力的动作，如引体向上、俯卧撑、托举哑铃、抱小孩、用力牵拉等。

（3）避免做大幅度的手臂旋转活动，如游泳、打球、打拳等。

（4）切忌提过重的物品（5kg 以上）。

（5）禁止将管侧手臂枕于脑后。

3. 避免对置管侧手臂测血压，不可在穿刺点上方做静脉穿刺。

4. 如出现以下症状或体征，请及时前往医院就诊。

（1）穿刺点红肿。

（2）穿刺点出血，且按压无效。

（3）穿刺点渗血。

（4）冲管有阻力，不通畅。

（5）置管侧手臂麻木、疼痛、有烧灼感。

（6）置管侧手臂水肿，臂围增粗超过 2cm。

（7）呼吸困难。

（8）体温 ≥38℃。

5.假如遇导管断裂或破损，立即在导管断裂上方或靠近穿刺点处将导管折起，用胶布固定，电话联系医院并到医院进一步处理。

6.其他的注意事项

（1）将敷料保持干燥清洁。携导管可以淋浴，但不可以盆浴、泡浴；淋浴前用塑料保鲜膜在置管处绕 2~3 圈，上下边缘用胶布贴紧，淋浴后更换敷料；也可使用 PICC 专用防水袖套。

（2）紫色耐高压 PICC 可以进行高压泵推注造影剂，其余类型的 PICC 皆不可使用高压泵推注造影剂。严禁使用 10mL 以下注射器推注药液。

（3）禁止将胶布直接贴于导管上，严禁将导管外露的部分再次送入体内。

第四节　完全植入式静脉输液港

完全植入式静脉输液港（totally implantable venous access port，TIVAP），又称完全植入式静脉给药装置，是一种完全植入人体内的闭合输液装置，主要包括位于中心静脉的导管部分及埋植于皮下的输液座。TIVAP 为需要长期输液治疗及化疗的患者提供安全可靠的静脉通路，不仅将各种高浓度、强刺激性药物直接输送至中心静脉处，避免造成外周静脉炎和血管硬化等，还可有效防止化疗药物外渗等造成的局部组织坏死，并且体外无暴露点。在长期留置的情况下局部和全身感染率都低于其他经外周静脉通路的装置。

一、输液港规范化的维护

（一）输液港维护和应用的要点

TIVAP 维护需严格执行无菌操作。通过观察、触摸和主动询问患者的方式进行评估，判断港体部位及周围的皮肤是否有发红、肿胀、疼痛、渗液等，港体与导管是否分离，港体是否翻转，并检查同侧胸部和颈部是否有肿胀，同侧臂围是否有增粗等疑似血栓的症状，同时了解港体的厚度及置放深度，为无损伤针型号的选择提供参考。皮肤消毒首选 2% 葡萄糖酸氯己定乙醇溶液（年龄 <2 个月的婴儿慎用），也可用有效的碘浓度不低于 0.5% 的聚维酮碘或 2% 碘酊溶液和 75% 乙醇。待皮肤彻底自然干燥后方可插针，采用无损伤针进行穿刺。

1. 应根据插针用途、输液性质、患者的体型及港体的放置深度等，选择合适的尺寸和长度的无损伤针。总体上，在满足治疗需求的前提下，应采用最小规格的无损伤针，同时需保证针头能安全位于注射座的底部。有指南建议：当用于含抗生素、化疗药物等静脉输液时，无损伤针的尺寸可选择 20~22G；当用于血制品输注和肠外营养时，则选择 19~20G 针头。常用的针头长度为 19mm。

2. 插针前，需评估患者的止痛需求和意愿，可考虑应用局部麻醉剂，如冷冻喷雾剂、利多卡因等。

3. 将无损伤针斜面背对注射座导管的锁接口，以最大的程度有效冲洗注射座储液槽及导管。

4. 对于连续输液的患者，应有计划地更换插针部位，有助于皮肤愈合和预防局部感染。

5. 拔针时用非主力手固定 TIVAP，主力手轻轻拔除无损伤针以避免针刺伤。消毒穿刺点后，覆盖无菌敷料至局部皮肤愈合。连续输液时，无损伤针、透明敷料和输液接头应每 7 天更换 1 次，纱布敷料每隔 2 天更换 1 次。当敷料出现潮湿、松动、污染或完整性受损时，或者出现接头脱落、污染、受损等时，应立即更换。如果将纱布敷料垫在无损伤针下，且在透明的半透膜敷料下没有妨碍穿刺部位的观察，则更换频率与半透膜敷料相同。每次输液前，应采用 10mL 管径及以上的注射器，通过回抽和冲洗导管的方式评估导管功能，如出现导管功能障碍、抽无回血、推注有阻力，需及时处理。输注药液、血制品、营养液后，在不相容药物之间，应采用 0.9% 氯化钠溶液（药物禁忌除外）脉冲冲管。输液结束后，用 0.9% 氯化钠溶液冲管后，再用浓度为 100U/mL 肝素、0.9% 氯化钠溶液正压封管。预充式冲洗装置是冲管和封管的首选。

（二）输液港维护的标准作业程序

1. 环境：环境整洁、温度适宜、光线充足。

2. 护士：衣帽（圆帽）整洁、洗手、戴口罩，必要时戴清洁手套。

3. 用物准备：输液港护理包、输液接头、无菌透明敷料、胶带、无损伤针、10mL 注射器、20mL 注射器、2 份 10mL 生理盐水、肝素钠封管液、污物桶、利器盒、笔，检查无菌物品的有效期。

【操作流程】

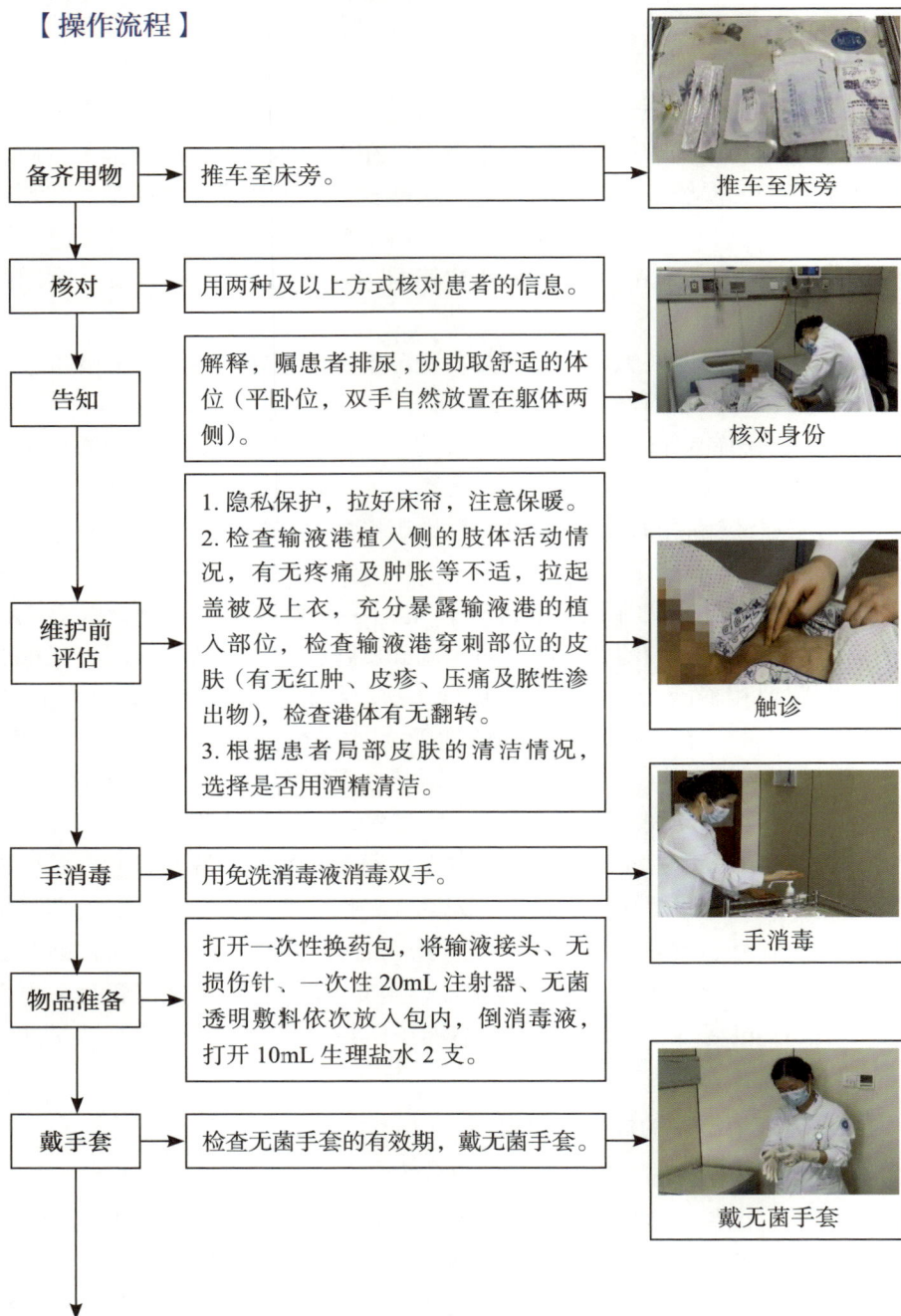

| 备齐用物 | → | 推车至床旁。 | → | 推车至床旁 |

| 核对 | → | 用两种及以上方式核对患者的信息。 |

| 告知 | → | 解释，嘱患者排尿，协助取舒适的体位（平卧位，双手自然放置在躯体两侧）。 |

核对身份

| 维护前评估 | → | 1. 隐私保护，拉好床帘，注意保暖。
2. 检查输液港植入侧的肢体活动情况，有无疼痛及肿胀等不适，拉起盖被及上衣，充分暴露输液港的植入部位，检查输液港穿刺部位的皮肤（有无红肿、皮疹、压痛及脓性渗出物），检查港体有无翻转。
3. 根据患者局部皮肤的清洁情况，选择是否用酒精清洁。 |

触诊

| 手消毒 | → | 用免洗消毒液消毒双手。 |

手消毒

| 物品准备 | → | 打开一次性换药包，将输液接头、无损伤针、一次性 20mL 注射器、无菌透明敷料依次放入包内，倒消毒液，打开 10mL 生理盐水 2 支。 |

| 戴手套 | → | 检查无菌手套的有效期，戴无菌手套。 |

戴无菌手套

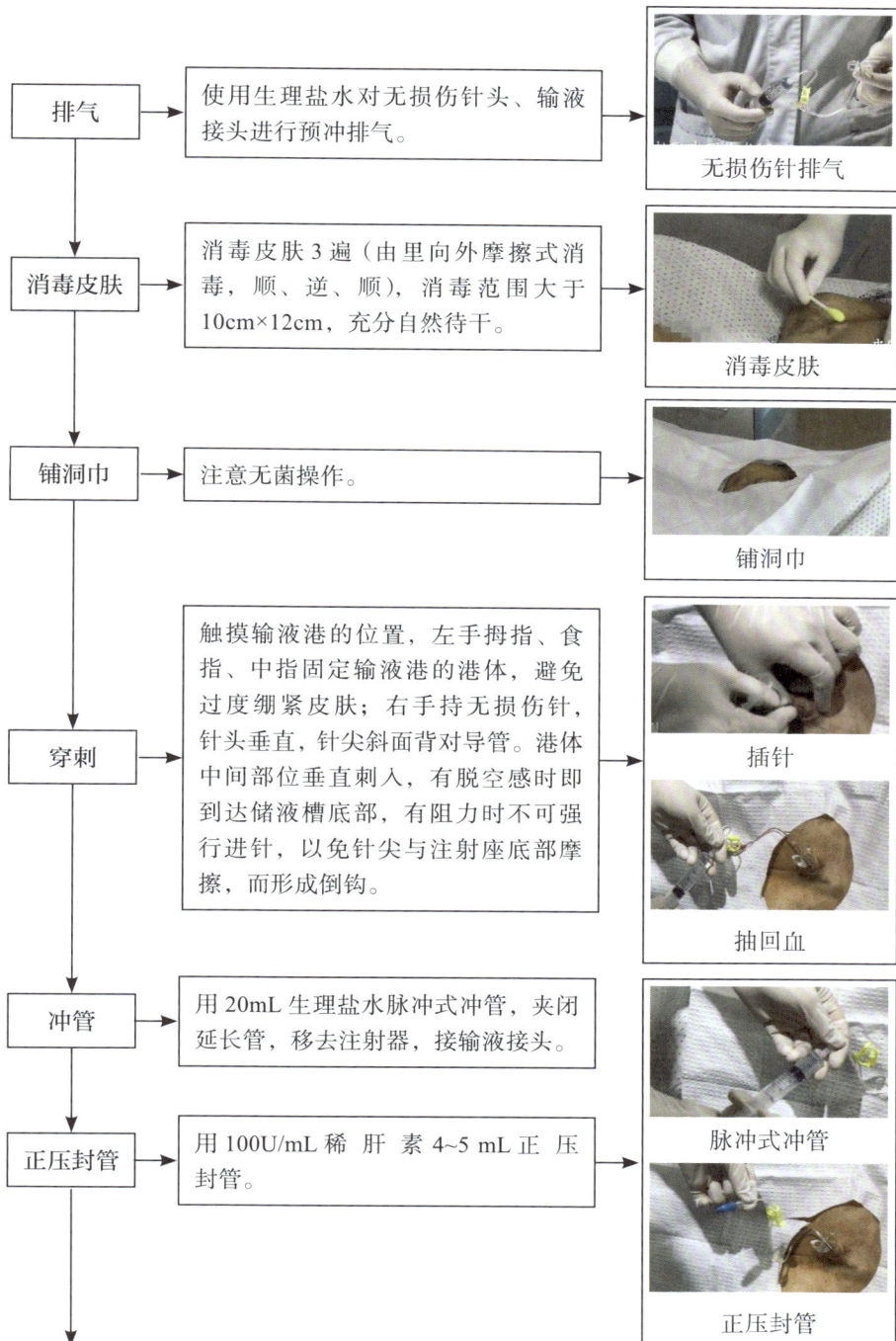

排气	→	使用生理盐水对无损伤针头、输液接头进行预冲排气。	→	无损伤针排气
消毒皮肤	→	消毒皮肤3遍（由里向外摩擦式消毒，顺、逆、顺），消毒范围大于10cm×12cm，充分自然待干。	→	消毒皮肤
铺洞巾	→	注意无菌操作。	→	铺洞巾
穿刺	→	触摸输液港的位置，左手拇指、食指、中指固定输液港的港体，避免过度绷紧皮肤；右手持无损伤针，针头垂直，针尖斜面背对导管。港体中间部位垂直刺入，有脱空感时即到达储液槽底部，有阻力时不可强行进针，以免针尖与注射座底部摩擦，而形成倒钩。	→	插针抽回血
冲管	→	用20mL生理盐水脉冲式冲管，夹闭延长管，移去注射器，接输液接头。	→	脉冲式冲管
正压封管	→	用100U/mL稀肝素4~5 mL正压封管。	→	正压封管

固定	1. 撤孔巾，以穿刺点为中心用无菌透明敷贴无张力塑形固定，敷贴要将穿刺针完全覆盖。 2. 如穿刺针体外部分过长，用无菌纱布叠成九宫格的形状（纱布的厚度根据患者的实际情况而定），将其放置在无损伤针的下面，不能覆盖穿刺点，然后用透明敷贴无张力塑形固定。 3. 将一条胶带标注穿刺时间和操作者的姓名/工号。第一条胶带采用蝶形交叉固定。第二条胶带加固在第一条胶带上（有信息记录的）。第三条胶带用 Ω 法辅助固定无损伤针的延长管。
安置	安置患者的舒适体位，进行相关宣教。
处理用物	1. 用物处理。 2. 洗手、记录。

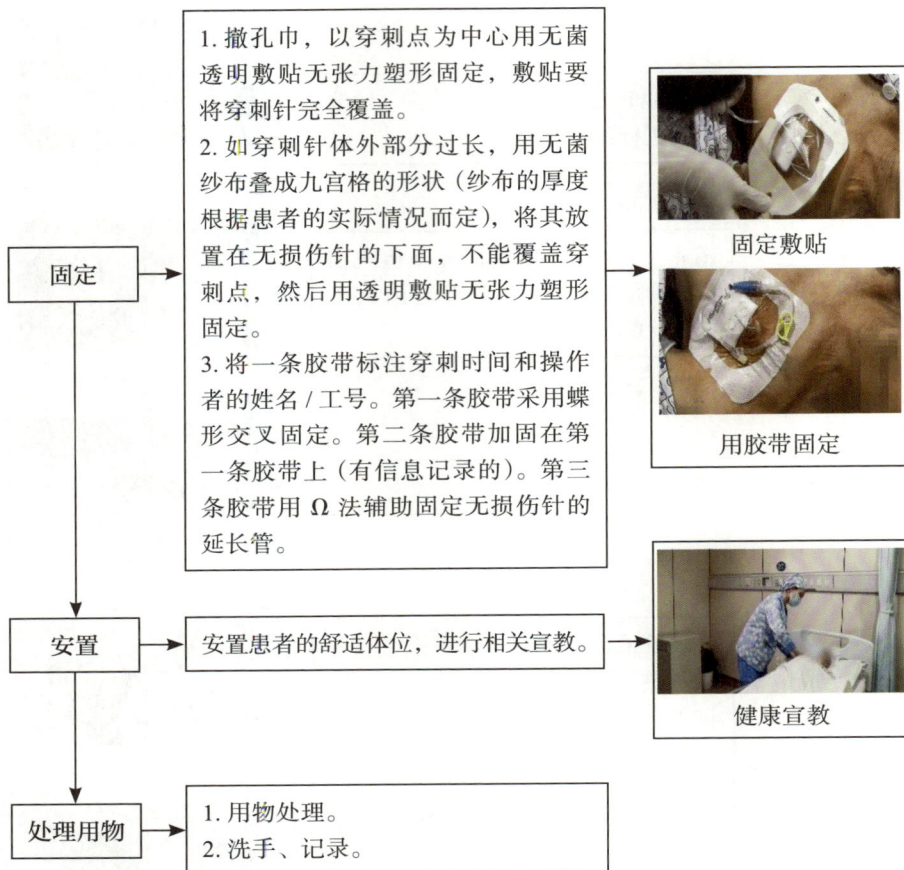

固定敷贴

用胶带固定

健康宣教

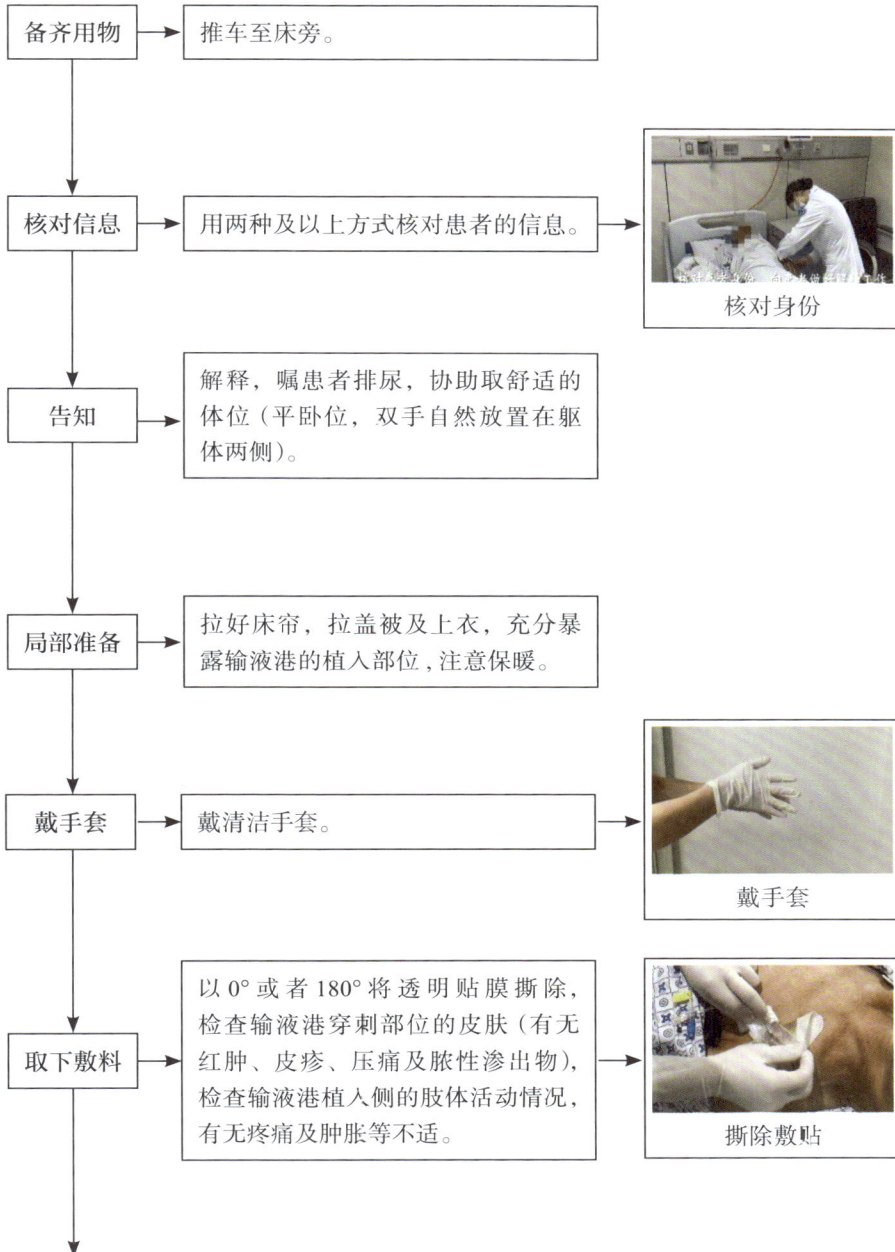

（三）输液港拔针的操作流程

【操作流程】

备齐用物 → 推车至床旁。

核对信息 → 用两种及以上方式核对患者的信息。

核对身份

告知 → 解释，嘱患者排尿，协助取舒适的体位（平卧位，双手自然放置在躯体两侧）。

局部准备 → 拉好床帘，拉盖被及上衣，充分暴露输液港的植入部位，注意保暖。

戴手套 → 戴清洁手套。

戴手套

取下敷料 → 以 0° 或者 180° 将透明贴膜撕除，检查输液港穿刺部位的皮肤（有无红肿、皮疹、压痛及脓性渗出物），检查输液港植入侧的肢体活动情况，有无疼痛及肿胀等不适。

撕除敷贴

| 脱手套 | → | 脱去清洁手套，用免洗消毒液消毒双手。 | → | 洗消手 |

| 物品准备 | → | 打开一次性换药包，倒消毒液。 |

| 戴手套 | → | 戴清洁手套。 |

| 消毒皮肤 | → | 消毒皮肤3遍（由里向外摩擦式消毒，顺、逆、顺），消毒范围大于10cm×12cm，消毒无损伤针的蝶翼，不要移动或外拔针头，消毒无损伤针蝶翼下方延长管的上下两面，充分自然待干。 | → | 消毒皮肤 |

| 拔针 | → | 左手食指、拇指、中指固定输液港的注射座（或用棉签分别放置于无损伤针的两旁，压住输液港的注射座）。右手拔针，在针眼处按压5min，观察针头是否完整、有无针头断裂等。 | → | 左手固定 右手拔针 |

| 消毒 | → | 必要时消毒针眼部位，自然待干。 |

| 敷料固定 | → | 将6cm×7cm无菌敷贴贴于穿刺部位，至少24h后移除敷料。 | → | 固定敷料 |

| 安置 | → | 安置患者处于舒适的体位。 |

| 处理用物 | → | 1.用物处理。2.洗手、记录。 | → | 宣教处理用物 |

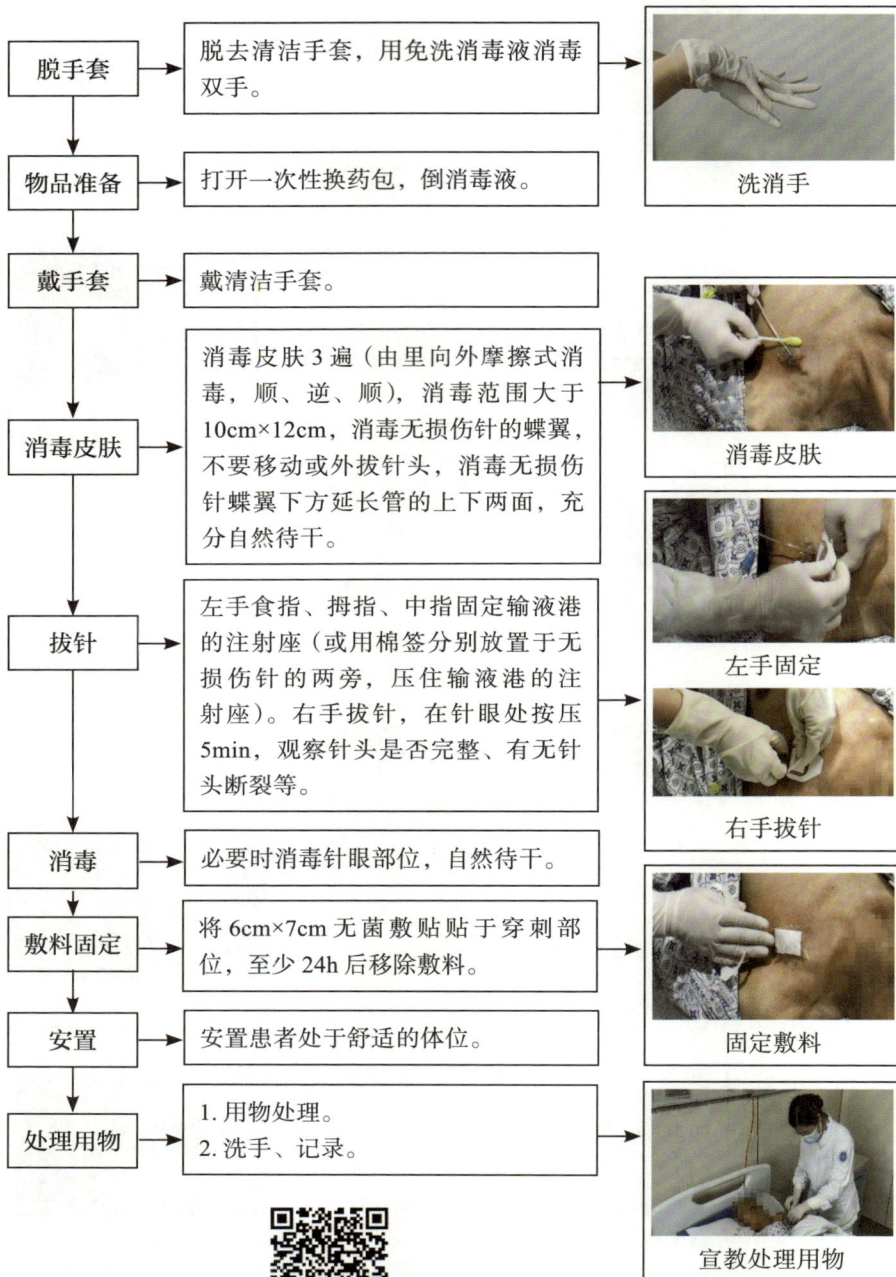

输液港维护二维码

二、输液港的拔除技术

（一）输液港拆港的适应证

1. 根据患者治疗完成的情况和意愿，如有必要可考虑取出输液港。

2. 存在输液港感染的情况时。

3. 存在导管血栓，经治疗后仍无法使用时。

（二）输液港拆港的流程

完善血常规、凝血功能和术前传染病（乙肝、梅毒、HIV）的检查，检查结果得是 1 周内的结果。

（三）输液港拆港的操作

1. 患者平卧于手术床，常规行数字减影血管造影（digital subtraction angiography，DSA）摄片，观察导管的完整性。

2. 常规进行港体区域的消毒、铺巾、局麻后。

3. 延原切口切开皮肤，在切开港体上方的皮肤时注意保护导管，切勿割断导管，小心剥离出输液港的接口处，先取出导管，再仔细剥离港体区，最后完成取出输液港和导管。

4. 取出后并行 DSA 摄片，检查输液港及导管的完整性，缝合伤口。

三、健康教育

1. 置入后的健康指导

（1）输液港置入术结束回病房后，观察患者的生命体征，注射座的植入处及穿刺处有无渗血、渗液及血肿，询问患者有无胸闷、肢体麻木和疼痛等不适，如有异常，请患者及时与医务人员联系。

（2）嘱患者 24h 内，对置港侧上肢减少活动，注意不要挤压、撞击注射座，保持注射座的植入部位及穿刺处的皮肤的干燥、清洁，避免注射座处受到过度摩擦。

（3）可为患者提供输液港置入患者手册，使其了解静脉输液港的基本知识、使用和维护步骤以及注意事项等，如有疑问，可随时咨询专业护士或医生。

（4）告知在患者用药结束、出院前，一定要拔除无损伤针，置港处未拆线前注意观察伤口的情况，每 3 天换药 1 次。置港处伤口愈合且拆线后方可洗澡，沐浴时对注射座的周围皮肤不可用力搓擦。

2. 出院后的健康指导

（1）出院后每 4 周进行 1 次导管维护，必须由经过专业培训的人员操作。

（2）若肩颈部及同侧上肢出现水肿或疼痛等症状，及时返院检查。每 3~6 个月复查 X 线胸片 1 次。

（3）注意保护和观察注射座周围皮肤的情况，保持皮肤清洁干燥，避免植入处皮肤受力摩擦，若出现红、肿、热、痛，则表明皮下有感染或渗漏，立即返院就诊。避免植入侧的上肢做剧烈的外展动作，如打篮球、打羽毛球、用搓板洗衣物、引体向上、托举哑铃等，如出现剧烈咳嗽，可能因为静脉血反流引起导管堵塞或异位，应及时返院检查。

（4）进行 CT 或 MRI 检查时不可使用高压注射泵注射造影剂或强行冲洗导管（耐高压静脉输液港除外）。钼靶 X 线摄片时，告知检查人员静脉输液港的置入部位，以免挤压注射座和导管，引起其损伤。维护时操作者随身携带患者手册，以便操作者了解静脉输液港的置入及使用。

3. 输液过程中重视患者的主诉

如出现以下情况，须及时处理。

（1）输液速度发生变化。

（2）穿刺部位有疼痛、烧灼、肿胀等不适，或潮湿、渗漏。

（3）敷料松动、破损等。在治疗间歇期，建议每 4 周维护 1 次 TIVAP。用于压力注射时，应使用耐高压 TIVAP 和无损伤针。压力注射时和注射后，应警惕导管破裂或异位的风险。根据年龄、受教育水平、文化因素等对患者及其照顾者提供个体化教育，内容主要包括 TIVAP 的类型、潜在的并发症识别和处理、日常活动的注意事项等。

4. 强调居家期间，当出现以下情况时需立即告知医务人员

（1）港体部位出现发红、肿胀、烧灼感、疼痛。

（2）不明原因的发热（体温超过 38℃）、寒战或低血压等。

（3）肩部、颈部及置管侧上肢出现肿胀或疼痛等不适。

第五节　中线导管

中线导管，又被称作中等长度导管（midline catheter，MC），采用聚氨酯或硅胶材质，长度为 20~30cm，经上肢的贵要静脉、肱静脉或头静脉穿

刺置管，导管尖端位于腋窝水平或肩下部，但是随着中线导管技术的不断发展，导管尖端位置延伸到腋静脉胸段甚至达到锁骨下静脉中段内，不到达中心静脉。中线导管可用于 1~4 周的输液治疗。中线导管具有血流感染率低，穿刺失败率低，不需 X 线定位，静脉炎、外渗发生率低，患者的满意度高，减少护士的工作量等优势。

一、置管评估

（一）中线导管置入的适应证

经外周静脉置入中等长度的导管宜用于中短期输液（1~4 周），主要用于输注抗生素、液体补充和外周静脉耐受性好的镇痛药与溶液。

（二）中线导管置入的禁忌证

有持续腐蚀性药物治疗；胃肠外营养；渗透压超过 900mOsm/L 的药物；用高压注射泵注射造影剂；肾功能 3 期以上，未来可能需要做动静脉瘘的患者；患者之前出现过上肢深静脉血栓；患者的血管直径不足以容纳中线导管。

（三）置管前的患者评估

评估内容包括：有无适合穿刺的血管；穿刺部位有无感染或损伤；置管侧肢体有无血管外科手术史、放射治疗史、静脉血栓形成史；有无接受乳腺癌根治术和腋下淋巴结清扫术；有无上腔静脉压迫综合征。

二、置入技术

1. 环境：环境整洁、温度适宜、光线充足。
2. 护士：衣帽（圆帽）整洁、洗手、戴口罩，必要时戴清洁手套。
3. 用物准备：皮肤消毒剂（选用 2% 葡萄糖酸氯已定乙醇溶液，年龄 <2 个月的婴儿慎用）、有效的碘溶度不低于 1% 的或 2% 碘伏溶液和 75% 酒精、消毒包、输液接头、无菌透明敷料、胶带、中线导管、1mL 注射器、20mL 注射器、2 份 10mL 生理盐水、1 份 1%~2% 利多卡因注射液、封管液、污物桶、利器盒、笔，检查无菌物品的有效期，以及 B 超仪、探头保护套、无菌耦合剂。

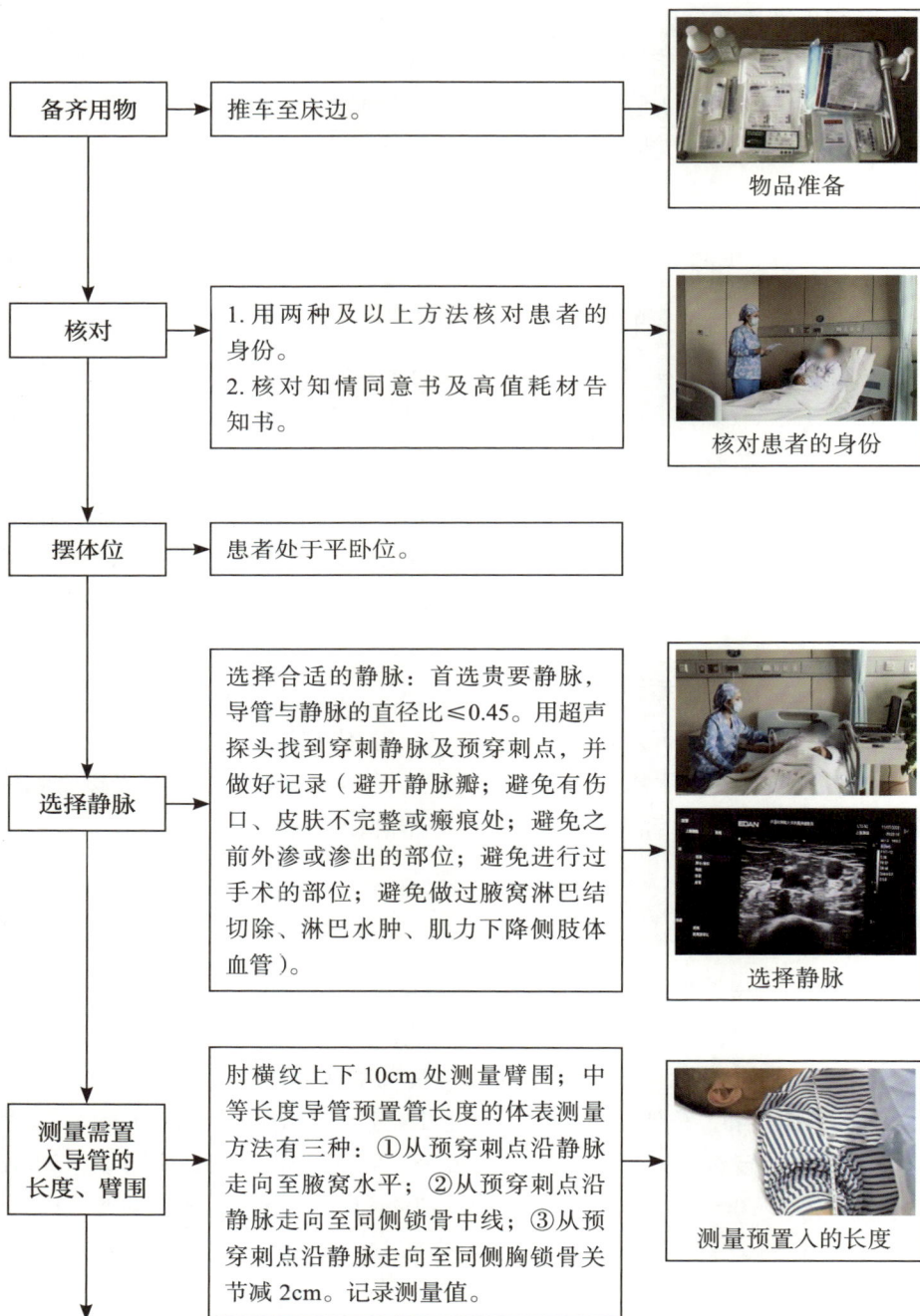

【操作流程】

备齐用物 →	推车至床边。	 物品准备
核对 →	1.用两种及以上方法核对患者的身份。 2.核对知情同意书及高值耗材告知书。	 核对患者的身份
摆体位 →	患者处于平卧位。	
选择静脉 →	选择合适的静脉：首选贵要静脉，导管与静脉的直径比≤0.45。用超声探头找到穿刺静脉及预穿刺点，并做好记录（避开静脉瓣；避免有伤口、皮肤不完整或瘢痕处；避免之前外渗或渗出的部位；避免进行过手术的部位；避免做过腋窝淋巴结切除、淋巴水肿、肌力下降侧肢体血管）。	 选择静脉
测量需置入导管的长度、臂围 →	肘横纹上下10cm处测量臂围；中等长度导管预置管长度的体表测量方法有三种：①从预穿刺点沿静脉走向至腋窝水平；②从预穿刺点沿静脉走向至同侧锁骨中线；③从预穿刺点沿静脉走向至同侧胸锁骨关节减2cm。记录测量值。	 测量预置入的长度

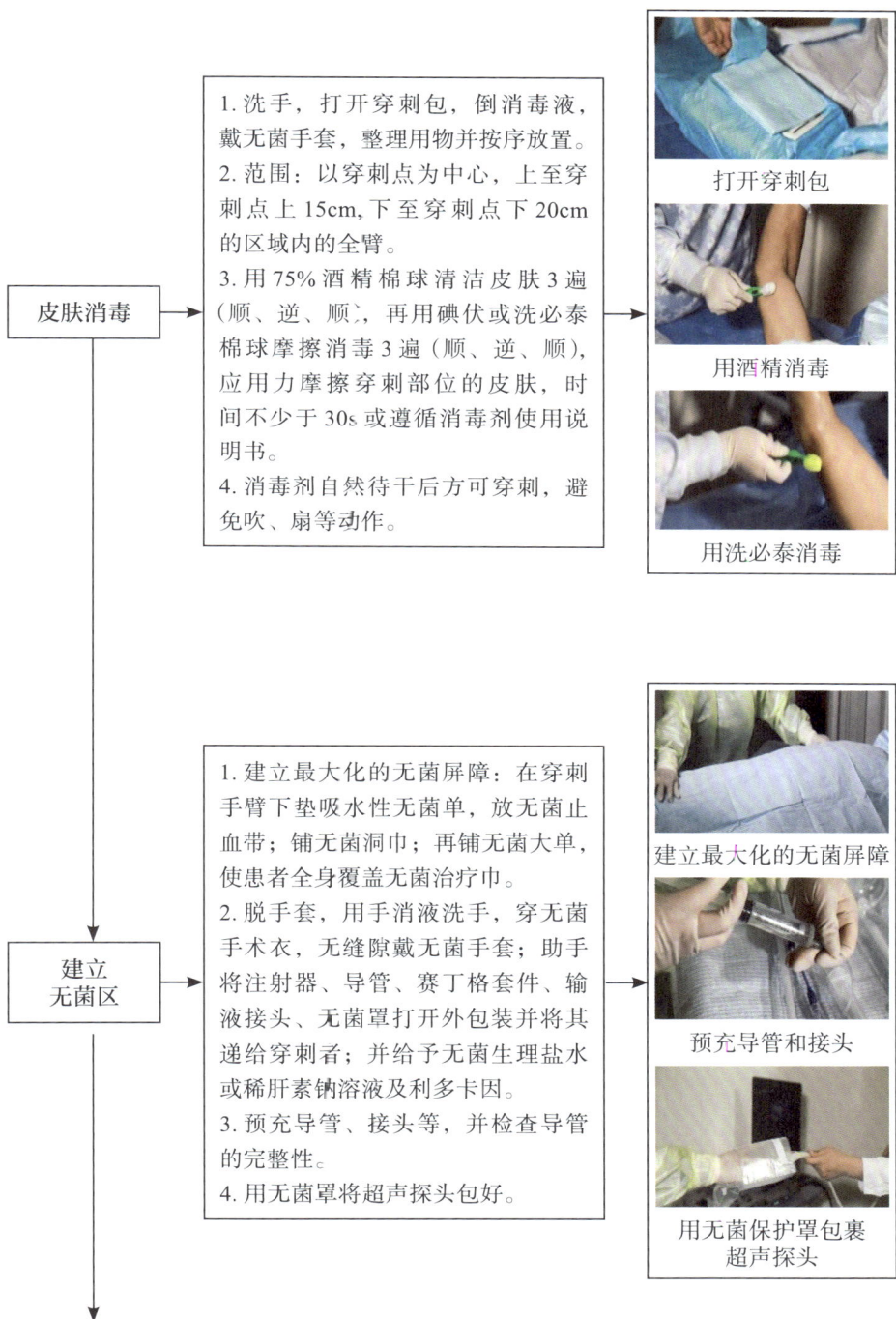

皮肤消毒

1.洗手，打开穿刺包，倒消毒液，戴无菌手套，整理用物并按序放置。
2.范围：以穿刺点为中心，上至穿刺点上15cm，下至穿刺点下20cm的区域内的全臂。
3.用75%酒精棉球清洁皮肤3遍（顺、逆、顺），再用碘伏或洗必泰棉球摩擦消毒3遍（顺、逆、顺），应用力摩擦穿刺部位的皮肤，时间不少于30s或遵循消毒剂使用说明书。
4.消毒剂自然待干后方可穿刺，避免吹、扇等动作。

打开穿刺包

用酒精消毒

用洗必泰消毒

建立
无菌区

1.建立最大化的无菌屏障：在穿刺手臂下垫吸水性无菌单，放无菌止血带；铺无菌洞巾；再铺无菌大单，使患者全身覆盖无菌治疗巾。
2.脱手套，用手消液洗手，穿无菌手术衣，无缝隙戴无菌手套；助手将注射器、导管、赛丁格套件、输液接头、无菌罩打开外包装并将其递给穿刺者；并给予无菌生理盐水或稀肝素钠溶液及利多卡因。
3.预充导管、接头等，并检查导管的完整性。
4.用无菌罩将超声探头包好。

建立最大化的无菌屏障

预充导管和接头

用无菌保护罩包裹
超声探头

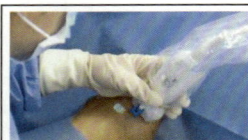
准备进针

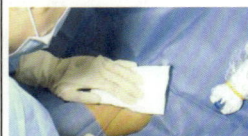
见回血，送导丝，撤穿刺针

1. 再次核对患者的身份。在穿刺点上方10cm处扎止血带，用探头探测血管，选择合适的静脉及穿刺点，并读取静脉的深度及直径。

2. 左手拿稳探头对准备选的血管，右手拿穿刺针穿刺，眼睛看显示屏，见针头进入血管有回血滴出时，移去探头，将赛丁格导丝送入穿刺针，松止血带，留导丝，撤穿刺针。

穿刺

3. 在穿刺点进行局部麻醉：皮下注射利多卡因。

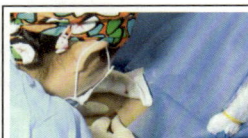
用利多卡因局麻

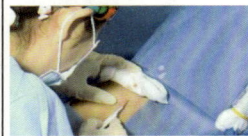
扩皮

4. 用手术刀在穿刺点处扩皮，沿导丝送入微插管鞘。

5. 左手按压插管鞘前端处的血管，右手同时撤出导丝及扩张器。

6. 自插管鞘处匀速、缓慢置入中长导管。

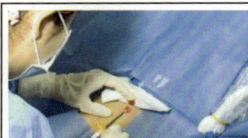
送微插管鞘

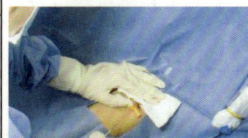
撤导丝及扩张器

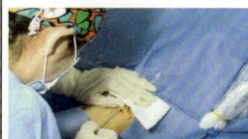
匀速缓慢送管

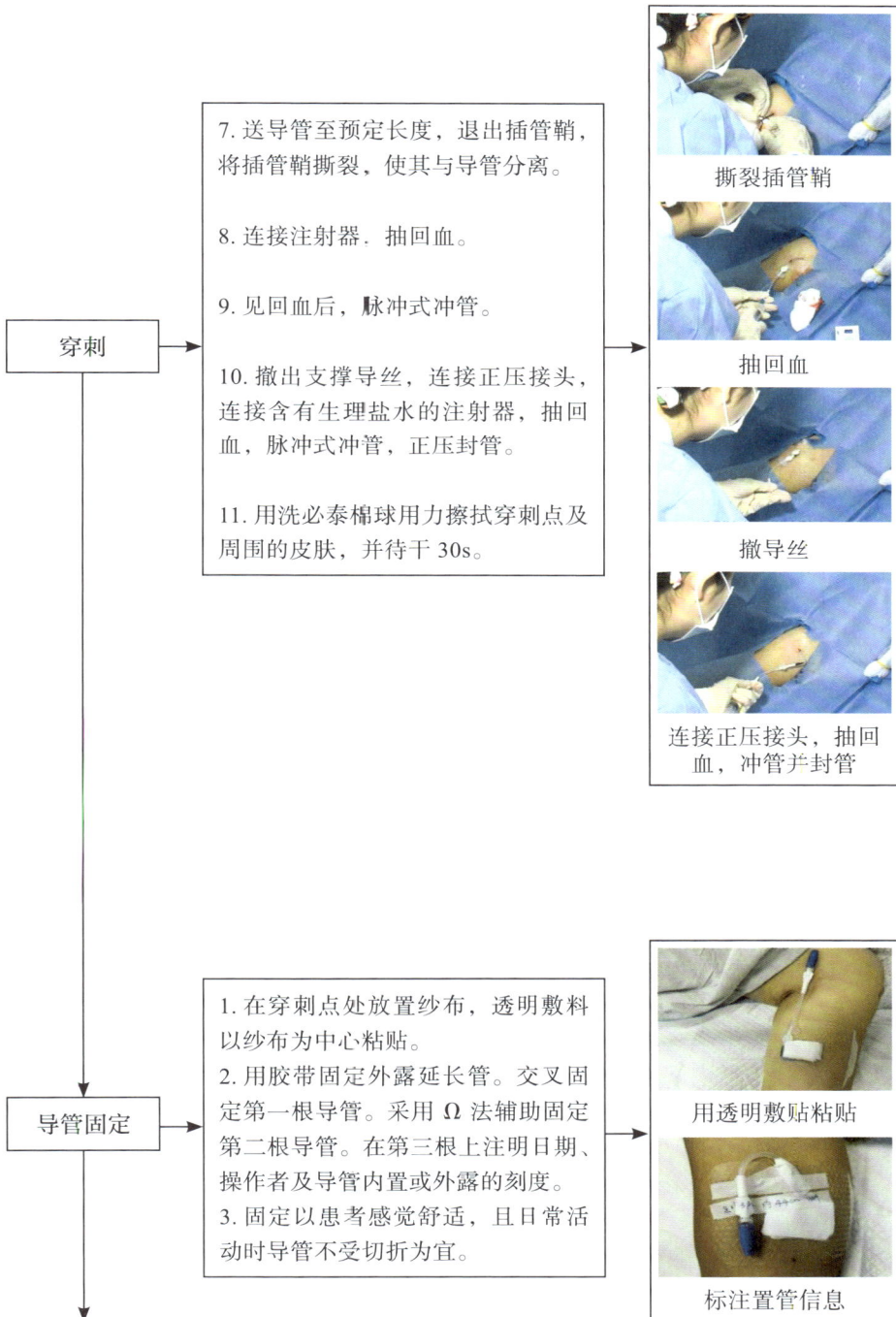

撕裂插管鞘

抽回血

撤导丝

连接正压接头，抽回血，冲管并封管

穿刺

7.送导管至预定长度，退出插管鞘，将插管鞘撕裂，使其与导管分离。

8.连接注射器，抽回血。

9.见回血后，脉冲式冲管。

10.撤出支撑导丝，连接正压接头，连接含有生理盐水的注射器，抽回血，脉冲式冲管，正压封管。

11.用洗必泰棉球用力擦拭穿刺点及周围的皮肤，并待干30s。

导管固定

1.在穿刺点处放置纱布，透明敷料以纱布为中心粘贴。
2.用胶带固定外露延长管。交叉固定第一根导管。采用 Ω 法辅助固定第二根导管。在第三根上注明日期、操作者及导管内置或外露的刻度。
3.固定以患者感觉舒适，且日常活动时导管不受切折为宜。

用透明敷贴粘贴

标注置管信息

111

操作后处理 →
1. 再次核对患者的身份。
2. 撤用物，安置患者穿好衣服，指导患者正确按压穿刺点 30min，防止出血。
3. 处理用物，脱手术衣、手套，洗手，脱口罩，宣教，记录。
4. 记录穿刺单、患者保管的维护手册等。

健康宣教 →
1. 置管后患者可以进行日常活动，如洗脸、刷牙、梳头、吃饭、穿脱衣服、洗碗、扫地、煮饭等。平时，手臂保持自然放松的状态，不要过于在意导管的存在。但要避免剧烈运动；不能提重物（大于 5kg）、抱小孩、做引体向上的动作、拉公交车的把手、用力去高处取物、拖地、长时间玩游戏等。
2. 保证导管固定处不潮湿进水，如需要淋浴，可用专业防护袖套或者用干毛巾加保鲜膜，边上用胶带密封等方法。如有贴膜潮湿，应马上消毒更换。
3. 每日要观察：贴膜固定是否妥当，有无卷边、浮起，导管有无回血，穿刺点局部有无渗血、渗液、红、肿、热、痛、脓液，置管的手臂有无肿胀疼痛，颈部有无肿胀或不适感；导管有无被折；贴膜处的皮肤有无红疹、水疱等异常情况；如有不适，及时报告护士。
4. 一般情况下，至少 7 天维护 1 次，只能提前，不能延后。如有贴膜卷边、浮起或不适，及时维护。

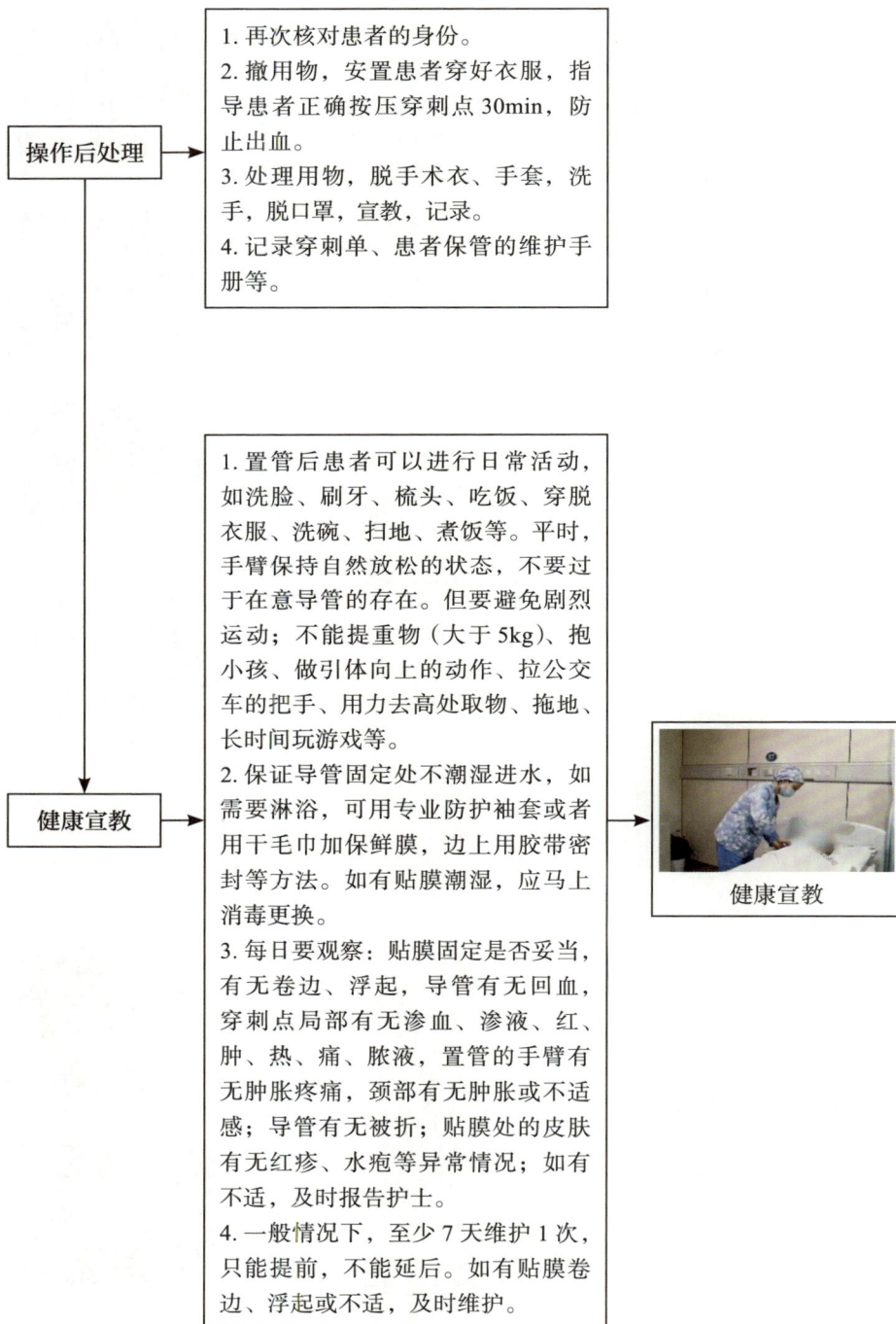

健康宣教

三、导管维护

（一）维护目的

确保穿刺点的无菌状态；预防导管相关性血流感染；确保导管通畅，维持导管的正常功能；体现护理的专业价值，提升医院的社会效益。

（二）维护流程

具体流程见 PICC 维护的内容。

四、拔管技术

（一）拔管的适应证

1. 导管使用结束。

2. 导管不适合临床应用的需求。

3. 严重的皮炎伴有穿刺点感染、导管相关性血流感染。

4. 堵管经处理后无法再通。

5. 机械性损伤。由机械性损伤导致的导管拔除的情况如下：①不能直接修复的导管体外部分破裂；②导管在体内的部分破裂。

6. 静脉血栓形成相关的导管功能障碍。在导管相关静脉血栓形成的情况中，引起高度重视的是严禁在血栓形成的早期（少于 72h）拔除导管，此时只有在绝对必要的情况下才能拔管（例如，怀疑发生导管相关性血流感染或者抗凝治疗后症状持续或加重）。在拔管之前，应该通过超声和（或）其他影像检查来评估是否存在易脱落的新鲜血栓。最好的情况是已纤维化的血栓黏附在血管壁上——超声下显示为低回声。切勿盲目拔管，导管的拔除并不会加速血栓的分解，在大多数的情况下，虽然有血栓形成，但导管功能良好，仍可以安全地使用。

7. 成纤维细胞鞘或其他原因引起的导管功能障碍。

（二）中线导管拔管的操作

在临床上怀疑有血栓形成（水肿、手臂疼痛）时，拔管前必须进行超声检查。患者取平卧位或坐立位，置管侧上肢与躯干呈 90°，上肢放松，进行常规消毒 2 遍后，护士戴清洁手套并持导管体外段缓慢外拔，以每次外拉 5cm 匀速拔除导管。如有阻力，切忌使用暴力，不使用锐器协助拔管，以免导管断裂。导管剩余 5cm 时指导患者吸气后屏气，拔除后立即以敷料封闭置管口，并指导患者正确的按压方式，向患者或其家属出示完整的导管，并做好拔管的宣教与记录。在置管口按压 15min，观察半小时无不适主诉后方可离院。聚氨酯导管具有较强的耐久性，不易断裂，拔除硅胶导管时必须注意，若受到过度的牵拉，则易破损断裂。

五、患者教育

1. 置管前对患者进行健康教育：护理人员在患者入院后向患者及其家属进行多形式的宣教，介绍中线导管置管的必要性、操作过程、置管后可能发生的并发症及置管期间的注意事项，取得患者及其家属的配合及信任感。

2. 置管前对患者进行心理护理：注意观察患者的心理状态，如患者出现明显的焦虑、抑郁等负面情绪，应及时进行疏导，查找负面情绪出现的根源，并进行针对性的心理护理，改善患者的情绪。

3. 置管后对患者进行健康教育。

（1）置管后患者可以进行日常活动，如洗脸、刷牙、梳头、吃饭、穿脱衣服、洗碗、扫地、煮饭等日常活动。平时，手臂保持自然放松的状态，不要过于在意导管的存在。但要避免剧烈运动，不能提重物（大于 5kg）、抱小孩、做引体向上的动作、拉公交车的把手、用力去高处取物、拖地、长时间玩游戏等。

（2）保证导管固定处不潮湿、进水。如需要淋浴，可用专业防护袖套或者用干毛巾加保鲜膜，边上用胶带密封等方法。如有贴膜潮湿，应马上去消毒更换。

（3）每日观察：贴膜固定是否妥当，有无卷边、浮起；导管有无回血；穿刺点局部有无渗血、渗液、红、肿、热、痛、脓液；置管的手臂有无肿胀疼痛；颈部有无肿胀或不适感；导管有无被折；贴膜处的皮肤有无红疹、水疱等异常情况。如有不适，及时报告护士。

（4）一般情况下，至少 7 天维护 1 次。如有贴膜卷边、浮起或不适，及时维护。

第四章
置管操作技术的风险防范及处理

第一节　外周穿刺置管技术的风险防范及处理

（一）置管困难

【临床表现】

留置针软管推入血管内有阻力，不能顺利进入血管，患者主诉感到疼痛。

【处理方法】

穿刺前需仔细评估患者的置管需求、血管条件及护士的技术水平，可利用重力的原理将肢体放在低于心脏的位置数分钟，让患者反复握拳、轻轻向下摩擦血管等方法帮助血管扩张，也可局部热敷以促进血管扩张，有效提高穿刺成功率。对于静脉穿刺困难的患者，可以使用血管可视化技术，例如近红外线、超声检查等，以提高穿刺成功率或更换血管通路的装置。

（二）留置针破裂

【临床表现】

留置针破裂是指在穿刺过程中，被留置在体内的针头破裂或折断。患者可能出现局部疼痛或者刺痛感。

【处理方法】

穿刺前应检查留置针的针体及前端软管的完整性，存在问题后及时更换。在留置针穿刺的过程中，如发现留置针的软管破裂，或者留置期间怀疑有留置针软管破裂，应及时拔除，并检查留置针软管的完整性，避免前端软管断于患者的体内。

（三）留置针断管

【临床表现】

留置针断管是指在穿刺操作的过程中，因各种原因发生留置针前端软管断裂。

【处理方法】

应判断是部分断裂还是完全断裂。如果为部分断裂，应立即通知主管医生，在留置针软管前端手臂下扎止血带，然后拔管，拔管后检查软管是否完整；如果为完全断裂，则应立即请介入科医生会诊，行留置针断管取出术。

第二节　中心静脉置管技术的风险防范及处理

（一）导丝送入不畅

【临床表现】

导丝送入的过程有阻力，不能顺利进入血管内，原因为穿刺针未突破静脉内膜或穿刺针抵住静脉壁，或穿刺针已穿透静脉至静脉以外。

【处理方法】

穿刺时探头应做微调，确保针尖被探头捕捉，在静脉被穿刺后呈现一凹点时用力突破内膜。送寻丝前将导丝拉出 10cm 左右，前一段导丝为试探性一次性进入。如遇阻力时不可用暴力送导丝，可以放低穿刺针，调整角度后再送导丝。无法进入时，再次查看针尖是否进入静脉。如针尖已抵住静脉壁或穿透静脉，尝试在 B 超下微撤针尖，回血速度加快时，立即尝试送导丝。可以在穿刺前用毛巾热敷所选择的血管或可将止血带稍下移。

（二）微插管鞘送入困难

微插管鞘插入皮肤时有阻力，顺着血管方向无法将微插管鞘透过表皮送入血管内，从而建立送管支撑的通道。原因主要有：表皮扩张不够充分；微插管鞘不够光滑或有破损；送鞘方式不对等。

【处理方法】

查看微插管鞘是否有破损，有破损时立即更换。根据静脉汇入的方向，尝试调整送鞘的角度。不行的话，则再次行 B 超探查微插管鞘是否在静脉内，切忌强行或者暴力送鞘，以免造成血管损伤。

（三）送管不畅

【临床表现】

将导管送入血管的过程中发生反弹，或者无法递送入血管中，导管在表皮下打圈。导管能送入预定的刻度，但是无回血。有些患者表现为送管过程中由于血管痉挛而有紧致感。

【处理方法】

如在送管 10cm 以内不畅，考虑微插管鞘抵住静脉壁，适当后退微插管鞘，再次尝试送管；也应考虑到肥胖患者或皮下隧道的患者的鞘的长度不够，从而导致未进入静脉，在 B 超下查看，如是，则重新穿刺。如果在导管余 10cm 位置送管困难，可以改变患者上肢与躯干之间的角度，外展上肢位或内收上肢。如遇静脉瓣丰富的血管，可以略后撤导管，边推注生理盐水边送管。此外，还有更换塞丁格导丝送管法、用力咳嗽法。如遇静脉痉挛，可以热敷或按摩上段静脉，与患者交谈以分散其注意力。

（四）误穿动脉

【临床表现】

穿刺入血管后，血液呈鲜红色，或者微插管鞘退出后，血液喷溅而出，超声探查后显示在动脉内。

【处理方法】

一旦发生，应立即拔针。用手指按压穿刺部位 5~10min，然后检查出血情况。如患者有凝血困难，延长按压时间。置管后局部予以冰敷处理。

（五）误伤神经

【临床表现】

患者在穿刺过程中有触电样感觉或手指发麻等异常感觉。

【处理方法】

立即撤出针头，更换角度后重新穿刺。重新穿刺时超声再次进行仔细探查，尽量避开神经而行穿刺进针。若正上方垂直进针时，无法完全避开，可考虑斜向进针。穿刺进入血管前，再三询问患者是否有手指麻木等情况，确定无麻木反应后再穿刺进入血管。

（六）导管异位颈内静脉

【临床表现】

推注生理盐水时，患者主诉颈部有冲水感，超声探查颈内静脉内有导管尖端影像的显示，同时推注生理盐水能见到水花样的表现。

【处理方法】

送管余 10cm 时，嘱患者转头至置管侧的肩部，脸颊尽量贴近锁骨；转头调整失败时则撤导丝 3~5cm，上臂内收，缓慢送管。采用深吸气送管法，交谈或笑话放松法来分散患者的注意力，诱导患者笑或讲话；抬高床头坐位送管。如上述方法均不能成功，查看患者的增强 CT 片，考虑是否从对侧置管或在 X 线透视下行复位。

（七）心律失常

【临床表现】

心律失常系导管尖端位置过深或者患者对生理盐水推注后引发迷走神经反射所致，表现为心跳加速，心电监护显示波形异常改变，患者主诉胸闷、气促、盗汗等。

【处理方法】

置管前应准确测量长度，避免置入过长，一旦发生，退出导管少许即可。若患者仍有胸闷、气促等不适，可给予吸氧，做好患者的心理护理，缓解其紧张的情绪。

（八）出　血

【临床表现】

穿刺点出血不止。

【预防】

1. 穿刺前正确评估患者的凝血功能指标及血小板的状况，观察患者有无明显的出血体征。

2. 评估患者有无血管手术史、有无使用抗凝药物。

3. 穿刺时注意扩皮手法，建议采取钝性扩皮。

4. 避免直接穿刺血管，建议穿刺针先行皮下隧道后再进入血管。

【处理方法】

1. 穿刺后立即压迫穿刺点。

2. 在穿刺点使用止血药物，如明胶海绵、凝血酶粉。

3. 必要时采取弹力绷带加压包扎。

（九）气　胸

【临床表现】

置管过程中患者主诉胸闷、呼吸不畅、氧饱和度下降的情况。

【预防措施】

1. 深静脉置管前对患者进行充分的评估，选择合适的穿刺部位。颈部放疗后肌肉、血管纤维化，颈部外伤瘢痕、肺气肿、锁骨畸形、颈部淋巴结肿大或转移、上腔静脉综合征等都是锁骨下、颈内深静脉穿刺置管的禁忌证，切忌盲目开始穿刺。

2. 深静脉穿刺置管前对患者进行充分的健康教育并签订告知书，告知患者要配合的注意事项，同时降低患者的紧张程度。

3. 穿刺过程中，嘱患者勿咳嗽或者随意移动身体，防止导丝针尖误入颈动脉或者碰触其他组织。切忌穿刺的深度过大、针尖进入过深，以及暴力送导丝。

【处理方法】

1. 深静脉置管过程中注意观察患者的生命体征变化，并关注患者的主诉。一旦患者主诉胸闷、呼吸不畅、氧饱和度下降的情况，立即停止穿刺置管，立即为患者吸氧，并呼叫医生、护士进行抢救。

2. 进行 X 线检查以及血气分析，评估气胸的严重程度，请胸外科医生会诊，行穿刺抽气或胸腔闭式引流。密切观察患者的生命体征的变化。

3. 将处理情况及结果在电子病历系统进行护理记录，在医嘱系统进行并发症登记。

第五章
置管后并发症的预防和处理

第一节　静脉炎与渗出

一、静脉炎

当患者的穿刺部位及留置导管沿静脉走行出现疼痛、触痛、发红、发热、肿胀、硬结、脓性渗液或者可触及条索状静脉，应考虑静脉炎。

（一）原因分析

1. 化学性风险因素。高渗溶液：药液中葡萄糖的含量 >10% 或渗透压较高（>900mOsm/L）；刺激性较大的药液：例如氯化钾、异丙嗪、胺碘酮和部分抗生素；不同种类的微粒物质；导管置入前消毒液待干不充分。

2. 机械性风险因素。导管相对血管腔的直径过大；导管固定不良或因关节活动而导致导管移动；多次穿刺尝试；导管的材质及硬度。

3. 细菌性风险因素。紧急情况下置入血管通路装置；无菌操作不严格；移动导管，从而将皮肤表面的微生物带入穿刺部位。此外，其他相关风险因素包括基础疾病（如糖尿病、感染、癌症及免疫性疾病），血栓高风险，静脉血管状态差，女性，下肢穿刺（除婴儿外），年龄 >60 岁等。

（二）临床表现

美国静脉输液护理实践标准静脉炎分级如下。

0 级：没有症状。

1级：输液部位发红，伴有或不伴有疼痛。

2级：输液部位疼痛伴发红肿或水肿。

3级：输液部位疼痛伴发红肿或水肿，条索样物形成，可摸到条索样静脉。

4级：输液部位疼痛伴发红肿或水肿，条索样物形成，可触及静脉条索样物的长度 >2.5cm，有脓液流出。

（三）预防、治疗与护理

1. 预防

（1）规范评估和正确识别静脉炎的风险因素，可有效预防静脉炎的发生。

（2）根据患者的自身因素、治疗类型和风险因素，合理选择血管通路装置。

正确识别和有效应对静脉炎的风险因素可预防各类静脉炎的发生，包括：①化学性静脉炎。对易引起化学性静脉炎的输注药物，建议综合考虑输液时长和预期的治疗持续时间，选择中心血管通路装置；置管之前消毒液充分待干。②机械性静脉炎。满足治疗需要的前提下，选用最小规格的导管；使用固定装置来固定导管或使用夹板限制关节活动，以减少导管在穿刺部位的移动；选择聚氨酯材质的导管，有利于进针时导管与血管平行；避免在弯曲部位置入导管，如肘窝区域。③细菌性静脉炎。在导管置入、给药／输液的过程中严格遵守无菌原则；在紧急的条件下对置入的导管应做好标记，以便及时移除并根据需要重新置管；成年人优先选择上肢穿刺，幼儿可选择上肢、下肢和头皮静脉（新生儿或婴儿）穿刺。相关研究及已发布的指南指出，应根据患者的自身因素、治疗类型和风险因素，合理选择血管通路装置。此外，血管通路装置的选择还有很多因素要考虑，如输液的预期时间、输液的类型和数量、静脉导管的位置、导管的大小、患者静脉的状况、患者的偏好等。

2. 治疗与护理

（1）发生静脉炎时，应分析确定静脉炎发生的原因，针对不同的原因采取适合的干预措施。

（2）结合患者的实际情况，根据导管类型，确定是否需要拔除导管。

（3）应给予患肢抬高，必要时遵医嘱止痛或其他的干预措施，以减轻静脉炎的相关不适。

若发生静脉炎，应确定静脉炎的原因并根据导管的类型确定是否需要拔除。一旦发生静脉炎，应立即拔除外周短导管。中心静脉导管应根据实际情况予以相应的处理或拔除导管。除透析导管外，不应在穿刺部位使用外用抗生素软膏或乳膏，避免引起真菌感染和耐药性的风险。不应仅因发热而拔除导管，应采用临床思维判断有无其他感染或发热的非感染性原因。为了减轻静脉炎的相关不适，应给予患肢抬高，必要时遵医嘱止痛或其他的干预措施。相关的研究证实，多磺酸黏多糖乳膏、中药制剂、各种类型的湿性敷料（如水胶体敷料），可提高静脉炎的治愈率。

二、渗　出

在静脉输液的过程中，发现或患者主诉在穿刺部位及周围、导管尖端或整个静脉通路出现任何类型的肿胀、感觉异常（发凉感、麻木感等）、疼痛、灼烧感等症状，应考虑渗出或外渗的发生。

（一）原因分析

输注 pH<5 或 pH>9、高渗透压、发疱剂或刺激性药物与高压注射、高速注射等特殊的给药方式及操作者的技术不熟练、导管固定不当或不牢、穿刺工具和留置部位选择不当等导致导管脱出，从而导致渗出或外渗的发生。此外，年龄 >60 岁的老年人和 <10 岁的儿童、精神状态或认知能力发生改变的患者、沟通障碍的患者，因感知延迟或无法表达，增加了渗出或外渗的风险。糖尿病、淋巴水肿、系统性红斑狼疮等血管通透性高或血管脆性增大的疾病，也使发生渗出或外渗的风险升高。因此，高输注量、高渗透压、静脉条件差、药物 pH、输注时间长、输注速度快、固定不良、年龄及疾病状态等是渗出或外渗的高风险因素。

（二）临床表现

美国的静脉输液护理实践标准渗出分级如下。

0 级：没有症状。

1 级：皮肤发白，水肿范围的最大直径 <2.5cm，有 / 无疼痛。

2 级：皮肤发白，水肿范围的最大直径为 2.5~15cm，皮肤发凉，有 / 无疼痛。

3级：皮肤发白，半透明状，水肿范围的最大直径 >15cm，皮肤发凉。中度疼痛，可能有麻木感。

4级：皮肤发白，半透明状，皮肤绷紧，有渗出，皮肤变色，有瘀斑、肿胀，水肿范围的最大直径 >15cm，可有凹陷性水肿、循环障碍、中重度疼痛。

（三）预防、治疗与护理

1. 预防

（1）规范评估和教育培训可降低患者发生渗出或外渗的风险。

（2）选择合适的静脉导管和留置部位可有效减少患者渗出或外渗的发生。

每次输液前后应对外周和中心血管装置的穿刺部位进行评估，并对患者和照顾者进行健康教育，包括有关渗出或外渗的发生症状、应采取的处理措施以及随访。2016 年版美国的输液治疗实践标准建议静脉导管的评估频率：对于中心静脉通路装置及中等长度的导管应至少每天评估 1 次；对于外周静脉短导管应至少 4h 检查 1 次；对于危重症 / 镇静患者或有认知障碍的患者应 1~2h 检查 1 次；输注腐蚀性药物时检查频率应更高。同时，也推荐采用冲管和抽回血的方法来检测导管的功能，经外周静脉导管（peripheral venous catheter，PVC）输注药物前宜通过输入 0.9% 氯化钠溶液来确定导管在静脉内；经外周静脉置入中心静脉导管、CVC、输液港输注药物前，宜通过回抽血液来确定导管在静脉内。如果发疱剂通过 PVC 给药时，静脉推注 2~5mL 药液时或每输注 5~10min 时，宜评估并确认静脉回血，总输注时间不超过 1h。护士通过置管前评估患者的血管状况来选择最佳的静脉、静脉导管，插入前选择合适的静脉位置，是有效降低患者渗出或外渗的发生风险的措施。通常与渗出或外渗有关的外周部位是手部、腕部、足部、踝关节和肘窝。进行化疗的工作人员均应接受风险鉴定、外渗预防和管理等培训，告知患者外渗的风险并指导其报告注射部位的任何疼痛、灼热或感觉变化。对护理人员进行渗出及外渗预防和处理知识的培训，可有效降低患者渗出或外渗的发生率。

2. 治疗与护理

发生渗出或外渗后，应持续对局部组织皮肤的状况、活动度、感觉和肢端血运情况等进行评估与观察，监测治疗效果。通常情况下，渗出或外渗发生 1h 内应每 15min 评估 1 次，渗出或外渗 24h 内应每小时评估 1 次，渗出或外渗 24h 后，每班次交接时评估 1 次，直至治愈。评估渗出或外渗的症状和体征的方法主要包括观察、触压、冲管阻力、抽回血以及倾听患者主诉。

（1）应立即停止在原通路输液，保留导管，尽量回抽外渗药物，抬高患侧肢体，测量标记渗出或外渗的范围，观察和记录皮肤的完整性、疼痛水平、感觉和肢体的运动功能。

（2）可依据药物性质和组织的损伤程度，给予药膏涂抹或外敷、冷敷、热敷、封闭治疗和外科手术治疗。

（3）对于外渗引起的直径 >0.5cm 的水泡，宜在无菌技术操作下抽出疱液，用无菌敷料包扎；对于新生水泡，待水泡皮肤张力降低后再行处理。

发生药物渗出或外渗后的处理流程包括：立即停止输液，断开输液管道，保留导管；尝试用注射器从导管中抽吸残留的溶液及药物（造影剂外渗时不建议抽吸）；拔除导管；评估渗出液量、渗出或外渗的等级及患者的情况，标记外渗部位；抬高患肢；通知医生及减轻疼痛等。多数抗肿瘤药物发生外渗的最初都可以通过非药物干预来恰当地控制。在药物外渗后 24~48h 内，建议依据药物性质选择干热敷或冷敷，冷敷温度 4~6℃，热敷温度 40~60℃；儿童患者的热敷温度不超过 42℃，每天 3~4 次，每次 15~20min，外敷面积大于渗出面积。蒽环类、表柔比星等抗肿瘤药物发生外渗时应选择冷敷，草酸铂类、长春花碱类抗肿瘤药物发生外渗时应选择热敷。遵医嘱使用治疗性敷料外敷或局部药物涂抹，外敷面积大于渗出面积时限制外渗范围，防止发生组织坏死。对于外渗到组织中的药液，建议使用适当的解毒剂，可围绕外渗部位进行环形局部封闭或静脉注射。若无明确的解毒剂时，可在 1h 内使用盐水冲洗技术作为解毒剂的替代疗法。透明质酸酶与干热敷法具有协同作用，多用于长春花碱类和紫杉烷类药物的解毒剂。其使用剂量与外渗范围、药物性质和人群有关。对于婴儿外渗及小范围外渗，用 15U；对于化疗药物外渗和较大范围的外渗，用 150U，于发生外渗 1h 内使用。蒽环类药物发生外渗，于 6h 内对侧肢开始输注右丙亚胺，连续静脉输注 3d，输注前 15min 应停止冷敷；或用棉签或纱布将二甲亚砜 1~2mL 涂抹在外渗皮肤的表面，涂抹面积应大于外渗面积的 2 倍。自然风干，每次间隔 4~8h，持续 7~14d。硫代硫酸钠可用于钙剂和顺铂等药物大量外渗的处理，每 100mg 顺铂外渗时使用 2mL 硫代硫酸钠混合液皮下注射。血管升压药外渗时首选酚妥拉明，5~10mg 酚妥拉明与 5mL 0.9% 氯化钠溶液局部环形封闭；或者使用 2% 外用硝酸甘油外敷在外渗部位上 2~3cm 的区域，根据临床表现每 8 小时重复 1 次。严重的外渗或保守治疗后效果不佳或出现组织坏死、慢性溃疡，可进行清创治疗、负压创面治疗、皮瓣置入术等外科手术治疗。外渗后发生组织坏死，应立即清除坏死组织，每 2 天进行 1 次清创，持续到获得健康的组织。清创后，3% 硼酸溶液适用于所有的开放性伤口以改善肉芽组织的形成。对于暴露于重要结构皮下组织的药物外渗创面，宜进行皮瓣重建术。另外，采用湿性愈合的方法配合外科清创，也可以获得较好的效果。根据创面的不同时期，选择恰当的湿性敷料，创面在湿润环境中能加快表皮细胞的迁移速度，无结痂形成，促进伤口愈合。放射性药物发生外渗是较为常见的，标记性化合物的外渗一般不需特殊干预，但其他诊断性放射药物导致严重的软组织损伤时考虑手术干预。对于渗出或外渗引起的直径超过 0.5cm 的水疱，建议在水疱张力降低时无菌操作下将疱液抽吸干净，之后使用地塞米松湿纱布加压包扎，也可联合使用水胶体敷料。CVC 外渗后，药物通常积聚在纵隔、胸膜、胸部或颈部的皮下区域，最常见的症状是急性胸痛，可结合胸部 CT 扫描等影像学技术进行诊断。外渗的处理措施包括通过停止输液和尽可能回抽外渗药液，可使用抗生素、静脉注射糖皮质激素、镇痛药和其他方法来控制由外渗引起的纵隔炎或胸膜炎引起的症状。

第二节　导管相关性静脉血栓

导管相关性静脉血栓是指穿刺或导管机械性损伤血管内膜和患者的自身状态等，使导管所在的血管或导管外壁形成血栓凝块。

一、原因分析

1. 导管因素

导管因素有导管尖端位置改变（继发性移位）。若导管尖端位置不在上腔静脉或异位于腋静脉、锁骨下静脉、颈内静脉等，可增加血栓的发生率。导管的直径越大，血管管径与导管管径过于接近，可使血栓的发生率增加。导管的不同材质，对血管内皮细胞产生机械性刺激，也可诱发血栓的发生。

2. 患者的自身因素

患者的自身因素包括：年龄 ≥60 岁，活动能力，与高凝状态相关的慢性疾病（如癌症、糖尿病、慢性阻塞性肺疾病、肥胖、炎症性肠病等）；患者有深静脉血栓发生史以及肺栓塞史；治疗过程中出现脱水、休克等状况；穿刺侧肢体活动过少，或者有偏瘫／制动等情况，导致血流淤滞；患者接受放射治疗，放疗导致组织黏膜及血管内皮受损，血流速度减慢，导致血栓形成。

3. 操作者的因素

操作者的因素包括：静脉穿刺侧选择不合理，未避开肌力差或活动少的侧肢体；穿刺静脉选择不合理，头静脉置管的血栓发生率增高；操作不熟练，反复多次穿刺，损伤血管为皮，促使血栓形成；送管过程中速度太快或者暴力送管，导致血管内皮受损，促使血栓形成；维护过程中，冲封管手法不正确也可增加血栓的发生率。

4. 药物因素

药物因素包括：输注血制品、高渗性溶液、偏酸或者偏碱性液体；因治疗需要，使用糖皮质激素、骨髓刺激药物等；抗肿瘤药物的使用可引起血管纤维化和血管内皮的损伤。

二、临床表现

部分导管相关性静脉血栓无主观症状及客观体征，还可能出现置管侧肢体、颈部、肩部、胸部和（或）颜面部水肿症状或体征，伴或不伴浅静脉、头臂静脉（也称无名静脉）及上、下腔静脉血栓的形成，伴或不伴受累部位疼痛、皮温升高、浅表静脉显露、颈部或肢体运动障碍、肢体红斑或麻木感等表现。

三、诊　断

1. 彩色多普勒超声检查：通过血管内血流信号的改变，可判断是否发生血栓及血栓的大小。

2. 血管造影：是深静脉血栓诊断的"金标准"。

3. CT 和 MRI 等影像学检查均可确诊血栓。

4. D-二聚体：是纤维蛋白的降解产物，敏感性高，特异性低；可以在一定的程度上协助判断血栓的活跃程度，动态监测的意义更大，不能预测血栓的发生。发生急性深静脉血栓、肺血栓栓塞症时，D-二聚体异常增高；急性心梗、重症感染、脑出血、恶性肿瘤、肿瘤的病情进展、手术等均可导致其升高。

四、预防、治疗与护理

1. 预防

（1）可采取物理预防措施来减少血栓形成，在条件允许时，鼓励使用非药物措施来预防血栓。

（2）穿刺和维护时应严格遵守无菌操作的原则，减少中心静脉置管感染的概率。

（3）在进行 PICC 置管及 PORT 置入时，推荐在 B 超引导下联合改良赛丁格技术进行穿刺。

根据留置导管患者的相关情况、诊疗的相关情况及血液生化指标等方面，对患者发生导管相关性静脉血栓风险进行全面评估，以便采取适合的干预措施，预防导管相关性静脉血栓的发生。对置管患者应进行宣教，鼓励患者置入导管的肢体进行早期活动，可进行正常的日常活动和轻微的肢体锻炼以及补充足够的水分。经历过感染的患者易发生血栓。置管前推荐使用 B 超对预穿刺血管进行评估，依据血管条件选择合适的导管类型及型号。超声引导下置管，可提高一次性穿刺的成功率，避免反复穿刺，减少静脉内膜的损伤。推荐 B 超联合改良赛丁格技术进行置管，以降低静脉血栓的发生率。

2. 治疗与护理

（1）非特异性治疗：抬高患肢，避免在患肢上输液（溶栓除外）、注射、测血压；每天测量臂围，观察皮肤的颜色、温度、感觉及桡动脉搏动；遵医嘱，局部可使用一些减轻水肿的药物，不建议热敷、按摩，上肢导管相关性静脉血栓无须常规制动。

（2）抗凝治疗：遵医嘱使用，注意药物的不良反应。禁忌证：危及生命的活动性出血、严重的凝血功能或血小板功能障碍、未控制的严重的高血压、1 天内富血供脏器和（或）封闭空间内的有创操作。常用的低分子肝素 80IU/kg 皮下注射 q12h（4000~5000IU），血小板（50~80）×10⁹/L 减量抗凝 q12h 改 qd，血小板 <50×10⁹/L 时应停止抗凝。拔管者抗凝至拔管后 3~6 个月，未拔管者抗凝至拔管后至少 1 个月。出院后可改用新型抗凝药，如利伐

沙班（拜瑞妥）口服。低分子量肝素、新型口服抗凝药的药效明确，代谢时间快，安全性高。不建议使用其他药物（特别是阿司匹林）替代抗凝治疗，或自行减量及缩短疗程。

（3）溶栓治疗：绝大多数的导管相关性血栓不需要溶栓，对于合适的患者可以选用药物溶栓、机械溶栓。药物溶栓常用尿激酶，遵医嘱规范使用。机械溶栓目前常用腔静脉滤器，因经济成本高、需行 2 次手术治疗（术后 2~3 周需行取出术）、并发症的风险高，一般不首选。①溶栓禁忌证：包括抗凝禁忌，以及 2 周内手术、分娩、器官活检、严重的创伤、心肺复苏术后或不能压迫部位的血管穿刺、2 个月内缺血性脑卒中、10 天内胃肠道出血、1 个月内神经外科或眼科手术、妊娠、糖尿病出血性视网膜病。②溶栓治疗的指征：症状严重，血栓累及锁骨下及其近端；病程 <14 天；一般情况良好，预期寿命 >1 年，出血风险小。

（4）掌握拔管时机。如合并抗凝禁忌、导管已失去功能、治疗不再需要、合并导管相关性感染、规范抗凝后症状仍持续加重者，应及时拔除导管。拔管时需警惕肺栓塞的发生。多数 CRT 导致的血栓脱落发生在拔管时，避免在血栓症状急性期拔管。通常应规范抗凝 1~2 周后复查 B 超，血栓已机化，且 D- 二聚体较前明显下降时，遵医嘱拔管，备好抢救仪器及物品。

第三节　导管阻塞

当出现输液速度减慢或停止、输液泵堵塞后报警频繁、导管抽吸和（或）注射阻力增大、穿刺部位漏液或疼痛时，应考虑发生导管堵塞。根据堵塞的程度，可将导管堵塞划分为完全性堵塞和不完全性堵塞；根据堵塞的原因，可分为血凝性导管堵塞和非血凝性导管堵塞，后者又可分为机械性堵塞和药物沉淀物堵塞。

一、原因分析

1. 非血凝性堵管
原因包括：维护过程中未正确冲封管；药物输注后（尤其是脂肪乳剂）

冲洗不彻底，药物沉淀在导管内；两种药物在输注之间未用生理盐水冲洗，产生结晶而导致管腔堵塞。

2. 血凝性堵管

原因包括：肿瘤患者的血液有高黏滞性；输液中断的时间过久，血液回流在导管内；导管内采血，未及时用生理盐水冲洗导管；活动过大，致静脉压力过高而产生回血；导管尖端移位，血液回流致管腔堵塞；使用前端开口式导管后未正压封管，血液回流在导管；患者的胸腔压力过高，使血液回流入导管。

二、临床表现

临床表现有滴速减慢，输液不通畅，抽吸有明显的负压，无回血，推注有阻力。

三、预防、治疗与护理

1. 预防

（1）执行正确的冲封管操作。这是保持导管通畅的关键，包括正确的冲管时机，冲封管溶液的类型、浓度及液量，冲管时的压力及冲封管技术。正压封管后，用小夹子夹闭在导管近端。

（2）在同一导管同时或序贯输注 2 种或以上药物时，应评估药物间的相容性。输液前评估药物的相容性，药物之间采用盐水—药物—盐水—肝素技术以防止不相容药物产生沉淀。

（3）规范使用合适的终端过滤器，可降低输注中药制剂引起的导管堵塞的发生率。其他需要注意补充足够的水分；输液不中断，及时接瓶；常规不从导管采血，采血后用 20mL 以上的生理盐水脉冲式冲管；输注易致堵管的药物和制品时注意配伍禁忌、增加冲管的频次；选择合适的导管、接头；高凝患者采用稀肝素封管。尽量避免股静脉置管，尽量缩短导管留置的时间。

2. 治疗与护理

（1）应通过观察输液的流速、输液泵堵塞的报警、导管抽吸和（或）注射阻力，对导管的通畅性进行连续评估。

（2）当发生导管堵塞，应首先评估和纠正机械性导管堵塞，排除机械性堵塞后再评估导管堵塞的其他原因（药物性堵塞和血栓性堵塞）。

（3）评估应使用抽有 0.9% 氯化钠注射液的 10mL 注射器以抽吸和注射的方法来判断导管的通畅性和导管堵塞的程度。

排除其他原因后可遵医嘱行 X 线定位，判断导管尖端的位置，用 B 超排除血栓。使用尿激酶溶液溶栓，浓度为 5000~20000U/mL，利用真空负压将溶栓剂吸入导管，使溶栓剂充满导管，30min 后回抽空针筒。可重复以上步骤，直至见回血后，再回抽血 3~5mL，弃去。

第四节 皮肤反应

一、皮炎 / 皮肤过敏

皮炎 / 皮肤过敏分为过敏性皮炎和接触性皮炎，是患者过敏体质、汗液刺激、透明敷料的透气性差、抗肿瘤药物毒性反应等造成的，先后出现局部皮肤瘙痒、皮疹或潮红、湿疹样小疱，甚至破溃。过敏性皮炎是由黏剂或敷料成分所导致的细胞免疫反应，通常表现为红斑、水疱、瘙痒性皮炎，皮炎区域可超过敷料区域，持续时间超过 1 周。接触性皮炎是由化学性刺激物接触皮肤所导致的非免疫性损伤，皮炎区域与敷料区域明显相关，可表现为发红、肿胀、水疱，通常的持续时间较短。

（一）原因分析

1. 患者因素：过敏体质、自身易出汗、使用易发生皮肤反应的靶向药物、内分泌失调诱发皮肤反应、疾病或放化疗以及靶向治疗导致机体抵抗力降低、透明敷料的透气性差等，易引起皮肤反应。

2. 导管刺激：人体自身对进入人体的异物（导管）产生免疫反应。

3. 维护因素：维护过程中消毒液（尤其是含酒精的消毒液）对皮肤产生刺激作用（消毒液蘸取过多、消毒时间过长、皮肤待干不充分）；去除敷料的方法不当；穿刺口周围渗血、渗液未被清洁彻底；敷料选择不合理。

（二）临床表现（皮疹分级）

1. 轻度：表现为局部皮肤瘙痒、红斑（轻微），面积 ≤5cm×5cm。

2. 中度：表现为局部皮肤的瘙痒感加重，敷料下穿刺点的皮肤出现散在红斑、丘疹、潮湿，面积 >5cm×5cm。

3. 重度：表现为局部皮肤瘙痒难忍，伴水疱、糜烂、渗出，影响睡眠，面积 ≥10cm×10cm。

（三）预防、治疗与护理

1. 预防

（1）强化患者的健康教育。保持适宜的温湿度，避免出汗较多，避免用手挠抓穿刺口周围的皮肤。出现贴膜下潮湿时，及时维护，减少皮肤的持续刺激。

（2）加强对临床 PICC 维护人员的培训与考核。维护前仔细询问患者有无过敏史；合理选择消毒剂、敷料（Ⅳ 3000 为专用脱敏医用黏胶）；消毒液蘸取不宜过多；消毒剂必须充分待干（洗必泰 30s、安尔碘 2min，具体视临床的实际情况）；规范粘贴、撕除敷料的手法（敷料采取无张力黏贴；采用 0° 或 180° 撕除敷料，或边用生理盐水湿润边揭除敷料）。掌握拔管指征，当患者无法耐受、后期无导管使用的必要、发生感染等，及时拔除。

2. 治疗与护理

（1）轻度：用生理盐水清洁黏胶；选择 1% 碘伏消毒皮肤；使用抗过敏敷料（多爱肤、康惠尔等水胶体敷料、薄型泡沫敷料等）；避免过度更换敷料。

（2）中重度：可加用地塞米松注射液避开穿刺点外涂或湿敷，使用时间不超过 3d，敷料固定时避开皮疹部位。或改用无纺布或无菌纱布覆盖（更换时间 <48h），用无菌思乐扣、弹力绷带固定，防止导管滑脱和感染。可用无菌注射器抽吸水疱及脓性分泌物，脓液送检从而进行分泌物培养。全身皮疹者停用可能引起皮疹的药物，遵医嘱使用抗过敏药物和增强免疫力的药物。不建议常规使用抗过敏软膏。

二、医用黏胶相关性皮肤损伤

当使用黏胶剂患者在移除医用黏胶后 30min 或以上的时间段内，出现持续红斑和（或）其他的皮肤异常，包括但不仅限于水疱、大疱、溃烂、撕裂等情况，可考虑医用黏胶相关性皮肤损伤（medical adhesive-related skin injury，MARSI）的发生。在使用或者更换含有黏胶剂的产品时应评估皮肤，包括皮肤的温度、颜色、湿度、弹性及完整性，观察粘贴医用黏胶的部位是否有局部刺激或损伤的迹象。根据 MARSI 的皮肤损伤情况，可分为过敏性皮炎、接触性皮炎、表皮剥脱、皮肤撕脱伤、张力性损伤、皮肤浸渍、毛囊炎 7 种类型。过敏性皮炎是由黏剂或敷料成分所导致的细胞免疫反应，通常表现为红斑、水疱、瘙痒性皮炎，皮炎区域可超过敷料区域，持续时间超过 1 周。接触性皮炎是由化学性刺激物接触皮肤所导致的非免疫性损伤，皮炎区域与敷料区域明显相关，可表现为发红、肿胀、水疱，通常的持续时间较短。皮肤撕脱伤是由剪切力、摩擦力和（或）钝力所造成的皮层之间的分离，造成部分或全皮层的损伤。张力性损伤是使用张力性黏贴敷料时，局部皮肤发生扩张而导致表皮和真皮层的分离，水疱经常发生在黏胶边缘处。表皮剥脱是指黏胶移除时的一层或多层角质层缺失，可表现为局部发绀，开放性损伤可伴有红斑及水肿。皮肤浸渍是指由于水分长时间滞留在皮肤上而导致的皮肤变化，可出现皮肤皱缩，呈白色或灰色，皮肤软化导致通透性增加，易受摩擦和刺激性损害。毛囊炎是指由细菌感染所造成的毛囊炎症反应，表现为毛囊周边皮肤细小炎症，可呈现非化脓性丘疹或脓疱。

（一）原因分析

MARSI 的发生是由于黏胶与皮肤的黏附力大于皮肤细胞的连接强度，在移除黏胶时导致上皮细胞的反复受损或者表皮与真皮的完全分离。上皮细胞层的反复剥离，破坏了皮肤的屏障功能，并导致皮肤出现迟发的炎症反应和伤口愈合反应。

相关研究指出，除年龄、基础疾病等因素外，带张力粘贴、敷料性能、皮肤因素、护士的操作熟练水平是导致由导管固定引起的 MARSI 发生的重要原因。垂直及快速去除黏胶剂是引起 MARSI 的直接危险因素。移除黏胶剂时动作粗暴，会直接造成真皮层和表皮层剥离，反复去除黏胶剂尤其是在皮肤同一部位反复操作，也是导致皮肤机械性损伤的重要原因。此外，导管维护的频率、时机及手术部位的不同会增加 MARSI 发生的可能性。皮肤撕脱伤风险在脱水、营养不良、认知障碍、活动能力下降和（或）感觉减退的患者中的发生率较高，湿性皮肤在去除黏胶剂类产品时，由于摩擦的影响，更容易受到损伤。年龄和基础疾病是表皮剥脱及皮肤撕脱伤的重要的影响因素，皮肤浸渍的发生与患者的皮肤基线状况（干燥或潮湿）、季节、消毒液未完全待干、敷料的透气性、皮肤是否存在皱褶等有关。毛囊炎则主要是由于反复去除黏胶剂致毛发被牵拉而诱发。

（二）临床表现（皮疹分级）

1. 轻度：表现为局部皮肤瘙痒、红斑（轻微），面积 ≤5cm×5cm。

2. 中度：表现为局部皮肤的瘙痒感加重，敷料下穿刺点的皮肤出现散在红斑、丘疹、潮湿，面积 >5cm×5cm。

3. 重度：表现为局部皮肤瘙痒难忍，伴水疱、糜烂、渗出，影响睡眠，面积 ≥10cm×10cm。

（三）预防、治疗与护理

1. 预防

（1）正确选择与规范使用黏胶产品。

（2）加强对专业人员的 MARSI 的预防培训及患者宣教。

应根据使用目的、粘贴部位、导管周围的皮肤状况及患者的全身状况，选择合适的固定方式及黏胶产品。对黏胶过敏、皮肤病变、皮肤完整性受损或禁忌使用医用黏胶剂的患者，可选用纱布敷料来保护穿刺点，用管状纱网固定导管，必要时可选择水胶体、薄型泡沫敷料及藻酸钙敷料等治疗性敷料，以避免造成或加重皮肤损伤。对于疑似过敏性接触性皮炎，应考虑相关测试，如斑贴试验或皮肤划痕试验，应掌握患者已知的或疑似过敏及敏感病史，以最大限度地降低 MARSI 发生的风险。粘贴和移除黏胶产品时应规范操作，避免损伤皮肤。维护导管时应严格按规范操作，敷料或固定装置应与皮肤紧密贴合，应以穿刺点为中心无张力自然垂放透明敷料，使用塑形、抚压的方法固定透明敷料，预防皮肤张力性损伤。移除敷料时，应避免动作粗暴，采取 0° 或 180° 顺着毛发的生长方向，从远心端向近心端缓慢去除敷料，可防止表皮剥脱和毛囊损伤，降低毛囊炎的发生率；避免在同一部位的皮肤反复去除黏胶剂，以免导致牵拉毛发；避免纸胶带直接接触皮肤，因其更容易导致表皮剥脱。告知患者家属 MARSI 的发生原因、风险因素、不良反应及可预防的措施。指导患者保证充足的营养及水分摄入，及时报告局部的不适等。应定期对使用或维护导管的人员进行知识及操作技能的培训，培训内容包括健康教育的能力，选择合适的黏胶产品的能力，黏胶产品的粘贴与移除的方法，静脉导管维护技术的操作规范。

2. 治疗与护理

MARSI 发生后，应进一步评估 MARSI 的影响因素，包括但不限于维护及使用静脉导管人员的专业能力；静脉导管的材质、固定装置，以及敷料的温和性、透气性、拉伸性、舒适性及柔软性；患者的性别、年龄、营养状况、认知状况、活动能力、感觉能力、全身的皮肤情况、疾病种类、既往史、过敏史、MARSI 史；所使用的化疗药物、靶向治疗药物、免疫治疗药物；患者的生活方式及环境气候等。

（1）对MARSI的处理应首先明确原因，再进行分类处理。

（2）保守治疗无效或出现情况恶化时，应由皮肤或伤口专业人员协助处理。

在处理MARSI时，根据使用目的、粘贴部位、敷贴周围的状况及皮肤损伤类型，选择合适的处理方法。皮肤出现变红、炎症刺激、皮肤斑丘疹样皮损时，可选用纱布敷料或水胶体敷料。当皮肤的完整性受损时，先用0.9%氯化钠无菌注射液清洗，再用0.5%碘伏进行消毒，自然干燥。表皮剥脱时首选纱布，其次为水胶体敷料等治疗性敷料。对皮肤撕脱伤，可用非粘连性敷料，必要时给予缝合。对刺激性接触性皮炎，可遵医嘱避开穿刺点来使用皮质类固醇药物，以降低局部炎性反应，减少患者的疼痛。对张力性损伤或水疱，应及时解除张力。如形成水疱，应予以局部暴露。皮损面积较大时，可予无菌纱布覆盖，减少敷料对皮肤继续造成损伤，预防感染的发生。对皮肤浸渍患者，可用纱块或透气性更高的敷料，敷料潮湿时应及时更换。毛囊炎患者可遵医嘱酌情使用抗生素治疗。MARSI保守治疗7d内无效或者在保守治疗时情况恶化，应由专业的皮肤或伤口护理人员协助处理。

第五节　导管相关性感染

导管相关性感染包括局部感染和全身性感染。全身导管相关性感染，又称为导管相关性血流感染（catheter related blood stream infection，CRBSI），是指带有血管内导管或者拔除血管内导管48h内的患者出现菌血症或真菌血症，并伴有发热（>38℃）、寒战或低血压等感染表现，除血管导管外没有其他明确的感染源。

一、原因分析

1. 导管因素

导管因素包括：①导管的留置时间延长，是引起导管相关性血流感染的主要的危险因素之一。不论是导管局部定植、局部感染还是菌血症的发生率，均显著增加。②导管类型的选择：导管的不同材质影响微生物的黏附能力，且多腔导管较单腔导管发生 CRBSI 的概率高。③导管的穿刺部位：颈静脉置管的感染风险高于其他部位，原因可能离发际较近，靠近口咽分泌区，穿刺部位不易被遮挡，易被呕吐物、口鼻分泌物、汗液等污染。股静脉临近会阴部，其皮肤寄生菌多，易受排泄物污染。④纤维蛋白鞘：包绕导管周围或导管周围有血栓形成，易滋生微生物而引起感染。

2. 患者的自身因素

患者的自身因素包括：①患者的治疗状况。肿瘤患者化疗或（和）放疗期间自身免疫功能低下，易引起感染。②年龄因素。老年患者的生理功能减退，免疫力下降，多合并慢性基础疾病，感染风险增大。③自我管理不当。未按时进行导管维护或患者出汗多；敷料出现潮湿、松动等时未及时更换；携带 PICC 洗澡时未进行有效保护；患者的个人卫生情况较差。

3. 操作者的相关因素

操作者的相关因素包括：①医护人员在置管时未做到最大化的无菌屏障，未严格执行手卫生及无菌操作技术，增加置管后导管相关性感染的机会。②置管前穿刺部位的皮肤消毒不严格，皮肤寄生菌由导管表面侵入血液而导致感染。③维护不当：维护或输液前消毒不到位（包括消毒液、消毒方法、手卫生等）。④敷料选择不当：置管口愈合不佳或有渗血、渗液时未使用有吸收功能的敷料。

4. 药物相关因素

药物相关因素有脂肪乳剂、血浆、人体清蛋白、全胃肠外营养液输注过程中受污染，或是输注结束后未正确冲管，药物部分沉积于管壁上，易引起导管的部分或者完全堵塞，从而引起导管相关性感染。

二、分类及表现

1. 穿刺点感染

①轻度：穿刺点发红，微痛，硬结的直径小于 0.5cm。
②中度：穿刺点发红、痛，硬结的直径在 0.5~2.0cm。
③重度：穿刺点红肿、痛，硬结的直径 >2cm。

2. 细菌性静脉炎

沿置管静脉走行，出现红、肿、热、痛，在穿刺点处可见脓液。

3.导管相关性血流感染

实验室微生物学检查显示有外周静脉血培养细菌或真菌阳性；或者从导管段和外周血培养出相同的种类及药敏结果的致病菌，且导管血阳性报告的时间比外周血早 2h，细菌菌落计数是外周的 4 倍以上。

4.输液港囊袋感染

输液港注射座的周围皮肤出现红、肿、热、痛及分泌物的局部症状，或出现原因不明的发热或败血症等全身症状。

三、预防、治疗及护理

1.预防

（1）严格执行中心静脉导管集束化干预策略，建立医院感染监控管理系统。

（2）重视医护人员的教育与培训，提高医务人员感染控制的意识。严格执行无菌操作，加强手卫生管理，避免将细菌带入血液循环。

（3）缩短中心静脉导管的留置时间。每日评估导管留置的必要性，及时拔除不需要的导管。

（4）选择合适的穿刺部位。成人中心静脉置管时，首选锁骨下静脉，避免颈内静脉和股静脉置管。

（5）规范中心静脉导管的维护。输液前与更换输液接头前，使用酒精棉片摩擦消毒 15s；规范更换敷料和输液接头的频次，敷料潮湿、松动时，及时更换；输血、输注脂肪乳等液体时，应规范操作，正确冲管、封管，防止液体污染和导管栓塞。

（6）妥善处理置管周围的皮炎及穿刺点的感染，不使用任何软膏类的药物。建立严格的保留导管指征的制度，采用会诊的方法，确定导管是否保留。

（7）加强基础疾病的治疗，保护和增强患者的免疫力。

（8）加强患者中心静脉导管相关性感染的预防教育，及时告知其与导管相关的症状。

2.治疗与护理

（1）评估感染的程度，结合治疗，需要考虑是否保留导管，及时进行血培养，做好细菌及药敏试验。

（2）对于轻度感染连续 3 天者，用 5% 碘伏湿敷穿刺点 15min，加用红外线照射，3 天后应评估局部情况，再考虑是否留置导管。

（3）对于中度感染患者，根据血培养结果确定是否保留导管。遇到金黄色葡萄球菌、绿脓杆菌、真菌、革兰氏阴性杆菌等，直接拔除导管。当表皮葡萄球菌阳性时，怀疑导管污染，重新留取血培养。对于细菌毒性较低的感染者，酌情保留导管，可经验性使用抗生素治疗，抗生素治疗 48~72h 后无效，或者明确合并心内膜炎、败血症等时，应立即拔除。保留导管时需慎重，应随访 2 周以上。

（4）对于重度感染者，考虑拔管。

第六节　中心静脉导管异位／移位

中心静脉导管异位／移位是指将导管尖端不正确地置入右心房或心室，或导管尖端进入上腔静脉或下腔静脉以外的静脉，导管回抽无回血或回血不畅，无法冲管或冲管困难。

一、原因分析

原发性导管异位可以发生在导管置入的过程中，导致导管头端位于血管内或血管外。

血管内异位包括主动脉、对侧的无名静脉和锁骨下静脉、同侧或对侧颈内静脉和分支、奇静脉、右侧或左侧胸廓内静脉、心包隔静脉、乳内静脉、右心房（上腔静脉与右心房交界处下方 2cm 以下）、右心室、无名静脉和上腔静脉的一些小属支静脉。股静脉置入导管可在腰静脉、髂腰静脉和髂总静脉发生导管异位。

血管外异位包括导管头端异位在纵隔内发生渗出或外渗，在胸膜腔内发生血胸或胸腔积液，在心包膜内产生心包积液或心包填塞，在腹膜内发生腹膜内出血。影响因素包括血管狭窄、血栓形成、压迫静脉的恶性或良性病变、永存左上腔静脉以及下腔静脉、奇静脉和肺静脉畸形。

继发性异位可在导管留置期间的任何时间发生，与胸内压突然变化（如咳嗽、呕吐）、头端初始位置在上腔静脉上段较高的部位、深静脉血栓、充血性心力衰竭、颈部或手臂的运动以及正压通气等有关。继发性血管内异位常见的部位包括颈内静脉、无名静脉、锁骨下静脉、腋静脉和奇静脉以及右心房深处。继发性血管外异位与导管头端侵蚀穿过血管壁以及静脉和动脉或静脉与其他结构之间的瘘管形成有关。

二、预防、治疗及护理

（1）使用超声引导穿刺，减少不慎误入动脉的风险。

（2）送管时根据送管情况随时调节肢体的位置，不可暴力送管，必要时撤出部分导丝再送管。

（3）使用心房内心电图定位支术，提高尖端位置的准确率。

（4）重视患者的主诉，注意观察有无导管异位的临床症状。

（5）如异位发生在右心房，根据胸片上特定距离的测量值来回撤导管。

（6）其他静脉内的异位，可在严格的无菌操作下调整导管尖端的位置，用心电图定位技术或在透视下送管。

（7）避免头静脉穿刺置管。

（8）异位不能被纠正时，更换穿刺肢体或穿刺静脉。

（9）强化导管固定，可以使用免缝胶带、固定翼等方法，减少导管移动。

（10）尽量减少可能导致胸腔内压力增加的活动，如用力大便、提重物、剧烈咳嗽、呕吐等。

第七节　中心静脉导管破裂／断管

中心静脉导管的材质柔软，但在使用过程中也会出现导管破裂的情况。导管破裂虽较为少见，但若得不到及时、有效的处理，存在导管断裂而发生肺动脉栓塞的潜在危险，进而危及患者的生命。

一、原因分析

（1）因导管材质因素导致破裂／断管：三向瓣膜式 PICC 体外导管断裂

的发生率为 0.78%~3.00%。

（2）置管时操作不当，穿刺点位于肘窝下方。

（3）对非耐高压管进行高压注射或暴力冲封管、导管堵塞而强行复通、导管的固定方法不正确而致断裂。

（4）活动因素：带管侧的手臂大幅度运动、提过重的物品、打球、袖口过紧等。

（5）导管和输液港的置入时间过长而发生老化。

（6）发生静脉输液港夹闭综合征。

二、临床表现

临床表现分为体外断管和体内断管。体内断管患者抽回血可见或不可见，断断续续；维护时 0.9% 氯化钠溶液脉冲式冲管能感觉到异常，置管口有透明的液体渗出，冲管后明显，输液后上臂肿胀。输液港和 PICC 均可发生破裂／断管，输液港断管患者多见于有导管夹闭综合征者，输液后胸壁肿胀。

三、预防、治疗及护理

1. 预防

应规范并熟练掌握 PICC 和输液港的置入与维护、使用操作，合理选择导管，避免暴力拔管，建议高年资护士拔管，避免锐器等对导管的损伤。定期规范维护导管和输液港，注意导管体外部分与完好状态，避免使用 10mL 以下注射器冲封管和高压注射。定期回抽血液，评估导管的功能情况，及时发现断管。告知患者避免使用锐器处理沐浴后的保鲜膜等保护套，避免用力咳嗽及呕吐等增加胸内压的动作，以及幅度较大的运动或负重。及时发现输液港夹闭综合征，及时处理。及时拔除无功能的输液导管和输液港。

2. 治疗及护理

发生破裂／断管时，应及时处理。

（1）发现 PICC 体外破裂／断管时，应立即固定外留导管的部分，由有经验的护理人员在无菌操作下进行导管修剪、连接接头和敷料更换，再次行导管 X 线拍片定位，评估使用时限、血栓风险。

（2）PICC 发生体内破裂，考虑断端在手臂部分时，评估导管后期使用的必要性。予平卧、心电监护，告知导管外拉时存在断管的风险，在腋下垫止血带，缓慢外拉，一边冲管一边观察破口，由有经验的护理人员在无菌操作下进行导管修剪、连接接头和敷料更换，再次行导管 X 线拍片定位，评估使用时限。

（3）PICC 发生体内断管，考虑断端在手臂部分时，应立即在带管上臂近腋窝处扎止血带，15min 放松一次。X 片定位后对于明确在静脉内的，外科手术下取管；对于在心房内的，需在介入下行抓捕术。

（4）输液港断管常因导管夹闭综合征引起，需急诊在介入下行抓捕术。

（5）辅助检查：血管造影检查可以排查是部分断管还是完全断管，以及断管处到穿刺点的距离；用 B 超排查血栓，防止栓子脱落；X 片可以确定导管尖端的位置，以确定需要修复导管时有多少距离可以参考。

四、PICC 破损的应急预案与流程

【应急预案】

1. 评估 PICC 破管的部位、程度，根据问题的不同，选择不同的方法。

2. 对于体外导管完全断裂、体内导管破损的案例，应先防止导管内缩或导管完全断裂，然后交给有处理经验的护士或 PICC 专职护士进行处理。

3. 对于导管断端已经内缩的患者，在腋下扎止血带，在护士的陪同下做 X 线定位，其间需 15min 放松止血带一次。

4. 对于导管已经进入心房的患者，应尽快联系介入科进行导管抓捕。

5. 对于导管与血管壁粘连，在拔管过程中引起的体内断管，应在 B 超下明确粘连部位，请外科医生做手术取出导管。

6. 对于明确污染的、进入心脏的外露导管患者，在经介入取出导管后应按医嘱使用抗生素静脉治疗，并监测体温、血常规等情况。

图 5-7-1 为 PICC 破管处理的流程。

【处理流程】

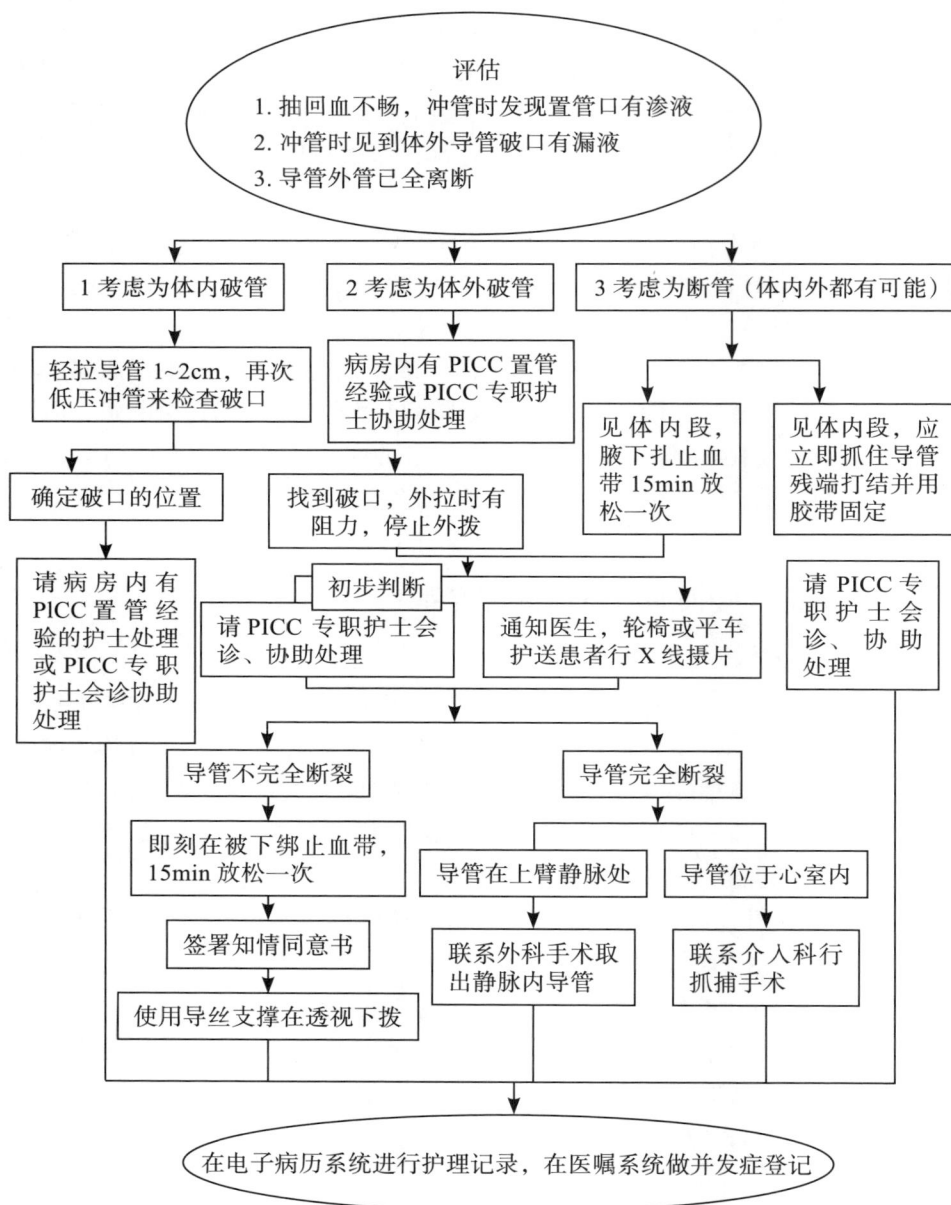

评估
1. 抽回血不畅，冲管时发现置管口有渗液
2. 冲管时见到体外导管破口有漏液
3. 导管外管已全离断

1 考虑为体内破管

2 考虑为体外破管

3 考虑为断管（体内外都有可能）

轻拉导管 1~2cm，再次低压冲管来检查破口

病房内有 PICC 置管经验或 PICC 专职护士协助处理

见体内段，腋下扎止血带 15min 放松一次

见体内段，应立即抓住导管残端打结并用胶带固定

确定破口的位置

找到破口，外拉时有阻力，停止外拨

请病房内有 PICC 置管经验的护士处理或 PICC 专职护士会诊协助处理

初步判断

请 PICC 专职护士会诊、协助处理

通知医生，轮椅或平车护送患者行 X 线摄片

请 PICC 专职护士会诊、协助处理

导管不完全断裂

导管完全断裂

即刻在被下绑止血带，15min 放松一次

导管在上臂静脉处

导管位于心室内

签署知情同意书

联系外科手术取出静脉内导管

联系介入科行抓捕手术

使用导丝支撑在透视下拨

在电子病历系统进行护理记录，在医嘱系统做并发症登记

图 5-7-1　PICC 破管处理的流程

第八节 穿刺点渗液

穿刺点渗液是 PICC 置管后的并发症之一。穿刺点的渗出液多为无色透明或淡黄色液体，可造成敷料、导管、皮肤之间黏附不牢固，甚至敷料脱落，增加了感染的机会，给临床护理工作带来很多的困扰。

一、渗 液

（一）原因分析

1. 淋巴导管损伤：上臂静脉与多条淋巴管伴行，横向或过深的破皮均可损伤淋巴管而导致渗液。

2. 患者自身的营养状况，如低蛋白血症等，患者的血管弹性差，皮下脂肪少，组织松弛，置管后周围组织包裹不严，组织液会自穿刺部位渗出。

3. 纤维蛋白鞘形成，导管尖端的位置不佳。

4. 静脉炎、穿刺点感染，导管过敏，血栓形成以及不明原因等。

5. 导管体内部分破损（见上节）。

（二）临床表现

在置管口发现渗液，可为无色透明、淡黄色，或为血性液、脓性液，如不及时进行维护，会发生贴膜脱落，造成导管脱出，也增加感染的机会。

（三）预防和处理

1. 通过 B 超或血管造影明确渗液的原因。

2. 纤维蛋白鞘形成或静脉血栓形成时，可进行 5000U/mL 尿激酶 2mL 溶栓处理。

3. 导管体内部分破损，可根据情况修复导管或拔除导管。

4. 用明胶海绵或藻酸盐敷料压迫针眼，必要时再加无菌纱布加压，用透明敷料、爱立敷等固定。视情况 2~3 天或 1 周换药一次。2 周后情况未有改善，为预防感染、皮炎、血栓等建议拔管。

5. 用弹力绷带加压包扎，注意不要太紧，以免影响穿刺肢体的血液循环。

6. 导管过敏严重者，建议早日拔管。

7. 置管时破皮不宜过深，建议采用扩皮器进行钝性分离。

8. 遵医嘱纠正低蛋白血症，改善营养状况。

9. 积极治疗静脉炎及穿刺点的感染。如症状加重，尽早拔管。

二、外 渗

（一）原因分析

原因有患者的血管因素、药物刺激、穿刺部位、操作技术不当、拔针按压的姿势不正确。

（二）临床表现

按照美国的输液治疗实践标准中的渗出分级，临床表现如下。

0 级：没有症状。

1 级：皮肤发白，水肿范围的最大直径 <2.5cm，有 / 无疼痛。

2 级：皮肤发白，水肿范围的最大直径为 2.5~15.0cm，皮肤发凉，有 / 无疼痛。

3 级：皮肤发白，半透明状，水肿范围的最大直径 >15.0cm，皮肤发凉，轻中度疼痛，可能有麻木感。

4 级：皮肤发白，半透明状，皮肤绷紧，有渗出，皮肤变色，有瘀斑、肿胀，水肿范围的最大直径 >15cm，可有凹陷性水肿，循环障碍，中重度疼痛。

（三）处 理

1. 一般护理：药物外渗 48h 内，抬高受累的部位。发现或疑似外渗时，立即停止给药，抽取针头及血管内的药液，用生理盐水注射于局部以稀释药液。拔除留置针，勿用力按压。在外渗或渗出部位做标记及拍照。

2. 冷敷：可局部冷敷 6~24h；或冷敷 30~60min，每隔 15min 冷敷 15min 连用 1 天；最多可用 3 天。

3. 热敷：用于植物碱类抗癌药物的外渗，可加速外渗药液的吸收和分散，减轻对局部的损伤。拔针后不可立即热敷，以免引起皮下出血。

4. 药物处理：①药物湿敷，可用 50% 硫酸镁、生理盐水、75% 酒精等。

②局部封闭，常规用利多卡因　如地塞米松局部环形封闭。③解毒剂的应用。④使用中药软膏制剂。

5.手术处理：对于发现外渗且保守治疗失败而形成溃疡者，请外科会诊。

第九节　中心静脉导管拔管困难

中心静脉导管拔管困难是指因各种因素影响而导致拔管过程中出现牵拉感或弹性回缩等异常情况，以致导管不能被正常拔除。

一、原因分析

1.血管痉挛、血管收缩：多与精神过度紧张、焦虑、恐惧相关。

2.体位不当：体位不正或肢体外展不充分、局部受压等。

3.导管异位、打结：当导管异位至腋静脉、颈内静脉、胸外侧静脉时，由于导管反折处的静脉狭窄而导致拔管有阻力。

4.静脉炎：静脉导管置入及静脉血管化学刺激而导致炎症形成。

5.纤维蛋白鞘形成，有血全。

6.感染：局部因肿胀、硬结而挤压血管，管腔狭窄，从而导致拔管时有疼痛、阻力感。

二、临床表现

在拔除导管的过程中出现牵拉感或弹性回缩，致使拔管过程不畅，无法拔出。

拔管困难根据难易程度可分为四级。

Ⅰ级：拔管过程中无牵拉感。

Ⅱ级：拔管过程中有牵拉感。

Ⅲ级：拔管过程中有牵拉感，并出现弹性回缩。

Ⅳ级：拔管过程不畅，无法拔出。

三、预防及处理

1. 加强人员培训，提高穿刺和维护技术。

2. 拔管前进行心理护理，消除紧张情绪。

3. 采取正确的体位：指导患者平卧，上肢肢体外展成 90°；对于颈部 CVC 导管拔管困难患者，可将枕头垫于肩胛骨下方，恢复置管时的体位。

4. 多饮水，进行适当的功能锻炼，活动有助于血液循环。

5. 采用温毛巾（38~41℃）对置管侧上臂沿血管走向进行湿热敷约 30min。

6. 对于纤维蛋白包裹者，用生理盐水棉球浸润置管口 5min。

7. 拔管遇到阻力时，应立即停止拔管，采用上述方法处理，若无效，再针对性地排除感染，用 B 超排除血栓，用 X 线排除异位（注意拍片时除了胸部，还要将 PICC 侧肢体也拍进去，同时观察上臂有无导管反折打结）。如为导管异位、打折，请 PICC 专职护士用导丝穿进导管复位后再行拔管；如导管与血管粘连，遵医嘱予 5000~10000U/mL 尿激酶 2mL 注入，可每天重复。针对性处理后再次尝试拔管。

8. 如拔管仍有困难，联系介入科、外科协助取管，注意双人核对导管头端的完整性。

四、PICC 拔除困难时的处理流程

PICC 拔除困难时的处理流程见图 5-9-1。

```
                    拔管时遇到阻力

                    评估拔管困难的原因

        紧张导致肌肉痉挛              纤维蛋白包裹置管口

   热敷、按摩上臂及腋下及与患者      使用生理盐水棉球湿
   交谈，使用放松疗法约 15min        润置管口

              再次评估：仍拔管困难，停止
              拔管

              通过 B 超、胸片查看导管的情
              况，请专科护士协助拔管

   由导管尖端纤维蛋白      由导管打结、反折等      由拔管过程中导管头
   包裹引起              引起                  端翻转反折引起

   医嘱予 10000U/mL 尿激酶    专科护士借助无菌导丝支撑，在 B 超
   2mL 溶栓治疗              引导下拔管

        否        导管拔除是否成功        是

   介入科医生会诊或血管外科就诊，      完整拔除，完成记录，
   在介入下取管或切开血管取管          做好宣教
```

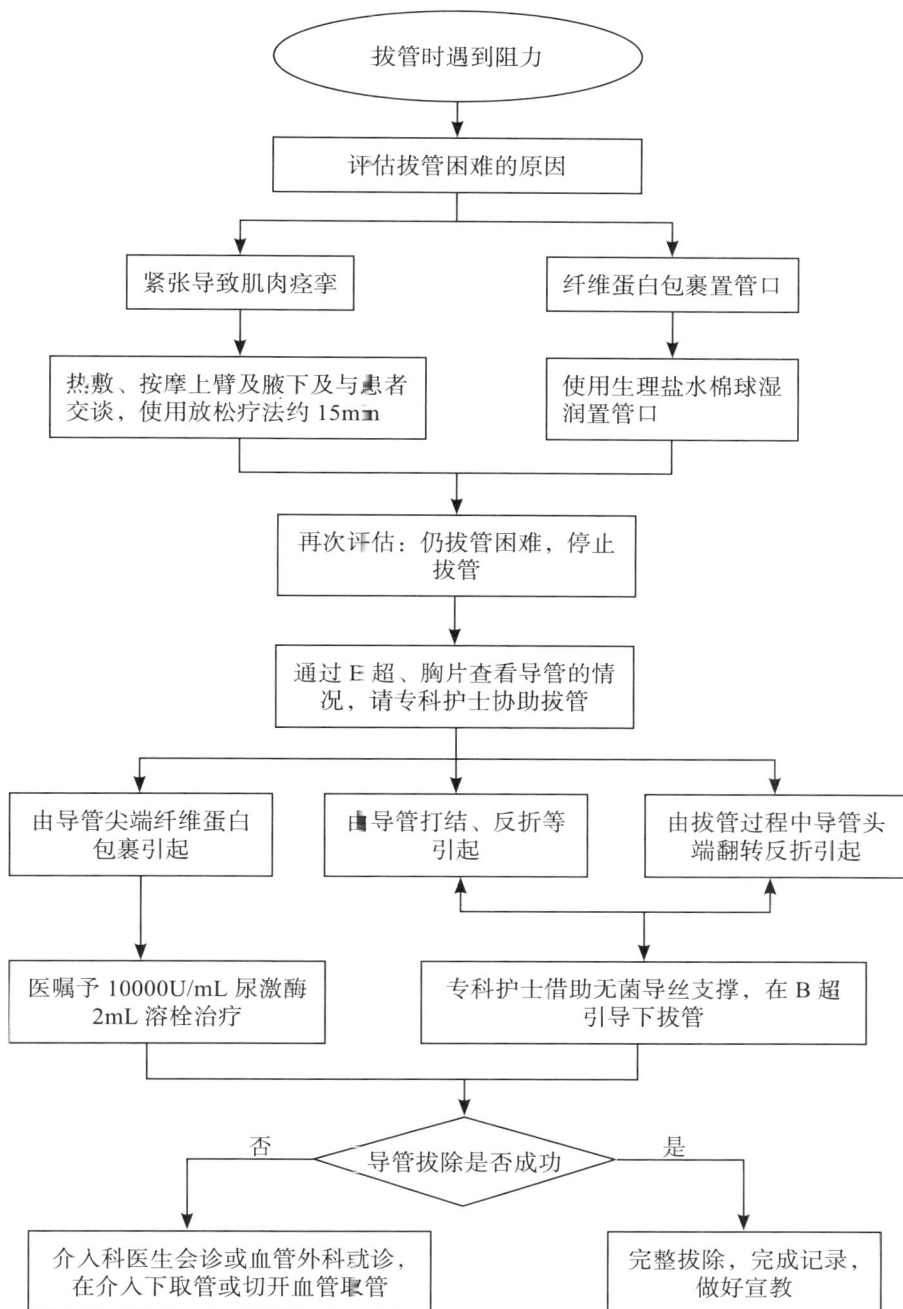

图 5-9-1 PICC 拔除困难时的处理流程

第十节　导管夹闭综合征

导管夹闭综合征又称 Pinch-off 综合征，是指导管在进入锁骨下静脉前通过第一肋骨和锁骨之间的狭小间隙，导管受挤压产生狭窄或夹闭而影响输液，严重时可致导管破损或断裂的一种现象。导管夹闭综合征的发生率约为 8‰。

一、原因分析

导管经第一肋骨和锁骨之间的狭窄间隙进入锁骨下静脉时，受第一肋骨和锁骨挤压而产生狭窄或夹闭，从而影响输液，严重者发生导管破损甚至断管，这是最严重的并发症。

二、临床表现

1. 症状

根据导管受压程度的不同，临床上会有不同的表现。早期的患者通常不会有任何不适的症状，日常生活也没有影响。随着压迫时间、程度的增加，可以出现以下的表现。

（1）放置静脉输液港的同侧上肢放下时或者患者保持某种体位时输液不畅，而手臂外展时输液则比较通畅。

（2）在日常的维护、保养中，抽、冲洗及注射时比较困难。

（3）输液或者采集血样标本时需要患者改变体位。

（4）若断裂或脱落的导管到达心室内，可引起患者心脏压塞、血压下降、心率增加及面色苍白等循环障碍的表现。

2. 诊断

胸部 X 线检查以及 CT 在诊断导管夹闭综合征中起到了非常关键的作用，根据静脉导管的受压情况，可分为 4 个级别。

0 级：导管无压迫，通常患者无任何症状，输液、血样采集不受影响。

1 级：导管有受压表现，不伴有管腔狭窄。

2 级：导管有受压表现，同时伴有管腔狭窄，输液时阻力会增大，甚至无法进行输液治疗，回抽、冲洗、注射困难。

3 级：导管破裂或横断。

三、预 防

1. 穿刺技术的发展和穿刺路径的选择：导管夹闭综合征通常发生于经锁骨下静脉路径植入静脉输液港的患者中，换成经颈内静脉、腋静脉、头臂静脉、股静脉路径就可以避免导管夹闭综合征的发生。

2. 导管材料的选择：目前常见的输液港导管材料有两种——硅胶和聚氨酯。根据不同的情况，选择合适材料的导管，对于预防术后导管夹闭综合征是非常关键的。目前，国内外比较常用的导管材料还是倾向于聚氨酯导管。

四、处 理

联系主管医生及置港医生行 DSA 造影以进一步明确诊断。

0 级：推注造影剂顺利，无阻力，体内导管无受压征象，无须处理，继续观察。

1 级：推注造影剂顺利，阻力小，体内导管轻度受压，考虑 1~3 个月复查胸片。

2 级：推注造影剂不顺利，阻力较大，体内导管受压，管腔狭窄，考虑取出输液港。

3 级：导管破损或断裂，狭窄严重，立即取港，导管断裂后残端入右心房等其他位置，介入下取残管，回病房后观察局部有无渗血，敷料是否干燥。

五、导管夹闭综合征的处理流程

图 5-10-1 为导管夹闭综合征的处理流程。

与体位有关的回抽困难、输液时有阻力、输液港侧手臂上举或后旋时输液通畅、肩部处于自然放松位时输液不畅、主诉锁骨下局部有冰凉的感觉和疼痛不适、心脏心悸、双侧胸痛

↓

联系主管医生及置港医生行 DSA 造影以进一步明确诊断

0 级：推注造影剂顺利，无阻力，体内导管无受压征象，无须处理，继续观察

1 级：推注造影剂顺利，阻力小，体内导管轻度受压，考虑 1~3 个月复查胸片

2 级：推注造影剂不顺利，阻力较大，体内导管受压，管腔狭窄，考虑取出输液港

3 级：导管破损或断裂，狭窄严重，立即取港

导管断裂后残端入右心房等其他位置，介入下取残管

回病房后观察局部有无渗血，敷料是否干燥

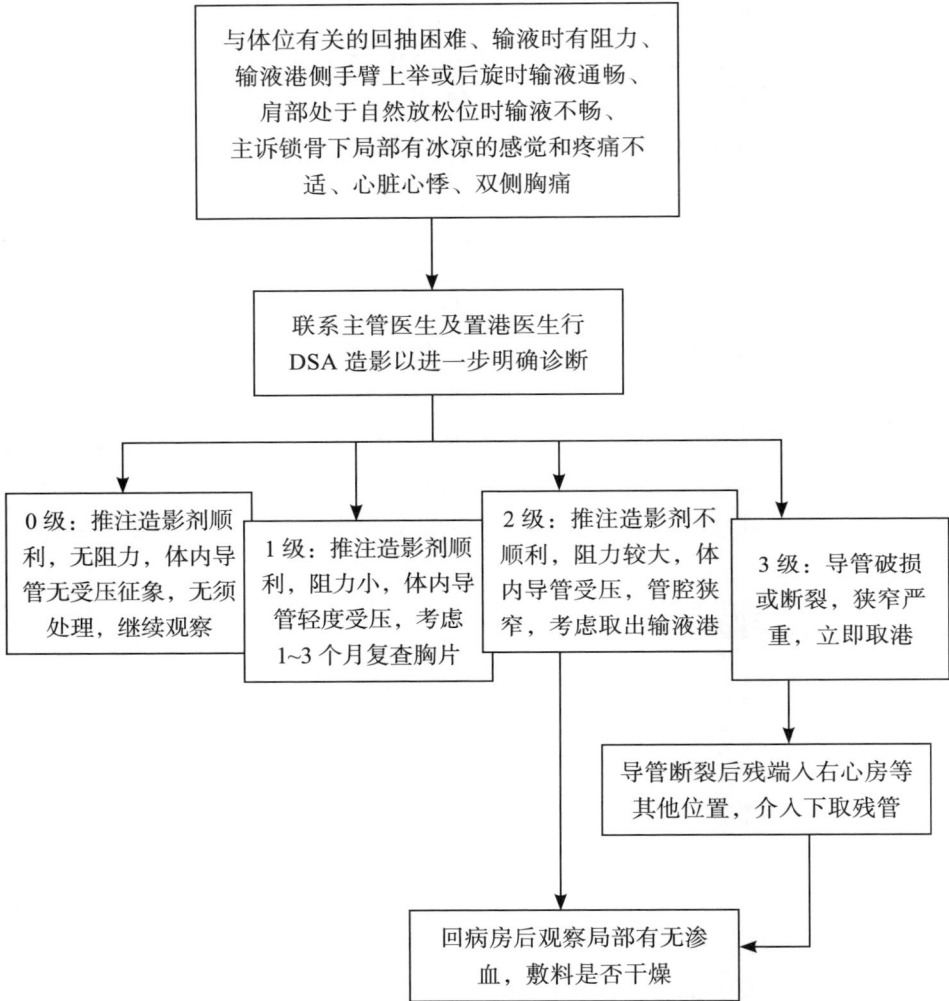

图 5-10-1　导管夹闭综合征的处理流程

第十一节　输液港港体翻转

输液港港体翻转是指静脉输液港港座发生前后翻转。患者在翻转时及以后均无不适，常不知道发生翻转，直到维护时才被发现。

一、原因分析

1. 囊袋皮肤松弛

注射座被缝合于局部的皮下组织，对皮下组织单薄、皮肤松弛的患者会增加其固定难度和翻转的可能。

2. 胸臂活动度过大

植入皮下的注射座无肌肉组织包裹，如患者置港侧胸臂的活动度过大，在固定不够紧密、皮肤松弛等危险因素下更易导致注射座松脱，从而发生翻转。

3. 固定不牢固

将注射座置入囊袋后通过缝线与周围组织缝合固定，缝合的紧密度也会影响注射座翻转的发生。

二、临床表现

输液港注射座底部常见的外形有圆形和三角形，底部面积大于正面穿刺隔膜的面积。正常的情况下，经患者皮肤触摸到一元硬币大小的输液港隔膜，呈圆形或椭圆形，质地软，周边有层次感，边界清晰。如发生注射座翻转，注射座底部与皮肤直接接触。触诊发现面积增大，质硬，层次感消失，边界不清晰。给药时，无损伤针无法刺入。

三、预　防

1. 置港前正确评估置管的部位，避免选择皮肤松弛的部位，囊袋的大小以能推入港体为宜。

2. 加强健康教育，指导患者置港侧肢体较少做上举到手臂过肩、过度弯曲、外展、旋转等动作，避免侧卧位睡觉等，以减少挤压输液港注射座。

3. 关注患者的营养状况，营养不良的直接后果是体重丢失，也导致胸壁脂肪肌肉减少，皮肤松弛，引起输液港注射座翻转。

4. 提高护士的业务素质，加强临床观察能力，输液港注射座翻转是输液港留置期间特有的并发症，发生率低，容易被忽视。临床护士应提升专科知识，结合患者的个体特点，综合评估患者出现相关并发症的风险，做好预见性健康教育，避免并发症的发生，确保患者的安全。

四、处 理

1.手法复位

手法复位是输液港注射座翻转的首选方法。复位应由静脉专科护士或介入科医生实施，复位前需仔细查看 X 线影像资料，明确注射座翻转的方向及导管走形，避免因复位导致导管扭曲。复位时患者取平卧位；护士消毒局部皮肤，戴无菌手套，右手拇指、食指、中指成等边三角形来固定注射座并向上捏起，食指、中指向拇指侧推动注射座，扩大囊袋的空间，拇指下压扣住注射座底部后稍用力向上翻动注射座，使穿刺隔膜转向体表，注意掌握力度，手法干脆，避免重复操作。

2.手术复位

对于无法手法复位的患者，经介入科医生评估后可切开囊袋，将输液港注射座移至胸壁平坦且皮肤相对紧致处以重新置入注射座，用不可吸收缝线内固定注射座。

3.经评估后不适合保留输液港或无法复位的患者予取港。

五、输液港翻转处理的流程

图 5-11-1 为输液港翻转处理的流程。

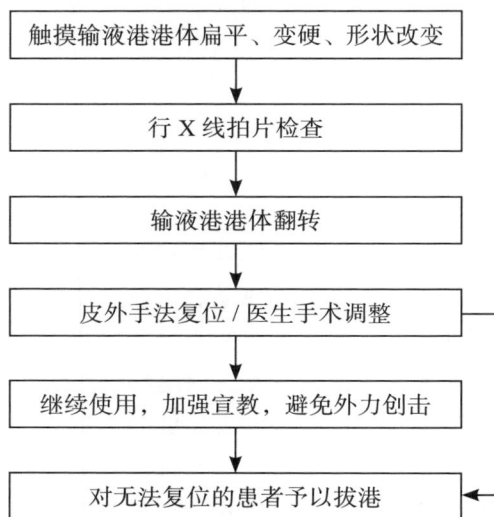

图 5-11-1　输液港翻转处理的流程

第六章
血管通路辅助支持系统

第一节　腔内心电图定位技术的应用

一、腔内心电图技术的原理

心脏搏动时伴有电活动。这种电活动始于高位右心房与上腔静脉交界处的窦房结，然后经心脏特有的传导系统分别传至心房和心室，引起心脏的收缩和舒张（图 6-1-1）。心脏电活动可被体表电极所描记，即体表心电图（electrocardiogram，ECG）。每个心动周期主要由 P 波、PR 间期、QRS 波、T 波、PR 段、ST 段、QT 间期等波段构成（图 6-1-2）。

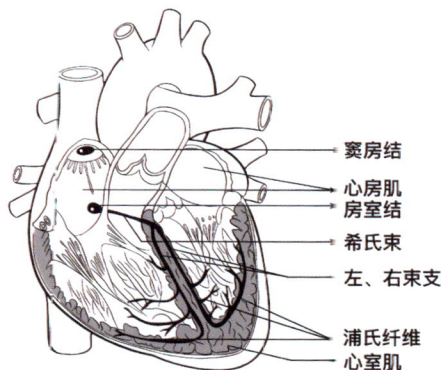

图 6-1-1　心脏传导系统

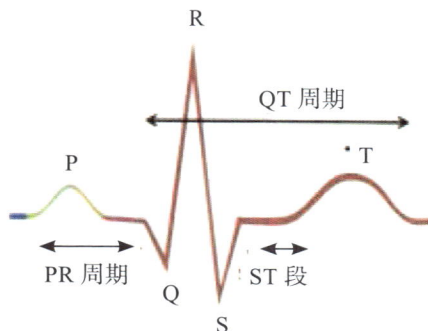

图 6-1-2　体表心电图波形

将感知电极经外周血管置入心脏并放在心腔内某一部位后记录到的局部心脏活动为腔内心电图（intracardiac electrocsrdiogram，IC-ECG）。心房内心电图定位技术的原理是通过特制的心电导联线连接中心静脉通路装置（central venous access devices，CVADs）和心电监护仪，观察置管过程中腔内心电图 P 波的特征性改变来判断导管尖端是否进入上腔静脉及心房中不同的位置。多选用模拟 II 导联作为观察导联，其是由右锁骨下的阴极电极和左肋下缘的阳极电极构成（图 6-1-3）。

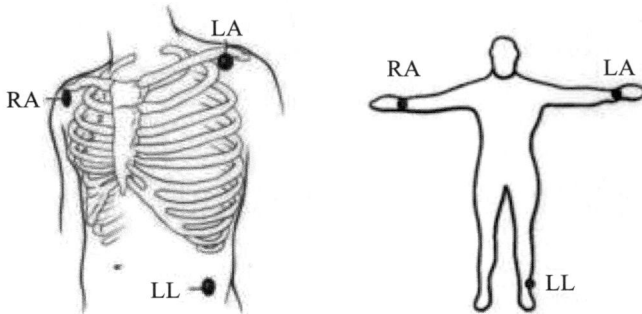

图 6-1-3　三导联电极片标准安放的位置

经上腔静脉途径置管时，CVADs 导管尖端的目标位置在 CAJ 处（解剖位置），此位置电极记录的是高位右房电图。当导管进入外周静脉和刚入上腔静脉时，IC-ECG 所记录的 P 波与体表心电图无显著差异，显示为正常 P 波；当导管尖端进入上腔静脉（SVC），P 波逐渐增大，当导管尖端到达 CAJ（解剖位置）处时，正向 P 波显著增大；当导管尖端进入右心房时可出现负向 P 波；当导管尖端位于右心房上部时，正向 P 波达到最高峰，此后正向 P 波振幅逐渐下降。根据腔内心电图 P 波的这一变化规律（图 6-1-4），指导 CAVDs 尖端到达理想的位置。

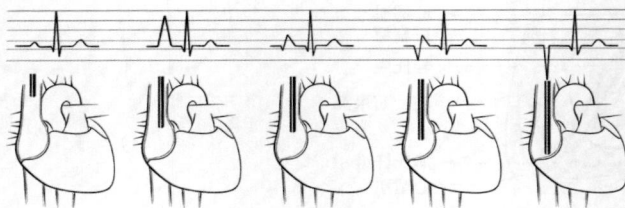

图 6-1-4　导管尖端位置与心电图变化的示意

然而，并不是所有的患者主置管时都会出现特征性的 P 波形态变化，有些患者在置管过程中出现了疑以特征性负向 P 波的 M 波型（图 6-1-5），而有些患者则不会出现特征性负向 P 波，除 P 波振幅大小的变化外，其 PR 段明显下移。还需排除有瓣膜性心脏病、心房纤颤、室上性心动过速、肺源性心脏病、P 波异常、安装心脏起搏器、植入式除颤仪等心脏疾病的患者。

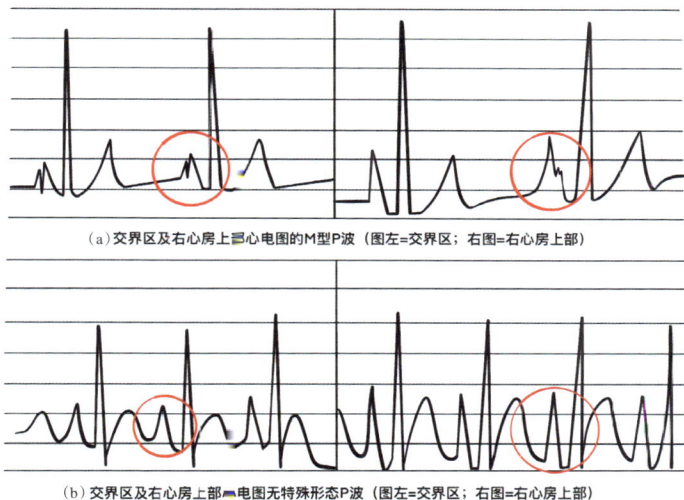

(a) 交界区及右心房上部心电图的 M 型 P 波（图左=交界区；右图=右心房上部）

(b) 交界区及右心房上部电图无特殊形态 P 波（图左=交界区；右图=右心房上部）

图 6-1-5　交界区及右心房上部心电图的 M 型 P 波（a）；
交界区及右心房上部心电图无特殊形态 P 波（b）

二、心电引导设备及不同的引导技术

心电引导设备（图 6-1-6）有心电监护仪、心电图机、除颤仪、带心电定位的超声仪，以及无源磁头跟踪导管尖端定位仪等。

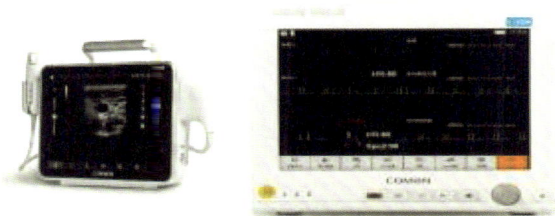

图 6-1-6　各种心电引导设备

引导技术目前有手动推生理盐水柱（图 6-1-7）、重力滴注生理盐水柱（图 6-1-8）、金属导丝（图 6-1-9）三种方法。表 6-1-1 为不同的引导技术的优缺点。

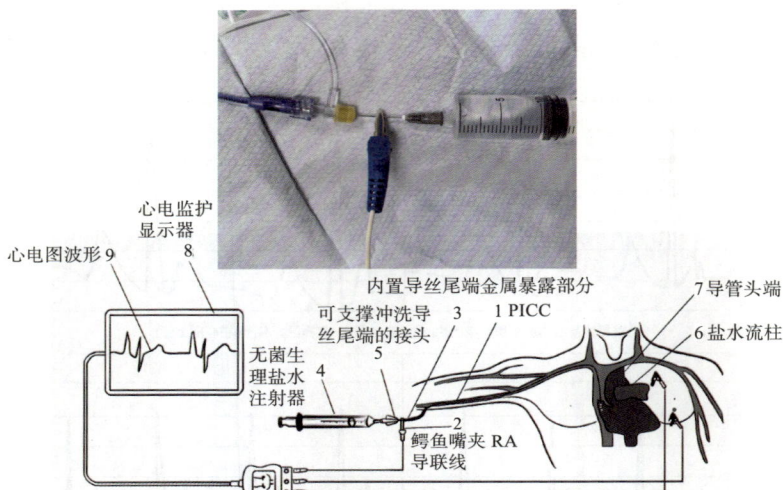

图 6-1-7　手动推生理盐水柱

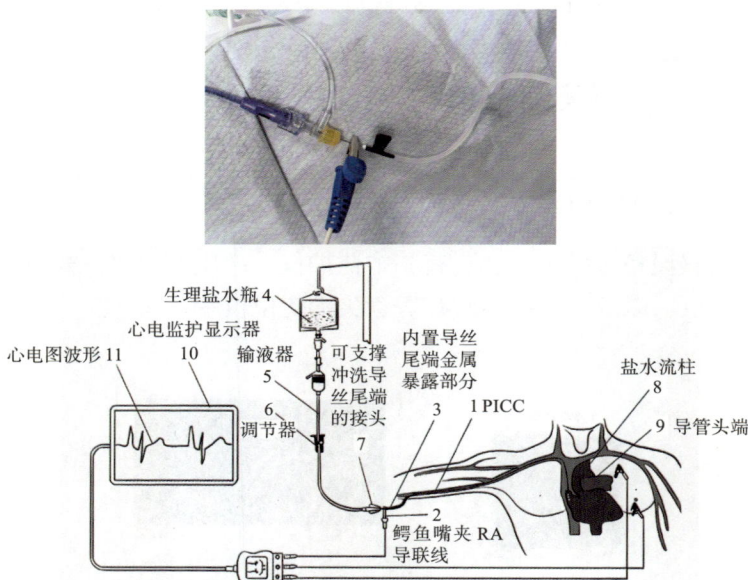

图 6-1-8　重力滴注生理盐水柱

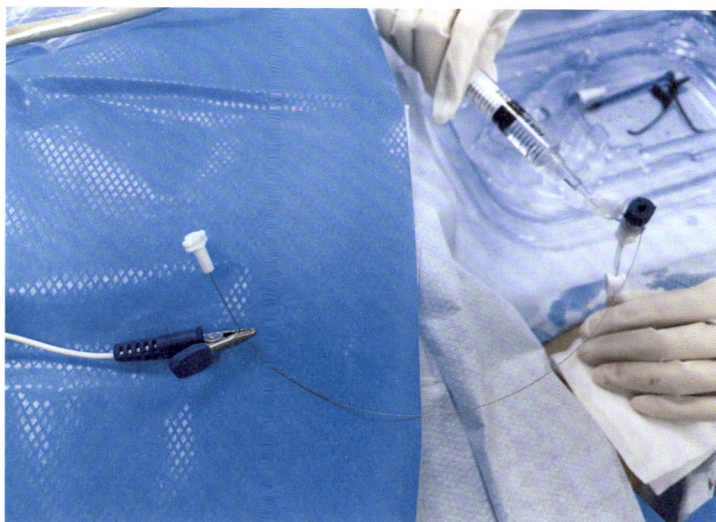

图 6-1-9　金属导丝

表 6-1-1　不同的引导技术的优缺点

项目	手动推生理盐水柱	重力滴注生理盐水柱
优势	可获得性强	1. 操作简便 2. 液体流速均匀，波形的连续性好 3. 生理盐水的用量较少
缺陷	1. 人为操作，不易控制 2. 液体流速非匀速，波形的连续性差 3. 生理盐水的用量较多	1. 需要输液器及外挂支架 2. 滴注前需注意排尽输液器的空气

　　金属导丝是在导管中增加导管硬度，便于导管送入血管来完成置管过程，同时可以作为体内心电信号与导管尖端定位仪导联线之间的导通媒介，连接形成回路而导出体内的心电信号。

三、腔内心电转换工具

　　目前，国内腔内心电转换工具有两类：腔内心电转换器和腔内心电导联线。

　　腔内心电转化器有三种：德国贝朗医疗公司研制的心电通用适配器（图

6-1-10）；分体式心电导联盒（图 6-1-11）；我国研制的专用的四导联定位导联线（RA、RL、LL、H），其中 H 导联专为获取体内心电信号设计，无须更换导联电极和插拔导联线（图 6-1-12）。腔内心电导联线有心电过桥线（图 6-1-13）和定制的鳄鱼嘴夹导联线（图 6-1-14）、国外的特制导联线产品（图 6-1-15）。如果没有以上这些转换工具，我们也可以采用普通心电监护仪和穿刺时的塞丁格导丝进行连接（图 6-1-16），引出腔内心电图，从而进行导管尖端的定位。

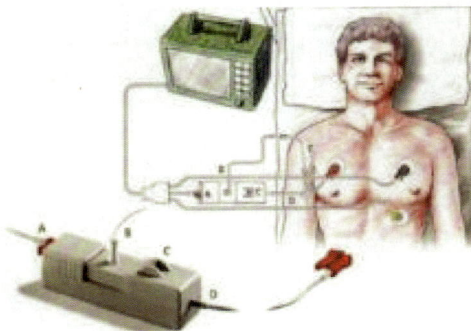

图 6-1-10　心电通用适配器

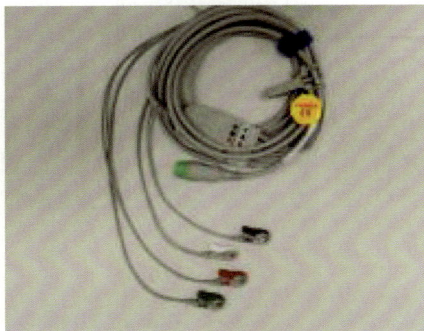

图 6-1-11　分体式心电导联盒

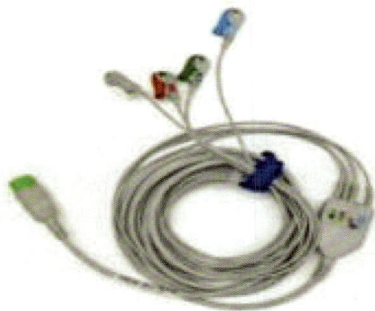

图 6-1-12　专用的四导联定位导联线

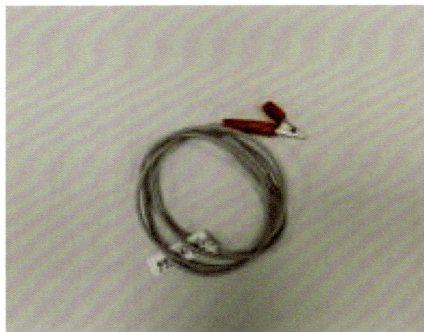

图 6-1-13　心电过桥线

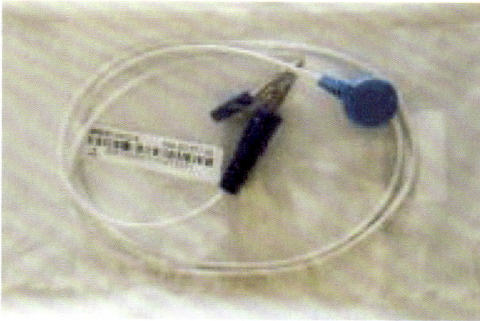

图 6-1-14　定制的鳄鱼嘴夹导联线

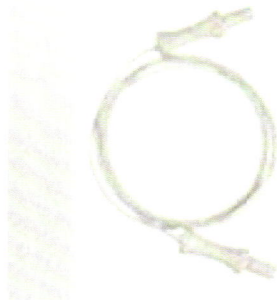

图 6-1-15　国外的特制导联线

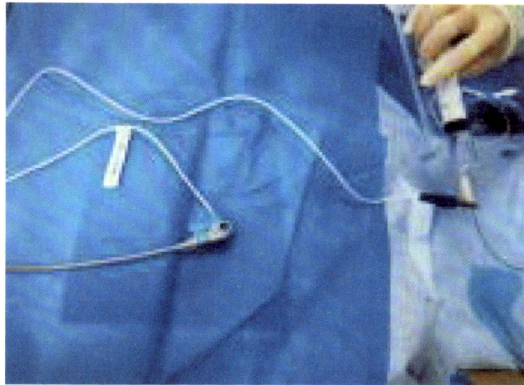

图 6-1-16　三向瓣膜式导管赛丁格导丝的连接

四、腔内心电图定位技术在 PICC 置入术中的应用

　　PICC 置管前的评估、准备用物同一般的常规置管，另需增加心电监护仪或定制心电监护仪（可拆卸式心电导联盒），或者 B 超、心电定位一体机。有条件者备无菌单独包装鳄鱼嘴夹心电导联线、4 个心电电极。清洁胸前电极要安放的部位的皮肤后，将电极片分别贴于胸骨右缘锁骨中线第一肋间（RA）、胸骨左缘锁骨中线第一肋间（LA）、右锁骨中线剑突水平处（RL）、左锁骨中线剑突水平处（LL）的体表。电极只可以被放置在干净完整的皮肤上（图 6-1-17）。将心电监护仪调至手术模式和 Ⅱ 导联，记录体表心电图，确保患者的心电图具有 P 波（图 6-1-18）。操作中关闭手机等不必要的电子设备，减少电磁干扰。

RA（右上）：
胸骨右缘锁骨中
线第一肋间

RA ── LA

LA（左上）：
胸骨左缘锁骨中
线第一肋间

C/Y（中间）：胸骨
左缘第四肋间

RL（右下）：
右锁骨中线剑突
水平处

RL ── LL

LL（左下）：
左锁骨中线剑突
水平处

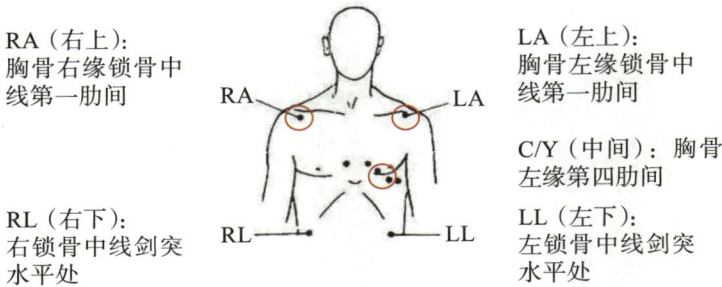

图 6-1-17　体表心电图电极的连接

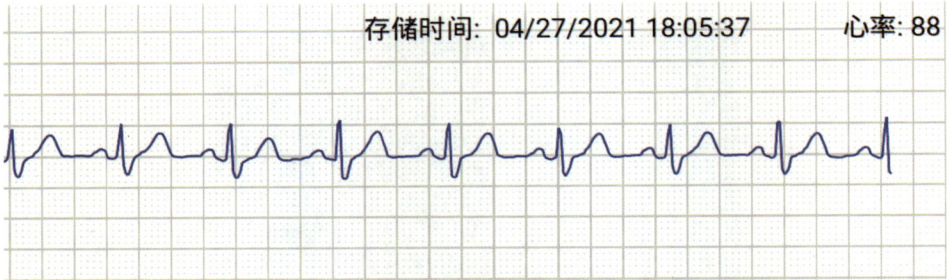

存储时间：04/27/2021 18:05:37　　心率：88

图 6-1-18　体表心电图的记录

　　PICC 置管的操作步骤同常规的置管，当导管送入体内 20cm 时，暂停送管，撤出穿刺鞘，准备腔内心电图尖端定位，其连接方法有以下几种。

　　1. 前端瓣膜式导管

　　（1）用导管连接生理盐水注射器或输液器，专用心电定位导联线鳄鱼嘴夹与支撑导丝外露部分连接，或用转换器转换成腔内心电图（图 6-1-19）。

　　（2）用导管连接生理盐水注射器或输液器，使用塞丁格导丝的柔软端在导管支撑导丝外露部分打结，然后把导丝的另一端递给助手，助手将 RA 导联线通过电极片与导丝相连，可以将电极片固定在铺巾上（图 6-1-20）。

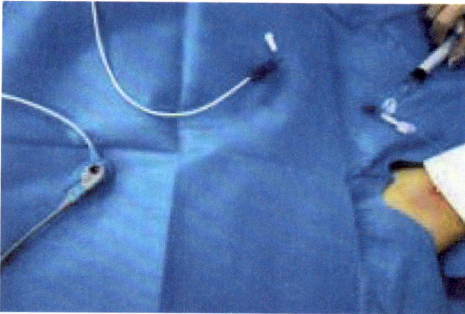

图 6-1-19 导联线与鳄鱼嘴夹连接以支撑导丝外露部分

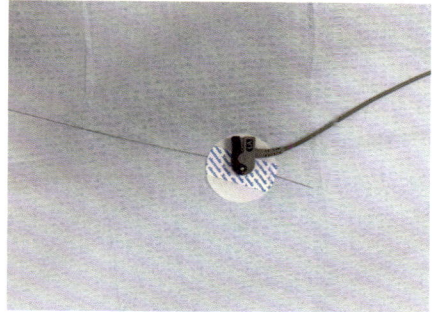

图 6-1-20 将赛丁格导丝与电极片连接

2. 后端瓣膜式导管

在修剪导管前完全撤出导丝，在预测量长度加 2cm 处修剪导管。用输液器上的头皮钢针插入导管末端的肝素帽内，用无菌导联线的鳄鱼嘴夹直接夹在头皮钢针上（图 6-1-21）。

3. 前端开口的导管

操作者将导管内置导丝的尾端递给助手，助手将 RA 导联线通过电极片与导丝相连，可以将电极片固定在铺巾上（图 6-1-22）。

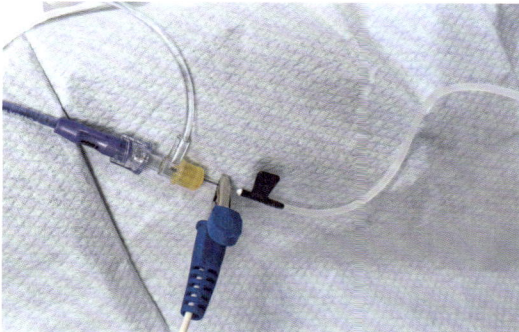

图 6-1-21 用导联线的鳄鱼嘴夹直接夹在头皮钢针上

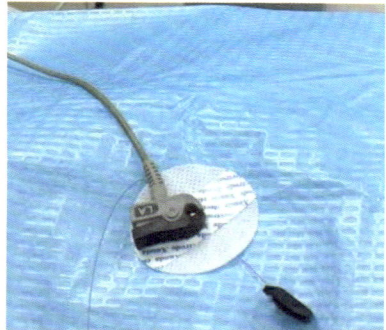

图 6-1-22 将外露导丝与电极片连接

连接好后，打开输液调节器，通过重力滴注生理盐水（高度 60~100cm，滴速只要能形成水滴即可，如为推注生理盐水，速度要缓慢，否则容易造成误差）而形成生理盐水柱。通过腔内心电图 P 波形态的变化指导导管尖端实时定位。操作者一边缓慢轻柔地送管，一边密切观察监护仪的显示屏，通过判断心电图波形的 P 波形态变化来辅助导管定位。当导管未进入上腔静脉时，P 波与体表心电图无显著波的差异（图 6-1-23）；当导管尖端进入上腔静脉后，P 波逐渐增高（图 6-1-24）；当导管尖端进入上腔静脉中下段时，P 波明显增高（图 6-1-25）；当导管尖端到达上腔静脉与右心房交界处（解剖位置）时，P 波达高峰（图 6-1-26）；当 P 波达高峰后回落和（或）出现双向波（图 6-1-27）时，判定导管进入心房。此时，停止送管并回退导管至 P 波显示为正向的最高峰的水平位置时（图 6-1-28）（此处为导管留置的理想位置，是上腔静脉与右心房的交界处），停止退管。后续的步骤同常规的置管。最后，行 X 线定位。

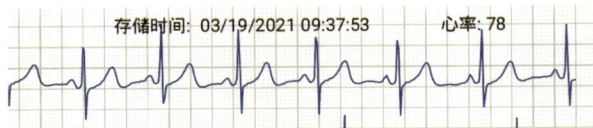

图 6-1-23 导管未进入上腔静脉的波形

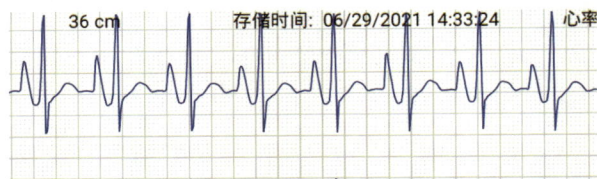

图 6-1-24 P 波开始增高

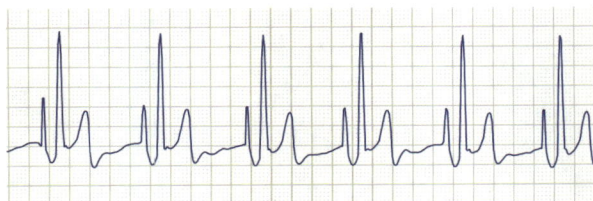

图 6-1-25 P 波明显增高

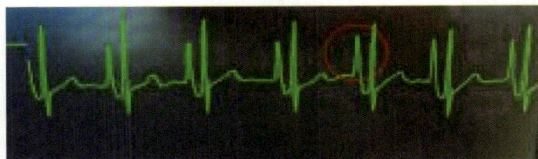

图 6-1-26 P 波高尖

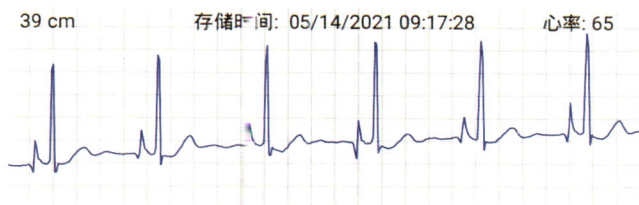

图 5-1-27　P 波双向

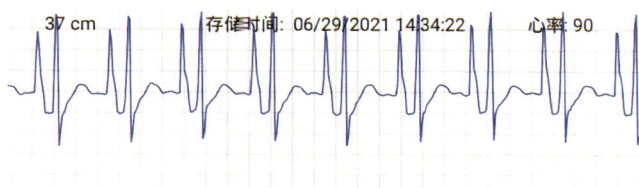

图 6-1-28　P 波正向的最高波

五、腔内心电图定位技术在颈内静脉置管中的应用

颈内静脉穿刺置管前的评估、准备同 PICC 置管。

颈内静脉穿刺置管的操作步骤同常规的置管，穿刺成功并放入导丝，将导管沿导丝送入体内 10cm 后，暂停送管，确保导丝头端与导管头端齐平后，将导丝尾端递给助手，助手将 RA 导联线通过电极片与导丝相连，可以将电极片固定在铺巾上（图 6-1-29）。或者通过专用心电定位导联线用转换器转换成腔内心电图（图 6-1-30）。通过腔内心电图 P 波形态的变化指导导管尖端实时定位。操作者一边缓慢轻柔送管，一边密切观察监护仪的显示屏，通过判断心电图波形的 P 波形态变化辅助导管定位。当导管未进入上腔静脉时，P 波与体表心电图无显著波差异（图 6-1-31）；当导管尖端进入上腔静脉后，P 波逐渐增高（图 6-1-32）；当导管尖端进入上腔静脉中下段时，P 波明显增高（图 6-1-33）；当导管尖端到达上腔静脉与右心房交界处（解剖位置）时 P 波达高峰；当 P 波达高峰后回落和（或）出现双向波时，判定导管进入心房。此时，停止送管并回退导管至 P 波显示为正向的最高峰的水平位置时（此处为导管留置的理想位置，是上腔静脉与右心房的交界处），停止退管。后续步骤同常规置管。最后，行 X 线定位。

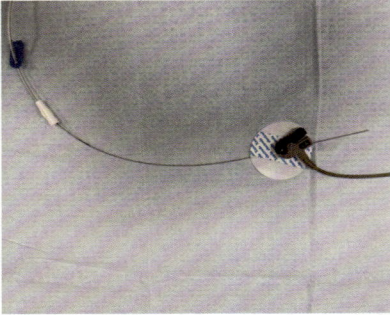

图 6-1-29 CVC 导丝与电极片
连接

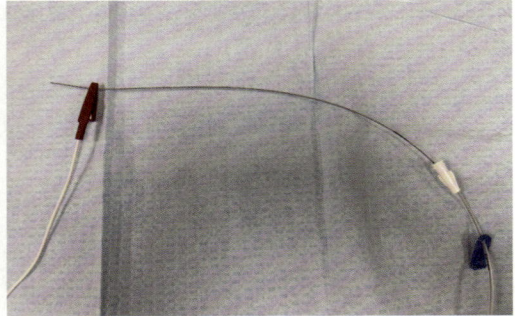

图 6-1-30 将专用导联线的鳄鱼嘴夹直接
夹在 CVC 导丝

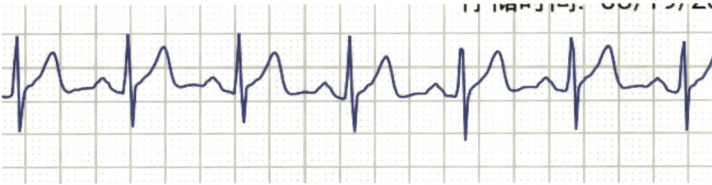

图 6-1-31 CVC 导管未进入上腔静脉的波形

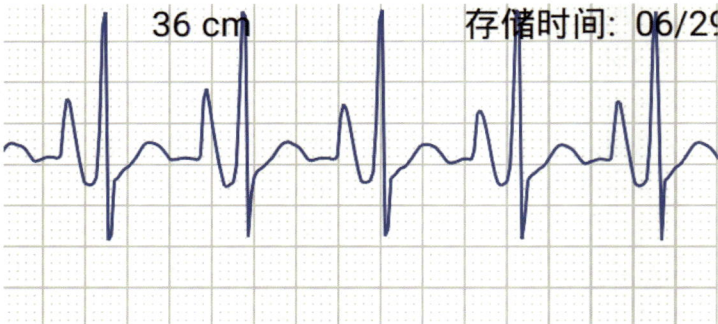

图 6-1-32 P 波开始增高

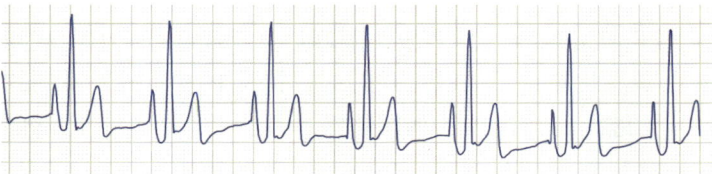

图 6-1-33 P 波明显增高

六、腔内心电图定位技术在 CAVDs 留置期间导管尖端定位的应用

腔内心电图定位技术不仅可以用于 CAVDs 置管中的定位，在 CAVDs 留置期的随访也能发挥重要的作用。

1. 操作前评估

评估的内容有既往导管尖端位置或导管尖端定位 P 波形态；导管尾端的清洁程度；患者的心血管情况；心电图报告显示正常的 P 波。排除有瓣膜性心脏病、心房纤颤、室上性心动过速、肺源性心脏病、P 波异常、安装心脏起搏器、植入式除颤仪等心脏疾病的患者。关闭手机等不必要的电子设备，减少电磁干扰因素。

2. 用物准备

用物有心电定位仪、4 个电极片、生理盐水 100mL、4 张酒精棉片、1 个换药包、1 条孔巾、1 个肝素帽、1 份输液器、1 份 10mL 注射器，以及手消剂、分类垃圾桶、利器盒等。

3. 操作步骤

核对身份。安置舒适的体位。清洁胸前电极被安放部位的皮肤后，将电极片分别贴于胸骨右缘锁骨中线第一肋间（RA）、胸骨左缘锁骨中线第一肋间（LA）、右锁骨中线剑突水平处（RL）、左锁骨中线剑突水平处（LL）体表。电极只可以被放置在干净完整的皮肤上。将心电监护仪调至手术模式和 II 导联，记录体表心电图，确保患者的心电图具有 P 波。注意关闭手机等不必要的电子设备，减少电磁干扰的因素。建立无菌区，将原输液接头取下，用酒精棉片用力摩擦 15s 消毒导管尾端，并将连接肝素帽的输液器连接于 CAVDs 末端的接口上。将持制导联线的鳄鱼嘴夹直接与输液针外露部分连接，建立生理盐水柱。此时，我们只能获取某一部位的腔内心电图 P 波。根据对比腔内心电图与体表心电图 P 波形态的结果来预判留置导管的尖端位置。当腔内与体表心电图 P 波形态相比：无显著差异时，留置导管的尖端位置未在上腔静脉；P 波增高明显时，留置导管的尖端位置在上腔静脉，但不确定在上腔静脉的哪一段；P 波呈双向（负）P 波时，留置导管的尖端位置在右心房。

第二节 红外血管显像技术的应用

一、原 理

静脉注射、采血和输血是现代医学抢救与治疗中的重要手段，但由于血管深度、脂肪组织、皮肤色素、血管内血容量等生理因素的不同，对于一些静脉血管不明显的患者，如新生儿、儿童、肥胖人群、老年人、大出血患者及某些肤色较深的人群，即使是熟练的护士，仅靠肉眼也很难准确地找到静脉所在的位置，往往要经过多次操作才可以穿刺成功。这不仅会增加患者的痛苦，而且在某些急诊救治等紧急情况下，每延误一次时机都可能造成严重的后果。血管显像仪是利用血液中血红蛋白对近红外光的吸收强于其他组织的原理，能够实时地将血管原位1∶1投影在皮肤表面，显示血管的粗细、走向、分布和轮廓的医疗设备。仪器由红外光源发生器、滤光系统、CCD感光芯片、图像信号处理模块和显示器组成。红外光源的波长范围为960~980nm。红外线血管显像技术可辅助医护人员进行静脉穿刺，增加评估血管的准确性，提高穿刺的成功率，进而提高护理质量，减少患者的穿刺痛苦和不必要的医患矛盾。

二、临床应用

早在1991年，Macgregor和Welford便设计制作了第一套静脉图像获取设备，将其命名为"veincheck"，从而证明了利用近红外技术可以有效地获取皮下静脉的信息。由于静脉特征具有普遍性、唯一性，加上静脉隐藏于人眼不可见的皮下，具有非接触性和不易伪造性，因此，静脉特征迅速成为新的生物特征识别的热点。Zeman等提出了将这种近红外静脉成像技术运用在医疗方向，通过静脉图像的获取，提高医护人员在静脉穿刺时的效率和准确率。文献中对红外静脉成像技术做了进一步的研究，研究结果表明，在皮下深度0.5~1.0mm的范围内，红外静脉成像技术可以显示最小直径为0.2mm左右的静脉；而在皮下深度为3~4mm的范围，则可以显示直径在3~4mm

以上的静脉。美国佳士得医疗公司从 1999 年就开始了对于静脉成像技术的研究。日本德州仪器用红外摄像头和红外 LED，研发了静脉位置可视化影像系统。在国内，2002 年，清华大学的林喜荣等利用自主设计的红外扫描静脉图像采集设备，获取到了初始的手背静脉图像。2007 年，同济大学电子与信息工程学院设计了红外静脉辅助定位系统，该系统利用均匀红外光源照射人体手背，通过光学传感器获取到含有静脉的红外图像，接着对图像进行增强处理，最后将处理后的图像通过 LED 显示屏显示出来。该系统验证了利用红外技术，对静脉实现辅助定位的可行性。但是该系统的局限性在于，显示屏仅能提供医护人员静脉的大概位置，无法在手背上实现精确的定位。

图 6-2-1 为红外血管成像仪系统。图 6-2-2 为实时成像效果图。

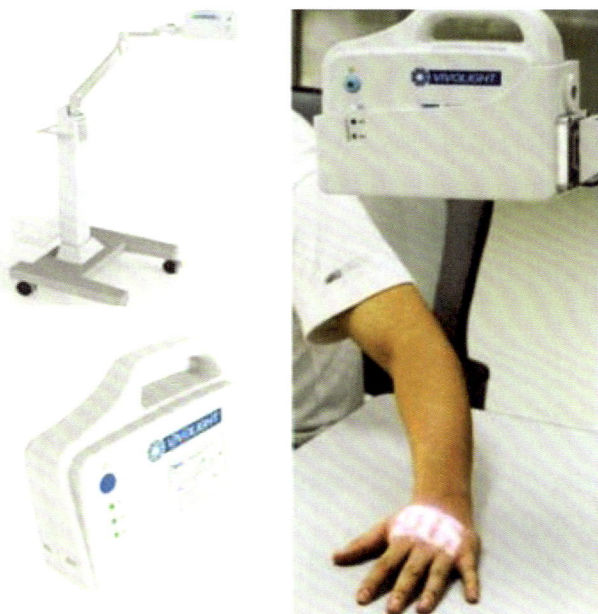

图 6-2-1　红外血管成像仪系统

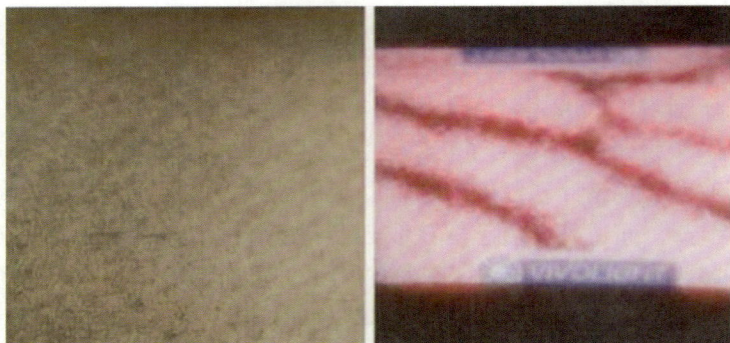

图 6-2-2　实时成像效果图

第三节　超声引导下外周静脉穿刺技术的应用

外周静脉留置针是目前临床上广泛应用的输液穿刺工具。外周静脉条件的好坏往往决定穿刺是否成功。部分患者因肥胖、水肿、长期输液等导致外周静脉的条件极差，进而导致穿刺困难，增加了患者的痛苦。随着现代医疗技术的发展，超声引导下外周静脉留置针置入成为重要的临床辅助技术，减少了置入创伤。

一、用　物

用物有便携式血管超声仪、消毒湿巾、无菌耦合剂、非无菌手套、无菌手套、安全型外周留置针、无针输液接头、一次性止血带、消毒液、透明膜、无菌纱布、标签。必要时，备剃毛刀、局麻药。

二、操作前的准备

1. 核对置入外周静脉留置针的医嘱。
2. 评估患者对局麻药、贴敷贴或消毒液的过敏史。
3. 使用 2 种独立的身份标识核对患者的身份（不包括病房编号或病床编号）。

4. 操作前获得家属知情同意或患者的同意。

5. 使用消毒液对拟穿刺区域进行消毒，完全待干。

三、操作流程

（1）使用超声仪评估血管：用消毒湿巾消毒超声探头，执行手卫生，戴清洁手套，将适量的超声耦合剂涂抹到患者的手臂上。用超声仪定位血管时，可使用纵切视图或横切视图。根据血管的深度，选择合适长度的导管，预防意外渗出。对于穿刺血管的深度超过 0.5cm 者，使用留置针时会增加意外渗出的风险，需选择足够长的留置针，确保置入后至少 2/3 的导管长度留在静脉中。对于穿刺血管的深度超过 1.5cm 者，应避免使用短导管，应选择置入其他的血管通路装置。

（2）将探头贴放在皮肤上。观察并注意拟穿刺部位的周围静脉、动脉和神经的位置。用探头按压动脉时，会有搏动；探头轻轻向下加压时，功能良好的静脉容易被压瘪。神经表现为与静脉和动脉相邻的回声束，注意避免刺激神经。在未扎止血带的情况下，评估静脉的直径、行程、形状和压缩性以及穿刺静脉的深度。评估预穿刺血管的直径与计划置入的导管外径是否足够匹配，避免使用较小的血管（导管与静脉的直径之比小于 45%）以防静脉炎、血栓形成。脱手套并妥善处理。

（3）执行手卫生。

（4）安置舒适的体位，暴露术侧上肢，必要时剃除毛发。用洗必泰消毒液来回摩擦穿刺部位，持续时间至少为 30s，消毒面积为 10cm×10cm。穿刺者戴无菌手套，建立无菌区。

（5）助手在超声探头上涂上耦合剂，穿刺者用无菌罩包裹超声探头，此时，助手在穿刺点上方系止血带。必要时予以局麻。穿刺者左手持无菌探头，涂抹少量的无菌耦合剂（或无菌生理盐水），锁定靶静脉横截面，确认静脉无搏动。右手持留置针在探头中点的位置，以针体与超声探头呈 20°~30° 进针，斜向下刺入皮肤。操作者的动作要轻柔，应始终保持针尖在屏幕上清晰可见，避免耦合剂与穿刺针接触。观察针尖进入静脉内腔的过程，确认缓慢回流的静脉血液的颜色和黏稠度。将探头移开，右手放低穿刺针的角度，固定套管针的针芯，左手将留置针外套管沿静脉走向全部送入血管内。松开止血带，右手退出留置针的针芯。必要时，穿刺者的左手中指摁压外套管的前端以减少出血，立即将已预冲好的肝素帽或无针接头连接在外套管，为便于固定和防止外套管滑脱，建议连接体积小、重量轻的肝素帽或无针接头。抽回血，用生理盐水冲洗导管以确认穿刺部位无肿胀或压痛，并正压封管，用透明敷料粘贴以妥善固定。

（6）整理用物，按规定将垃圾分类处理。

（7）脱下手套，执行手卫生。

（8）将置管日期标记在敷料上。

四、记　录

在患者的病历中记录：使用超声置入导管、导管的规格、血管的深度、导管的长度和置入的位置；置入的日期、时间，穿刺次数，以及患者对操作的反应及患者的教育。

参考文献

袁玲，邢红.中心静脉通路穿刺引导及尖端定位技术.南京：江苏凤凰科学技术出版社，2019.

陈新，黄宛.临床心电学.北京：人民卫生出版社，2009.

李学斌.心腔内电图.临床心电学杂志，2006（2）：152-153.

翟美琴，赵砚丽，刘晓明，等.心内心电图监测中心静脉导管理想位置的临床观察.河北医药，2009，22：3112-3113.

赵林芳，曹秀珠，陈春华，等.心内心电图特异性P波形态变化在瓣膜式PICC头端定位中的应用研究.中华护理杂志，2015，11：1374-1378.

吴翔，韩钟霖，李荣梅，等.腔内心电图P波形态变化与三向瓣膜式中心静脉导管头端位置判断.中华心律失常学杂志，2017，5：392-396.

殷贵兰，张建蓉，袁玲，等.腔内心电图技术在血液透析患者颈内中心静脉导管尖端定位中的应用.中国中西医结合肾病杂志，2020，2：131-132.

吴翔，韩钟霖，李荣梅，等.腔内心电图P波形态变化与三向瓣膜式中心静脉导管头端位置判断.中华心律失常学杂志，2017，5：392-396.

李善萍，袁玲，李蓉梅.自然垂降生理盐水柱法经三向瓣膜式PICC引导腔内心电图的流程制订及应用.现代临床护理，2016，4：24-28.

林喜荣，庄波，苏晓生，等.人体手背血管图像的特征提取及匹配.清华大学学报，2003，43（2）：154-167.

张晋阳，孙锈渐.红外静脉辅助定位系统设计.电子测量技术，2007，30（3）：140-143.

GEBHARD R E.The accuracy of electrocardiogram-controlled central line placement. Anesth Analg，2007，104（1）：65-70.

HERBERT D Z，GUNNAR L. Enhancing the contrast of subcutaneous veins. California：SPIE，1999：219-230.

HERBERT D Z，GUNNAR L，CARLOS V，et al. Prototype vein contrast enhancer. Optical Engineering，2005，44（8）：1-9.

HERBERT D Z，GUNNAR L，CARLOS V. Prototype vein contrast enhancer//Advanced biomedical and clinical diagnostic systems Ⅱ. Bellingham：Proceedings of SPIE，2004：39-49.

HERBERT D Z，GUNNAR L，HARSHAL D. Design of a clinical vein contrast enhancing projector. SPIE，2001：204.

MACGREGOR R，WELFORD R. Imaging for security and personnel identification.Adv Imaging，1991，6（7）：52-56.

ZHAROV V P，FERGUSON S，EIDT J F，et al.Infrared imaging of subcutaneous veins.Laser Surg Med，2004，34：56-61.

第七章
静脉治疗护理专科的建设与管理

第一节　静脉专科护理门诊的建设与管理

　　随着人类对健康需求的不断增长，以及全民大健康事业的蓬勃发展和护理学专业化、专科化的发展，锻炼和培养了一大批临床护理专业的学科人才，临床护理专家也应运而生，推动了专科护理门诊的发展。护理专科门诊作为一种高级护理的实践模式，是以护士为主导的、在门诊开展的、正式有组织的卫生保健服务提供形式，指导患者掌握专科疾病及慢性病居家自我护理的技能，拓展从住院至门诊、从院内至家庭的连续服务，以满足就诊患者及其家庭的健康服务需求。血管通路专科护理门诊是为满足日益增多的置管需求和出院带管患者导管维护需求而设立的。目前，在临床应用的血管通路装置的种类较多，包括 PICC、CVC、中线导管、输液港等，作为一类需长期留置的输液工具，置管后得到正确的维护和健康教育直接关系到患者的健康与后续的治疗服务。研究证实，血管通路专科护理门诊能有效提高患者导管维护的依从性，减少导管相关性并发症，提高患者的满意度。目前，国内多家医院开设了 PICC 门诊或血管通路门诊。下面就血管通路专科门诊的建设与管理进行分析探讨。

一、国内静脉治疗护理专科门诊的发展情况

中华护理学会静脉输液治疗专业委员会对全国 743 家医院 PICC 专科护理门诊的开设情况进行了调查。结果显示：743 家医院中，有 421 家医院开设了 PICC 专科护理门诊，占 56.7%，主要分布于北京、上海、天津、江苏、浙江等经济较为发达的省市。在开设时间方面，PICC 专科护理门诊最早开设于 2002 年；在开设频率方面，58.5% 的医院每天开设 PICC 专科护理门诊；在服务内容方面，90% 以上的医院提供 PICC 维护、拔管和并发症处理的工作，70% 以上提供 PICC 置管和会诊工作，28 家医院还提供中心静脉导管或输液港维护、健康咨询等工作。在开设 PICC 专科护理门诊的医院中，85.7% 的医院 PICC 专科护理门诊的护士以本科学历为主，63.3% 的医院以中级职称为主，90.8% 的医院 PICC 专科护理门诊的护士独立出诊，67.6% 的医院 PICC 专科护理门诊的护士为兼职，59.2% 的医院采用直接任命的方式聘任 PICC 专科护理门诊护士。分别有 45.1%、44.2% 和 42.5% 的医院 PICC 专科护理门诊护士在上岗前取得了学术团体、卫生健康委员会、卫生局等行政部门的 PICC/ 静脉治疗专科护士培训合格证书以及本院内部的考核认证。

二、国内静脉治疗护理专科门诊的建设与管理情况

1. 专科门诊的设立

静脉治疗护理专科门诊的诊室由置管室、维护室、谈话区、宣教区以及办公区组成，布局合理，设施齐全，符合医院感染控制的标准。其中，置管室内必须配备有专用的病床、B 超引导穿刺仪、无菌物品柜、等离子空气消毒机、紫外线消毒灯以及置管车等；导管维护室设有独立的操作台、无菌物品柜、等离子空气消毒机等设施，墙面需公示 PICC 置管、导管维护的服务流程文件，宣教区配备有与 PICC 相关的知识图片及宣教电视；办公区则配备有电脑、打印机等办公设备。专科门诊应以静脉治疗专职护士或者静脉治疗专科护士为主。其中，置管护士由取得 PICC 置管资格证书、护师以上职称、本科以上学历、具有丰富的临床护理工作经验以及接受过静脉治疗培训的人员担任。维护护士由经过院内维护专科护士规范化培训并取得资质、大专及以上学历、具有丰富的临床护理工作经验、熟悉静脉治疗常见的并发症处理方案的人员担任。诊室的设置与配备均符合 PICC 置管及维护的需求。但由于缺少一个统一的规范和标准，所以各家医院的人员配备不同，对人员

资质的要求也不尽相同。

2. 工作范畴

由于缺少一个统一的规范和标准，各家医院的静脉治疗专科护理门诊的工作内容也不尽相同。经归纳，目前静脉治疗专科护理门诊的工作范畴主要有以下几方面：①主要负责院内集中 PICC 置管；②配合院内、院外会诊置管及相关并发症和疑难问题的会诊及处理；③配合医生完成手臂输液港的置入；④接受该院内外治疗间歇期间 PICC 导管及输液港的维护及相关的健康教育；⑤整理收集、保存记录患者的信息及建立档案；⑥参与全院静脉输液质量控制管理；⑦配合开展基层医院的咨询服务；⑧承担全院 PICC 及输液港维护、留置针的规范操作的带教工作；⑨互联网＋护理咨询及居家护理服务。

3. 质量控制

专科护理门诊的建设与管理必须落实严格的质量管理措施，具体有以下几方面：①首先，要建立合理的管理制度。目前，静脉治疗专科护理门诊实行护士长或组长对科室的领导制度，完成人力与物资的合理配备，建立健全各项工作制度，用制度规范门诊的运行。②其次，要明确工作职责。专科护理门诊管理需要根据实际情况，合理、弹性排班。置管护士主要负责全院的门诊、住院患者及危重患者的床边置管。维护护士负责门诊置管患者导管的维护及随访工作。所有的护士均需严格遵守工作职责，分工协作。③制定规范化操作流程和评分细则：静脉治疗专科护理门诊应根据指南、标准等制定置管、维护和并发症处理的操作流程与评分细则，并制定风险管理措施，用以规范科室操作实践以及作为考察全院护士导管维护的标准。④制定质量检查标准及反馈制度：专科护理门诊应根据实际情况，结合文献标准，制定相应的静脉治疗专科护理门诊质量检查标准，每周、每月、每季度对专科护理门诊的情况运行检查和落实，对存在的问题进行分析及整改，以提升 PICC 的护理质量。

第二节　静脉输液治疗质量的安全管理

一、人员资质管理

1. 中心静脉置管人员的资质

中心静脉血管通路装置的置入和维护应由经过培训并取得相应资质的专

业人员负责。人员应具备解剖学、生理学和血管通路管理技术的相关知识，以便维护血管通路装置，降低发生并发症的风险。

中华人民共和国国家卫生健康委员会发布的卫生行业标准《静脉治疗护理技术操作标准 WS/T 433-2023》中要求，实施静脉治疗护理技术操作的相关人员应定期进行静脉治疗所必需的专业知识及技能培训；PICC 置管操作应由经过 PICC 专业知识与技能培训、考核合格且有 5 年及以上临床工作经验的操作者完成。

2. 培训及考核质量

设定医护人员使用和维护中心静脉血管通路装置的核心能力的评价指标，进行程序化模拟训练来提高培训质量。

设定评价指标，可为医护人员的培训和认证、能力的评价提供量化依据，并帮助设置培训课程资质。培训课程应包括与中心静脉血管通路装置相关的理论课程、结合超声技术的模拟训练，并且在临床实践中不断对各项相关的技能进行观察与考核，并保存相关的记录文件，才能更有效地提高操作者的技能。

3. 循证实践和研究

在提供输液治疗时，临床人员应将循证知识与临床的专业知识以及患者在当前情况下的偏好和价值观结合起来，依据组织政策、程序和实践指南提供血管通路装置。

临床人员根据法规、专业标准以及组织政策获得研究和与研究相关的活动批准，并使用研究结果和最佳的证据来扩展输液治疗的知识，从而验证和改进实践，增强基于证据的临床决策。

二、静脉治疗

1. 血管通路器材的合理选择

详见第一章第三节。

2. 化疗药物静脉治疗的安全评估

（1）与医生沟通：了解化疗方案及疗程，评估药物的刺激性和毒性、药物的 pH 和渗透压。

（2）与患者沟通：了解疾病的治疗情况，评估患者的血管条件和配合程度。

（3）综合分析：进行静脉治疗的风险评估及选择合理的静脉输液路径，根据不同的患者及药物，选择不同的输液路径和工具。

3. 化疗泵在静脉输液中的安全管理

（1）化疗泵使用前的管理

1）护士培训：要求每个护士掌握化疗泵的基本原理、配药技术、异常情况的处理和携带化疗泵的注意事项等。制定适合本科室的化疗泵的操作流程，要求按流程进行治疗护理。

2）安全保证：化疗前与医生一同告知患者使用化疗泵的目的、意义，以及可能出现的不良反应等内容，并让患者签署知情同意书，使医、护、患三方共同重视安全使用问题。根据医嘱选择化疗泵。

3）容量应准确：根据医嘱剂量准确计算化疗药物及稀释液的量，药物的配制方法为药物容量加稀释液的容量等于总容量。

4）严格遵守操作规程：抽吸药液时避免玻璃碎屑，严禁针头刺入式配药。配药时注射器对准注药口并旋紧，掌握好注药的力度，以免因压力过度而导致储药囊破裂。在排气的过程中，如果不注意，储药袋和泵延长管很容易残留细小的气泡，在泵运行的过程中，化疗泵内因有空气报警而停止运行，造成患者产生紧张的情绪。

（2）携带化疗泵期间的管理

1）准确核算：每小时输入的剂量要核算准确，一人换算后，须另一人复核后调节清楚再使用。如 250mL 的剂量需要输注 22h，则输入速度约为 11.4mL/h。

2）正确连接输液通道：排气后将化疗泵接头与 PICC 的输液接头螺口连接，保持接头处连接紧密，避免化疗药物从接头处渗漏，从而造成安全隐患。

3）保持管路通畅：化疗泵的延长管较细长，稍不注意会造成打折或扭曲，影响输注的正常运行。特别是输注刺激性强、分子颗粒大的药物时，加上输注速度缓慢，容易造成导管堵塞。经 PICC 输注时须注意预防堵管的发生，建议每 4~6h 用生理盐水冲洗导管 1 次。

4）日常活动的注意事项：在持续用泵输注的期间，可下床活动，自由行走。建议患者带泵期间尽量不洗澡，不能剧烈运动，嘱患者睡觉时将置管肢体放于不易受压的位置。因泵的体积小，指导患者注意保护化疗泵，妥善固定导管，防止导管扭曲打折。避免过度牵拉受压，及时检查化疗泵与 PICC 的连接情况，防止泵与管脱离而致药液外漏。

　　5）严格执行详细的交接班：由于输注速度缓慢，液体泵入的速度、剂量及余量仅凭肉眼观察难以判断，因此，应严格执行床边交接班，查看泵的运行情况，泵入的速度、剂量、余量，以及起止时间等，应使用电子秤对化疗泵进行称重计算，并记录在护理记录单和交班本上。观察弹性药囊缩小的程度与输注时间是否相符，如变化不大，应查找原因。加强巡视，观察输液部位有无皮肤红肿、疼痛或静脉走向变红、输液管路堵塞等，及时给予相应的处理。观察患者的化疗反应，重视患者的主诉，及时对症处理。

　　6）其他的注意事项：使用便携式球囊化疗泵，密切检测泵体的流速。泵体的流速受温度、化疗泵泵体的位置、给药途径、血液黏性等因素的影响。在持续用泵输注期间，要尽量使储药囊与静脉穿刺处保持在同一水平线，以保证流速精确。若发现泵体流速超过正常的速度范围的±10%，则及时对化疗泵采取流速控制措施：速度过快时，采取放低泵体的位置、降低周围温度的措施；速度过慢时，则采取冲管、抬高泵体的位置、升高周围温度等措施。在使用便携式微电脑化疗注药泵时，应注意以下问题：①预防药物外渗，泵入化疗方案应选择 PICC 或 CVC 静脉通路。②做好检查工作，对于微电脑化疗注药泵，在使用前检查装置是否连接紧密，注药泵配用液袋是否与化疗泵相连，是否在锁屏状态，化疗泵"开启"键是否启动，防止未开启的药液滴入或药物在未连接的状态下快速滴入而导致不良的后果。

三、静脉输液质量的检查

1. 成立安全管理委员会

　　建立质量控制体系可减少血管通路相关的并发症。通过设立静脉输液安全管理委员会，制定完善的输液管理制度，明确规定参与静脉输液提供人员的角色、职责和责任。在全院范围内建立静脉输液传报网络体系，确保静脉输液质量持续改进。

　　（1）质量改进内容包括感染的监测、汇总、分析和报告；感染预防措施；与感染有关的发病率和死亡率；以及与输液相关的患者质量指标和不良事件。临床医生根据需要采取行动，改进实践、流程或系统。

　　（2）质量改进可使用系统的方法和工具来指导活动，如改进模型（计划—实施—检查—行动）、精益六西格玛，持续质量改进，根本原因分析以及医疗保健失败模式和效果分析，实现基于数据的结构或过程的更改。

（3）根据改进领域的基准收集数据，将结果与国家数据库进行比较，评估和报告质量与安全指标的结果，以确定需要改进的领域。

2. 成立血管通路服务组织

医院成立多学科合作的静脉输液服务组织，根据其服务范围来满足患者和组织对安全、有效与高质量输液治疗的需求。服务组织参与全院静脉输液的质量控制和全院静脉输液的培训，确保医院静脉输液的规范化、同质化。

3. 全院质控

每年定期对全院静脉输液进行质量检查，确保全院静脉血管通路的质量与安全。静脉血管通路质控检查标准详见附录3。

第三节　静脉专科护理会诊与信息化管理

随着肿瘤静脉专科化发展逐步拓展和深化，随着"健康中国2030"的发展步伐，全面跟进《国务院办公厅关于推动公立医院高质量发展的意见》中提及的医疗服务模式创新、多学科诊疗模式深化推广以及强化信息化建设的支撑作用，肿瘤静脉专科护理的发展也随之壮大，基于医院一体化信息平台的搭建，护理会诊数量越来越多，全国静脉管理的效率与质量也有了较大的提升。我院基于信息平台，在肿瘤患者静脉专科护理管理方面，设计、构建了静脉专科护理会诊及中心静脉导管全程管理的模块，有效提升了院内肿瘤患者的静脉规范化管理。

一、静脉专科护理会诊

静脉通路是肿瘤患者治疗的重要途径，随着血管通路装置的不断发展，以及外周静脉留置针、各类中心静脉导管以及完全植入式静脉输液港等新型输液装置的不断更新，静脉通路的管理已经成为一门多学科的临床实践技能。为进一步规范静脉通路的选择和管理，减少并发症的发生率，提高护士对导管相关性血栓、导管相关性感染和导管断裂等并发症的处理能力，减轻患者的痛苦，浙江省肿瘤医院于2012年开始依托计算机网络平台，运用护理信息学的手段，构建了信息护理会诊系统，临床护士在遇到难以辨别或处理的静脉通路相关的并发症时，可以利用该平台向院内静脉专科小组发起会诊申请，在静脉专科护士的指导下有效应对全院肿瘤患者静脉通路管理中出现的疑难问题。

1. 静脉专科护理会诊专科团队的建设

在护理专科管理委员会内，下设静脉通路专科护理会诊小组，以静脉专科护士为组长，通过自愿报名和医院选拔相结合，由热衷于肿瘤患者静脉管理的高年资临床护理专家组成会诊专家小组。5 名临床护理专家组成静脉通路专科护理会诊小组。根据临床问题的难易程度，每次选择 1~2 名专家参与临床会诊。每隔 2 年，护理部对护理会诊专家进行 1 次资格审查。入选的会诊专家在电子病历系统中维护个人信息，以便临床护士选择对口的会诊专家。信息平台会把会诊需求及时通知到会诊专家，护理部在此平台能对相关会诊的工作量进行统计。

2. 会诊时间要求

按照患者病情的轻重缓急进行护理会诊管理。对于急会诊，会诊人员需 10min 内到达会诊病区，例如：由化疗药物外渗引起的伤口问题、需急诊治疗的静脉通路问题等。对于常规治疗的静脉选择困难或拔管困难等疑难问题，则在 4h 内会诊。

3. 会诊实施流程

临床护理单元遇到疑难的问题，如静脉选择困难、导管相关并发症的处理、拔管困难、依从性差的患者的健康指导等，可由责任护士提出申请，护士长组织科室讨论，确定护理会诊的专家。责任护士通过电子病历系统填写护理会诊单，按专科项目选择会诊专家。通过护理会诊信息平台，系统自动发短信到会诊专家的手机上。会诊专家接到信息后，进入电子病历系统，查阅需要会诊患者的信息，了解患者的情况及需解决的问题。专家按会诊需求的轻重缓急进行分类，及时到临床查看患者、询问病情、与责任护士探讨。最后，会诊专家提出会诊意见，在电子病历系统中填写电子会诊单的"专家会诊意见"，并指导临床实施相应的护理措施。会诊专家对会诊患者实施首诊负责制。会诊后第 1 天，会诊专家需要进行回访，根据会诊措施的落实情况、会诊问题的解决情况等制订跟踪随访计划，直到会诊问题得到解决。会诊小组每季度对会诊信息进行汇总分析，会诊的工作量纳入年终科室的学科评估。

4. 会诊意义

通过静脉会诊，可提高全院静脉通路选择的合理性及安全性。临床应用的静脉通路装置的种类繁多，肿瘤患者因病情变化及治疗的需要，出现多种复杂的情况，选择一种既能满足治疗需求、并发症又少的静脉通路装置，是医护人员及患者的共同期望。通过静脉会诊，减轻了临床护士的压力，提高了护理优质资源的配置，同时提高了静脉通路选择的合理性及安全性，赢得了患者的信任，最大程度地保证了患者的需求与安全。

专科护理会诊的实施，充分体现了"以患者为中心，以质量为核心"的护理服务理念，实现静脉护理同质化管理，保障静脉护理的质量。建立护理会诊制度，给患者提供了一个规范、有效、及时、个性化专业的处理服务和相应的健康教育，同时提供会诊后全程跟踪随访的动态管理，确保静脉管理的质量。另外，护理会诊，能够让专科护士从专业的角度分析患者现存的、潜在的护理问题，提出专业的解决问题的方法，同时也使得他们更敏锐地总结发现实践中存在的问题和可以改进的空间，进而驱使专科护士主更高深的方向去探索，从而提高其专业实践的能力。以静脉专科护士为核心的静脉通路专科护理会诊小组，有利于解决患者的静脉输液过程中的疑难问题，保证了患者的输液安全，同时也减轻了临床护理人员的静脉通路的管理压力，实现静脉通路全院同质化的管理。

二、静脉输液通路信息化的全程管理

有效的血管通路是保证患者静脉治疗效果的前提条件。近年来，PICC、CVC、PORT 等血管通路为患者提供了安全的给药途径，保证了静脉治疗的效果。

但随着置管肿瘤患者数量的日益增多，血管通路的信息统计和质量控制越来越难。因此，多数医院均依托自身的电子病历系统，构建了相应的静脉血管通路管理系统，实现肿瘤患者血管通路的全程管理，以进一步提升全院的静脉专科护理的质量与水平。目前，浙江省肿瘤医院仅对三类血管通路（PICC、CVC、PORT）进行全程管理，主要包括置管预约、导管维护管理、并发症管理、随访管理、拔管登记及统计管理等模块。

1. 置管预约

浙江省肿瘤医院设有独立的静脉治疗中心，对于 PICC、CVC、PORT 三类输液导管置入，采取集中预约置管。患者入院后，医生及护士需依据患者的病情及治疗方案进行整体评估，如需要置入相应的静脉血管通路装置，在门诊/住院电子病历系统中发起中心静脉置管申请。申请时，须按要求填写患者的简要病史、基本的实验室检验结果、曾置管的情况、既往病史等信息，提交后等待静脉治疗中心护士进行审核。静脉治疗中心的护士审核通过后，为该患者安排好置管时间。护士根据审核结果，对患者及其家属进行相应的健康宣教，并在预约的时间段内，护送患者至静脉治疗中心进行导管置入。部分医院 PORT 的植入由介入科医师完成，置管申请由介入科医师进行审核，审核通过后，患者需按照介入科的手术流程，进行术前准备，并将患者送至介入手术室完成 PORT 植入。

如果患者的静脉输液导管是通过外院带入的，则需要登录电子病历系统，进行导管带入登记，以便在患者的在院治疗期间，实现静脉导管的规范管理。

2. 导管维护

将静脉输液导管置入以后，规范的导管维护，对患者的整体治疗过程，具有举足轻重的作用。患者按时进行规范维护，能够有效避免部分并发症的发生。依托信息系统，能够对患者的维护时间和频次进行设置，必要时，能够设置维护提醒，督促患者按时进行维护。而医院的电子病历系统中，设置静脉导管维护的模块，针对同一位患者，自导管置入即形成一份静脉输液管理档案。每次维护后，护士可以记录此次维护的过程及导管相关并发症的评估结果。根据维护结果，对患者进行针对性的健康宣教。浙江省肿瘤医院患者的静脉治疗管理系统，可以同时兼容门诊/住院电子病历系统。门诊患者，根据预约挂号信息生成维护编号，携带维护预约单至静脉治疗中心门诊进行维护；住院患者的维护，由责任护士在患者床旁完成。维护完毕后，在电子病历系统中登记此次维护的相关信息。

3. 并发症上报

规范的静脉导管全程管理，应该涵盖患者在带管期间的规范维护和并发症管理。为了能够及时掌握患者在带管期间发生的情况，并及时进行评估处理，在电子病历系统中设置了静脉导管并发症登记的模块。该界面包含并发症的类型、并发症的症状、评估、处理、图片上传、备注等栏目。根据美国的静脉输液护理实践标准及美国疾病预防和控制中心发布的《导管相关性感染预防指南》的并发症分类进行填写设置，需进行登记的并发症包括：机械性静脉炎、渗血血肿、渗液、皮肤反应、疑似导管相关性血流感染、局部感染、导管堵塞、疑似血栓、继发性导管异位、导管滑出、导管完整性、纤维蛋白包裹等。对每项并发症的评估和处理，均做结构化处理。护士进行填写时，按照实际情况勾选评估内容、规范及处理措施。视医院自身信息系统的实际情况，与研发团队共同设计并发症图片留存的模块。目前的掌上电脑多具有拍照功能，可在并发症登记的同时，将患者实际发生的如严重的过敏反应、局部感染、导管断裂、上肢水肿、超声静脉血栓筛查图像等，实时拍照上传，以作为血管通路的档案，用于并发症的追踪随访及疑难病例的讨论。必要时，导入院内的案例库，作为专科案例进行存档。

4. 随访管理

患者在出院以后，将 PICC 或 PORT 带回进行居家维护，但由于患者及其家属的专业知识限制，以及居住地区的医疗资源分布及使用情况存在差异，多数患者及其家属在导管维护上存在疑问或者困难的时候，往往会无处求助。因此，带管出院的患者的延续性护理及随访即显得尤为必要。基于信息平台，按照美国的静脉输液护理实践标准，设置不同的随访规则。待患者出院时，责任护士评估后，提交随访申请，同时填写出院时患者导管的相关信息，以备随访时，给随访护士参考。通过随访，可以有效了解患者在治疗间歇期间的导管的维护现状，以及患者是否存在导管相关的并发症发生，给予针对性的健康教育，必要时提醒患者及其家属及时就诊以得到正确的处理。

5. 拔管登记

完整的静脉导管管理，应从患者置管开始至导管拔管结束。患者治疗结束或医其他原因拔出导管时，应予以及时正确的记录，形成一份完整的静脉输液道路管理档案。基于信息平台，设计导管拔管记录界面，内容包括拔管原因（非计划、计划），导管评估（完整、不完整），局部处理（凡士林纱布覆盖、敷料外敷、其他），患者宣教等内容。选择"计划性拔管"，需录入拔管原因，包括治疗结束、置管时间 ≥1 年、患者要求拔管等。当选择"非计划拔管"时，还需进入"并发症录入界面"，记录完整的相关信息。

6. 统计管理

静脉输液通路的全程化管理，除去上述模块的设置之外，质量控制模块也需要进行设计与考量。持续动态地对全院范围内的静脉输液通路的管理情况进行总结、分析，能够有效地促进管理者发现临床问题，并进行针对性的整改，进而提升整体护理人员的静脉输液通路的管理效率与质量。一般的统计分析模块，包含工作量统计分析、工作质量考评模块。工作量统计分析模块，可按照不同的科室、置管人员、维护护士等进行分类查询和显示，进行各类血管通路的工作量统计，同时为医院的绩效考核提供一定的客观数据的支持；工作质量考评模块，则按照血管通路专科质量指标来进行设置，如穿刺成功率、并发症的发生情况、非计划拔管率等进行体现。根据数据的动态显示，按照不同的科室、时间、操作者等条件，对数据进行追踪总结，分析其发生的原因和规律，挖掘解决问题的最优办法，开展持续质量改进，使静脉专科护理获得发展，同时提升医院团队的整体实力和影响力。

　　血管静脉通路的全程管理信息系统构建，实现了患者的血管通路全过程的管理，保证了信息的完整性，提高了护士的工作效率，同时对未来的静脉输液通路管理提出了更高的要求。通过数据共享、数字赋能，将来可打破地域上的限制，实现跨空间的网络管理，开展动态质量监控以及不良事件的可追溯，为实现变革和创新提供现实依据。通过血管通路管理信息化数据的不断充实，利用大数据分析，开展各类并发症的总结及影响因素的分析研究，构建静脉相关并发症的预警模型和决策干预系统，进一步拓展肿瘤患者静脉管理专科化发展的速度与深度。

参考文献

郑素惠，许乐，朱婷，等.血管通路护理专科门诊的建设与管理.福建医药杂志，2017，39（2）：141-143.

高金华，胡少华，罗群，等.静脉治疗护理亚专科的建设与实践效果.护理学杂志，2022，37（14）：76-81.

郑素惠，黄韩英，陈真，等.血管通路护理专科门诊的建设与管理.中华护理学会全国静脉输液治疗护理学术交流会议论文集，2015：195.

张洁，张慧妍，王妹，等.血管通路专科门诊的业务流程再造.护理学杂志，2019，34（20）：9-12.

朱青.血管通路护理门诊专科发展的实践与思考.中国卫生产业，2019，16（19）：121-123.

聂圣肖，王蕾.全国743家医院PICC专科护理门诊开设情况的调查研究.中华现代护理杂志，2019，25（29）：3728-3732.

刘婷，王妤，赵宝婕，等.国内专科护理门诊实践模式的研究进展.循证护理，2022，8（16）：2202-2205.

李蓉梅.国内经外周静脉置入中心静脉导管专科护理门诊的发展现状.中华现代护理杂志，2010，16（23）：2844-2845.

闻曲，成芳，鲍爱琴.PICC临床应用及安全管理.北京：人民军医出版社，2012.

中心静脉血管通路装置安全管理专家组.中心静脉血管通路装置安全管理专家共识（2019版）.中华外科杂志，2020，58（4）：261-272.

张婷婷，丁金霞，黄燕，等.床边check-list安全记录表在便携式化疗泵中的设计和应用.中国医药科学，2021，11（3）：199-202.

钱玉霞，潘爱萍，王焕.便携式微电脑化疗注药泵在非霍奇金淋巴瘤患者化疗中的应用效果.解放军护理杂志，2017，34（10）：74-76.

尚艳丽.应用便携式化疗泵化疗的大肠癌患者临床观察及护理体会.当代医学，2020，26（21）：181-182.

ELLEN L C，RAAFIALI，MICHAEL B S，et al.Baxter elastomeric pumps：weighing as an alternative to visual inspection. Journal of Oncology Pharmacy Practice，2018，24（3）：163-169.

GORSKI L A，HADAWAY L，HAGLE M E，et al.Infusion therapy standards of practice.8th Edition.J Infus Nurs，2021，44（1）：S1-S224.

GORSKI L A. A look at 2021 infusion therapy standards of practice.Home Healthc Now，2021，39（2）：62-71.

附　录

附录1　常见的静脉抗肿瘤药物性质及注意事项

附表1为常见的静脉抗肿瘤药物的性质及注意事项。

附表1　常见的静脉抗肿瘤药物的性质及注意事项

药品名称	药物剂型	存储条件	药物配制	输液保存及避光的注意事项	不良反应
曲妥珠单抗	冻干粉针剂	避光，2~8℃冷藏	稀释液或无菌注射用水复溶，浓度为21mg/mL，取所需量的复溶液，用0.9%氯化钠注射液250mL稀释	稀释液复溶的溶液可在2~8℃保存28日；无菌注射用水复溶的溶液可在2~8℃保存48h；稀释后的溶液可在2~8℃保存24h	心功能不全、输注反应、化疗引起的中性粒细胞减少症加重、肺部反应、肝肾毒性、腹泻等
贝伐珠单抗	注射液	避光，2~8℃保存，不得冷冻或振摇	0.9%氯化钠注射液稀释，终浓度为1.4~16.5mg/mL	稀释后的溶液在2~8℃最多保存8h	高血压、蛋白尿、出血、血栓栓塞事件、胃肠道穿孔、手术和伤口愈合并发症
利妥昔单抗	注射液	避光，2~8℃冷藏	0.9%氯化钠注射液或5%葡萄糖溶液稀释，终浓度为1~4mg/mL	稀释后的注射液在室温下可保存12h，在冷藏（2~8℃）条件下可保存24h	恶心、呕吐、瘙痒、荨麻疹/皮疹、发热、疲劳、头痛、血管神经性水肿、感染等
尼妥珠单抗	注射液	2~8℃保存，不得冷冻	100mg稀释于250mL氯化钠注射液	用生理盐水稀释后可在2~8℃保存12h；室温条件下保存8h	发热、血压下降、恶心、头晕、皮疹

药品名称	药物剂型	存储条件	药物配制	输液保存及避光的注意事项	不良反应
帕妥珠单抗	注射液	避光，2~8℃保存，不得冷冻或振摇	0.9%氯化钠注射液250mL稀释，使其初始浓度为3.0mg/mL，后续的剂量浓度为1.6mg/mL	稀释后药液可在2~8℃保存不超过24h	腹泻、脱发、恶心、疲劳、中性粒细胞减少症、呕吐、发热性中性粒细胞减少症、心脏毒性、输液反应
西妥昔单抗	注射液	2~8℃保存，禁止冷冻	—	—	痤疮样皮疹（主要在面部和上身）；输液相关反应，包括过敏反应，可表现为发热、寒战、荨麻疹、呼吸困难等
重组人血管内皮抑制素	注射液	避光，2~8℃冷藏	0.9%氯化钠注射液250~500mL稀释	—	心脏毒性（用药初期少数可出现轻度疲乏、胸闷、心慌，绝大多数对症处理后可好转），消化系统反应（偶见腹泻、肝功能异常），过敏反应（多为轻中度）
信迪利单抗	注射液	避光，2~8℃冷藏，避免冷冻或振摇	0.9%氯化钠注射液稀释至1.5~5.0mg/mL	稀释前可在室温（≤25℃）保存不超过24h。稀释后应立即使用，不得冷冻；也可在2~8℃避光保存不超过24h；20~25℃光照条件下不超过6h，冷藏后须在使用前恢复至室温	发热、肺部感染、腹泻、皮疹、肝功能异常、贫血、白细胞减少、血小板减少、甲状腺功能紊乱以及其他免疫相关的不良反应

续表

药品名称	药物剂型	存储条件	药物配制	输液保存及避光的注意事项	不良反应
阿替利珠单抗	注射液	避光，2~8℃保存，不得冷冻或振摇	0.9%氯化钠注射液250mL稀释	室温下保存不超过6h（包括滴注时间）或于2~8℃冷藏条件下保存不超过24h，保存期间均不得冷冻或振摇	疲乏、食欲下降、恶心、咳嗽、发热、腹泻、皮疹等
度伐利尤单抗	注射液	避光，2~8℃保存，不得冷冻或振摇	0.9%氯化钠注射液或5%葡萄糖注射液稀释，终浓度为1~15mg/mL	稀释后应立即使用，若未及时使用，可在2~8℃保存不超过24h或于室温（≤25℃）保存不超过4h，且不得冷冻或振摇	非感染性肺炎或放射性肺炎、咳嗽、疲乏、上呼吸道感染、呼吸困难和皮疹等
卡瑞利珠单抗	粉针剂	避光，2~8℃保存，不得冷冻	200mg用5mL灭菌注射用水复溶，再抽取5mL复溶液至100mL的5%葡萄糖注射液或0.9%氯化钠注射液稀释	稀释后于室温下保存不超过6h（包括滴注时间）或于2~8℃冷藏保存不超过24h	反应性毛细血管增生症、甲状腺功能减退症、天门冬氨酸氨基转移酶氨升高、乏力、丙氨酸氨基转移酶（ALT）升高、贫血、发热等
纳武利尤单抗	注射液	避光，2~8℃保存，不得冷冻	0.9%氯化钠注射液或5%葡萄糖注射液稀释，终浓度为1~10mg/mL	稀释后于室温下保存不超过8h（包括滴注时间），在2~8℃条件下保存不超过24h	疲乏、皮疹、瘙痒、腹泻、中性粒细胞减少、恶心等
帕博利珠单抗	注射液	2~8℃避光保存，避免冷冻或振摇	0.9%氯化钠注射液或5%葡萄糖注射液稀释，终浓度为1~10mg/mL	稀释后应立即使用或在2~8℃条件下保存24h，室温（≤25℃条件下最多保存6h）	恶心、贫血、疲劳、便秘、腹泻、中性粒细胞减少等

189

药品名称	药物剂型	存储条件	药物配制	输液保存及避光的注意事项	不良反应
特瑞普利单抗	注射液	避光，2~8℃保存，不得冷冻	0.9%氯化钠注射液100mL稀释至终浓度为1~3mg/mL	稀释后可于室温下保存不超过8h，或于2~8℃保存不超过24h，不得冷冻	贫血、ALT升高、乏力、AST升高、皮疹、发热、白细胞计数降低，咳嗽等
替雷利珠单抗	注射液	避光，2~8℃保存，不得冷冻	0.9%氯化钠注射液稀释至1~5mg/mL	稀释前可在室温下（≤25℃）保存不超过2h；稀释后可保存不超过24h	皮疹、疲乏、ALT升高、贫血、非感染性肺炎等
硼替佐米	冻干粉针剂	避光，不超过30℃保存	1.静脉注射：0.9%氯化钠注射液稀释至1mg/mL 2.皮下注射：0.9%氯化钠注射液稀释至2.5mg/mL	配制后的溶液应在25℃下保存，将配后8h内使用。配制后的溶液放在原容器或注射器内不得超过8h，且不应在室内光线下暴露8h以上	胃肠道毒性、周围神经病变、骨髓抑制、体位性低血压，其他还包括心脏毒性、肝功能异常、感染等
亚叶酸钙	注射液冻干粉针剂	遮光，在2~8℃保存，不得冷冻遮光、密闭，10~30℃保存	0.9%氯化钠注射液或5%葡萄糖注射液稀释	稀释液可在2~8℃下保存24h	偶有皮疹、荨麻疹或哮喘等过敏反应
左亚叶酸钙	冻干粉针剂	遮光、密闭，在10~30℃干燥处保存	100mg用0.9%氯化钠注射液100mL溶解	配制后24h内使用	腹泻、食欲不振、恶心、呕吐、口腔黏膜炎、发热、白细胞计数减少等

续表

药品名称	药物剂型	存储条件	药物配制	输液保存及避光的注意事项	不良反应
阿糖胞苷	冻干粉针剂	室温(15~25℃)下保存	注射用水、0.9%氯化钠注射液或5%葡萄糖溶液配制，最高浓度为100mg/mL	溶剂中若含防腐剂，配制后可于室温下保存48h；若不含防腐剂，应尽快使用	骨髓抑制、感染、肺炎、胃肠道毒性、肝功能异常、脱发、皮疹、发热等。阿糖胞苷综合征多见于用药后6~12h，有骨痛或肌痛、咽痛、发热、全身不适、皮疹、眼睛发红等表现
	注射液	25℃以下避光保存			
奥沙利铂	冻干粉针剂	遮光、密闭，在25℃以下保存	每50mg以5%葡萄糖注射液或注射用水10mL复溶，使浓度达5mg/mL，复溶液以5%葡萄糖注射液250~500mL稀释为0.2mg/mL以上浓度的溶液	稀释液于2~8℃保存不超过24h	骨髓抑制、恶心、呕吐、腹泻、外周神经毒性
	注射液	遮光、密闭保存	5%葡萄糖注射液250~500mL稀释		
表柔比星	冻干粉针剂	遮光、密闭保存	每10mg用注射用水或0.9%氯化钠注射液5mL复溶（复溶时间不超过60秒），复溶液用0.9%氯化钠注射液或5%葡萄糖注射液稀释	—	心脏毒性、骨髓抑制、脱发、黏膜炎、恶心、呕吐、腹泻
	注射液	避光，2~8℃保存	0.9%氯化钠注射液或5%葡萄糖注射液稀释		

191

续表

药品名称	药物剂型	存储条件	药物配制	输液保存及避光的注意事项	不良反应
博来霉素	冻干粉针剂	密封，在阴凉（不超过20℃）干燥处保存	1.肌内或皮下注射液：使用注射用水、0.9%氯化钠注射液或葡萄糖溶液5mL溶解 2.静脉注射液或静脉滴注液：使用注射用水、0.9%氯化钠注射液或葡萄糖溶液5~20mL溶解	—	间质性肺炎或肺纤维化、皮肤硬化和色素沉着、发热、脱发、胃肠道反应、指甲改变、静脉炎等
多西他赛	注射液	2~25℃，密闭、遮光保存	0.9%氯化钠注射液或5%葡萄糖稀释，终浓度为0.30~0.74mg/mL	将注射液配制后在室温条件下保存不超过4h	骨髓抑制、体液潴留、肝脏毒性、皮疹、胃肠道反应及脱发等
达卡巴嗪	冻干粉针剂	避光，密闭，在阴凉处（不超过20℃）保存	0.9%氯化钠注射液10~15mL溶解，再用5%葡萄糖注射液250~500mL稀释	现配现用，在输液过程中尽量避光	常见骨髓抑制、胃肠道反应，少数人可出现流感样症状、面部麻木、脱发，偶见肝肾功能损害。注射部位可有血管刺激反应
多柔比星脂质体	注射液	避光，2~8℃保存，避免冷冻	注射液剂量小于90mg时，以5%葡萄糖注射液250mL稀释；剂量大于或等于90mg时，以5%葡萄糖注射液500mL稀释	稀释液应立即使用或于2~8℃保存不超过24h	最常见的为骨髓抑制，其他常见的包括恶心、无力、脱发、发热、腹泻、与滴注有关的急性反应和口腔炎等

续表

药品名称	药物剂型	存储条件	药物配制	输液保存及避光的注意事项	不良反应
氟达拉滨	冻干粉针剂	遮光、密闭，2~10℃保存	1. 静脉注射：50mg 用无菌注射用水 2mL 溶解，使其浓度为 25mg/mL，随后抽取所需的剂量，用生理盐水 10mL 稀释 2. 静脉滴注：50mg 用无菌注射用水 2mL 溶解，使其浓度为 25mg/mL，随后抽取所需的剂量，用生理盐水 100mL 稀释	稀释液 2~8℃下不超过 24h，室温下不超过 8h	主要为剂量依赖性的骨髓抑制以及恶心、呕吐、腹泻、咳嗽、发热、肺炎等。其他常见的包括寒战、水肿、周围神经病变、视觉障碍、黏膜炎、口腔炎和反疹
氟尿嘧啶	注射液	遮光，密闭，25℃以下保存	适量的注射用水溶解	—	骨髓抑制，食欲不振、恶心、呕吐、口腔炎、腹痛及腹泻等胃肠道反应
	冻干粉针剂	遮光，密闭，10~30℃保存			
环磷酰胺	冻干粉针剂	25℃以下保存	每 200mg 用 0.9%氯化钠注射液 10mL 溶解，随后将复溶液用林格氏溶液、0.9%氯化钠注射液或葡萄糖溶液 500mL 稀释	稀释液在 8℃以下最多保存 24h	骨髓抑制、脱发、消化道反应、膀胱炎、口腔炎、感染等
吉西他滨	冻干粉针剂	密闭，在干燥处保存	将 0.2g 规格的粉针剂以 0.9%氯化钠注射液 5mL 溶解或将 1g 规格的粉针剂以 0.9%氯化钠注射液 25mL 溶解，得浓度为 38mg/mL。使用前再以 0.9%氯化钠注射液进一步稀释，终浓度可能低至 0.1mg/mL	稀释液于室温（20~25℃）下保存，24h 不得冷藏	包括骨髓抑制、轻到中度的消化系统反应，如便秘、腹泻、口腔炎等。此外，还可引起发热、皮疹和流感样症状

续表

药品名称	药物剂型	存储条件	药物配制	输液保存及避光的注意事项	不良反应
甲氨蝶呤	注射液	避光，25℃以下保存	0.9%氯化钠注射液稀释至1mg/mL的浓度	—	主要为胃肠道反应、骨髓抑制，其他还包括寒战、发热、头痛、头晕、嗜睡、耳鸣、视力模糊、眼睛不适和对感染的抵抗力下降
	冻干粉针剂	避光，密闭，在阴凉处（不超过20℃）保存			
卡铂	注射液	避光，室温（15~30℃）保存	5%葡萄糖注射液或0.9%氯化钠注射液稀释，浓度为0.5mg/mL	稀释液于室温下保存8h，在冷藏（4℃）条件下保存24h，输注过程中需要避光	骨髓抑制、呕吐、肝功能损害、周围神经病变、过敏反应及耳鸣等
	冻干粉针剂	避光，密闭保存	5%葡萄糖注射液溶解，浓度为10mg/mL，再用5%葡萄糖注射液250~500mL稀释	溶解后药液应在8h内用完，输注过程需要避光	
雷替曲塞	冻干粉针剂	密闭，在阴暗处（避光且不超过20℃）保存	0.9%氯化钠注射液或5%葡萄糖注射液50~250mL溶解	2~8℃可保存24h	胃肠道反应、骨髓抑制、肾功能异常、白细胞计数减少等
奈达铂	冻干粉针剂	避光、密闭，在阴凉处（不超过20℃）保存	0.9%氯化钠注射液溶解，随后稀释至500mL	—	骨髓抑制，表现为白细胞计数、血小板计数、血色素减少；其他较常见的不良反应包括恶心、呕吐、食欲不振等消化道症状以及肝肾功能异常、耳神经毒性、脱发等

续表

药品 名称	药物 剂型	存储条件	药物配制	输液保存及避光的 注意事项	不良反应
培美曲塞二钠	冻干粉针剂	密封，遮光，30℃以下保存	0.9%氯化钠注射液溶解为 25mg/mL 溶液，随后再用 0.9%氯化钠注射液稀释至 100mL	稀释液在冷藏的条件下可保存 24h	最常见的包括疲劳、恶心和食欲减退，其他还包括皮疹、肝功能异常等
培门冬酶	注射液	遮光、密闭，在 2~8℃ 处保存，避免冷冻	5% 葡萄糖注射液或 0.9% 的氯化钠注射液 100mL 稀释	稀释液于 2~8℃ 下保存，保存时间加滴注时间不应超过 48h	过敏反应、高血糖症、胰腺炎、血栓、凝血功能异常、肝功能异常等
三氧化二砷	注射液	遮光、密闭保存，避免冷冻	5% 葡萄糖注射液或 0.9% 氯化钠注射液 500mL 溶解稀释后静脉滴注	—	白细胞过多综合征、体液潴留、胃肠道毒性、神经系统损害、心脏毒性等
	冻干粉针剂	密闭保存			
顺铂	注射液	遮光、密闭，15~25℃ 保存	5% 葡萄糖注射液或 0.9% 氯化钠注射液稀释或溶解	现配现用，输液过程中需要避光	胃肠道毒性（恶心、呕吐、腹泻）、肾毒性、耳毒性等
	冻干粉针剂	遮光、密闭保存			
替加氟	注射液	遮光、密闭保存	5% 葡萄糖注射液或 0.9% 氯化钠注射液 500mL 稀释	—	骨髓抑制反应较轻；神经毒性反应有头痛、眩晕、共济失调等；少数有恶心、呕吐、腹泻、肝肾功能改变。局部的注射部位有静脉炎、肿胀和疼痛等

续表

药品名称	药物剂型	存储条件	药物配制	输液保存及避光的注意事项	不良反应
伊立替康	冻干粉针剂	遮光，密闭保存			腹泻（尤其是迟发性腹泻）、恶心、呕吐、腹痛、中性粒细胞减少、脱发、肝功能异常。急性胆碱能综合征一般在滴注过程或结束后短时间内发生，可出现鼻炎、流涎增多、瞳孔缩小、流泪、出汗、潮红以及肠蠕动亢进导致的腹部痉挛或早发性腹泻等
	注射液	遮光，30℃以下保存，不得冷冻	5%葡萄糖注射液或0.9%氯化钠注射液稀释，稀释后浓度为0.12~2.80mg/mL	稀释液在2~8℃下保存不超过24h或25℃不超过6h	
依托泊苷	注射液	遮光，密封保存	0.9%氯化钠注射液稀释，稀释后浓度不超过0.25mg/mL	现配现用	骨髓抑制，食欲减退、恶心、呕吐、口腔炎等消化道反应，脱发；若滴速过快，可有低血压、喉痉挛等过敏反应
	冻干粉针剂	遮光、密闭，2~8℃保存	无菌注射用水、5%葡萄糖注射液、0.9%氯化钠注射液、苯甲醇抑菌注射液或苯甲醇抑菌氯化钠注射液复溶，再以5%葡萄糖注射液或0.9%氯化钠注射液稀释，稀释后最低的浓度达0.1mg/mL，不应超过0.25mg/mL		

续表

药品名称	药物剂型	存储条件	药物配制	输液保存及避光的注意事项	不良反应
异环磷酰胺	冻干粉针剂	25℃以下保存	双蒸馏水复溶，再以 0.9% 氯化钠注射液、5% 葡萄糖注射液、林格液 250mL 或 500mL 稀释；单一大剂量以 0.9% 氯化钠注射液、5% 葡萄糖注射液 3000mL 稀释，终浓度不超过 4%	配制后的药液应于 6h 内使用	骨髓抑制、胃肠道反应、中枢神经毒性、肝肾毒性、出血性膀胱炎、感染、脱发等
长春地辛	冻干粉针剂	遮光、密闭，2~10℃保存	1. 静脉注射：生理盐水溶解 2. 静脉滴注：5% 葡萄糖注射液 500~1000mL 溶解并稀释	—	骨髓抑制、胃肠道反应、神经毒性、生殖毒性和致畸作用、局部组织刺激反应等
长春瑞滨	注射液	避光，2~8℃保存	0.9% 氯化钠注射液、5% 葡萄糖注射液稀释	稀释液在 25℃及光照的条件下可保存 27h	骨髓抑制、神经毒性、胃肠道毒性（恶心、呕吐、口腔炎、便秘）、肝功能异常、脱发、局部静脉炎等
	冻干粉针剂	遮光、密闭，2~8℃保存	0.9% 氯化钠注射液溶解稀释		
紫杉醇	注射液	遮光，密闭 25℃以下保存	5% 葡萄糖注射液、0.9% 氯化钠注射液、5% 葡萄糖注射液加 0.9% 氯化钠注射液或 5% 葡萄糖林格液，稀释后浓度为 0.3~1.2mg/mL	输液袋中的药液于室温（20~25℃）条件下可保存 8h	过敏反应、骨髓抑制、神经毒性、脱发等
紫杉醇（白蛋白结合型）	冻干粉针剂	密封，避光，20~30℃保存	100mg 以 0.9% 氯化钠注射液 20mL 复溶，复溶液的浓度为 5mg/mL	输液袋中的药液于室温（20~25℃）条件下可保存 8h	过敏反应、骨髓抑制、神经毒性、脱发、肝功能异常等

197

附录2　常见的静脉抗肿瘤药物输注速度

附表2为常见的静脉抗肿瘤药物的输注速度。

附表2　常见的静脉抗肿瘤药物的输注速度

药品名称	剂型	给药方式、时间与速度	给药顺序
曲妥珠单抗	冻干粉针剂	首次的滴注时间为90min，若首次滴注的耐受性良好，则后续的滴注时间可改为30min	—
贝伐珠单抗	注射液	首次滴注的时间为90min。若首次滴注的耐受良好，第2次的滴注时间可缩短到60min。若对60min滴注亦耐受良好，随后的滴注时间均可缩短至30min	—
利妥昔单抗	注射液	初次滴注的起始速度为50mg/d，若无滴注毒性，可每30min增加50mg/d，直至最大速度400mg/d。以后的滴注的起始速度为100mg/d，若无滴注毒性，可每30min增加100mg/d，直至最大速度400mg/d	1. 与化疗联用时，先静滴糖皮质激素，随后于每周期的第1日给予本药 2. 与环磷酰胺、多柔比星、长春新碱和泼尼松化疗联用，每个化疗周期的第1日给药，联合化疗的其他药物在给予本药后使用 3. 与氟达拉滨和环磷酰胺联用，首剂于化疗前1日给予，随后第2~6个周期的第1日继续给予500mg/m²，化疗药物在给予利妥昔单抗后使用
尼妥珠单抗	注射液	放疗开始前完成滴注，滴注时间为60min以上	放疗开始前完成滴注

198

续表

药品名称	剂型	给药方式、时间与速度	给药顺序
帕妥珠单抗	注射液	推荐起始的剂量为 840mg，静脉输注 60min，此后每 3 周给药一次，给药剂量为 420mg，输注时间 30~60min	1. 本药和曲妥珠单抗必须序贯给药，但两者可按任意顺序给予 2. 对接受紫杉类药治疗的患者，本药和曲妥珠单抗应先于紫杉类药给予 3. 对接受蒽环类药治疗的患者，本药和曲妥珠单抗应于完成完整蒽环类药治疗方案后给予
西妥昔单抗	注射液	首次给药的滴注时间为 120min，滴注速度不得超过 5mg/min；随后每周给药的滴注时间为 60min，最大的滴注速率不得超过 10mg/min	1. 化疗药需要在本药静滴结束后 1h 后开始使用 2. 与放射治疗联用，于放射治疗前 1h 完成滴注
重组人血管内皮抑制素	注射液	匀速静脉点滴，滴注时间 3~4h	—
信迪利单抗	注射液	静滴时间应在 30~60min	—
阿替利珠单抗	注射液	首剂滴注的时间至少为 60min，若首剂滴注耐受良好，则后续的滴注时间可缩短为至少 30min	1. 与卡铂、依托泊苷联用，于每周期第 1 日给阿替利珠单抗，随后静脉滴注卡铂，之后给予依托泊苷 2. 与贝伐珠单抗联用，先给予阿替利珠单抗，随后静脉滴注贝伐珠单抗 3. 与培美曲塞和顺铂或卡铂联用，于每周期的第 1 日给予阿替利珠单抗，随后静脉滴注培美曲塞，之后给予顺铂或卡铂 4. 与紫杉醇（白蛋白结合型）联用，同一日给药时，应在紫杉醇（白蛋白结合型）前给予阿替利珠单抗
度伐利尤单抗	注射液	滴注时间应超过 60min	与依托泊苷和卡铂（或顺铂）联用，在化疗日于化疗前给予度伐利尤单抗

199

续表

药品名称	剂型	给药方式、时间与速度	给药顺序
卡瑞利珠单抗	粉针剂	30~60min 内完成滴注	—
纳武利尤单抗	注射液	3mg/kg 剂量,滴注时间60min;一次240mg,滴注时间30min	与易普利单抗联用,纳武利尤单抗滴注30min后,随后于同一日静脉滴注易普利单抗,滴注90min
帕博利珠单抗	注射液	每次至少滴注30min	1. 与化疗药联用(包括培美曲塞,含铂类药)时,应先给予本药 2. 与曲妥珠单抗、含氟尿嘧啶和铂类化疗联用,给予帕博利珠单抗后再给予曲妥珠单抗和化疗药
特瑞普利单抗	注射液	首次滴注的时间至少为60min,如耐受良好,第2次的滴注时间可缩短至30min,此时如耐受仍良好,后续的滴注时间为30min	—
替雷利珠单抗	注射液	第1次的滴注时间不短于60min,如耐受良好,则后续每次的滴注时间不短于30min	—
硼替佐米	冻干粉针剂	3~5s 内通过中央静脉导管或外周静脉注射,随后0.9% 氯化钠注射液冲洗	—
亚叶酸钙	注射液 冻干粉针剂	静滴速度不得超过160mg/min	与氟尿嘧啶联用,先静脉注射亚叶酸钙,再静脉注射氟尿嘧啶
左亚叶酸钙	冻干粉针剂	静滴时间为60min	与氟尿嘧啶联用,先静脉滴注左亚叶酸钙1h,再静脉滴注氟尿嘧啶4~6h
阿糖胞苷	冻干粉针剂 注射液	高剂量化疗的滴注时间不少于3h	与门冬酰胺酶联用,先给予阿糖胞苷,滴注4h后给予门冬酰胺酶

续表

药品名称	剂型	给药方式、时间与速度	给药顺序
奥沙利铂	冻干粉针剂 注射液	滴注 2~6h，必须于使用氟尿嘧啶前滴注	1.腹腔灌注，先给予氟尿嘧啶和亚叶酸，30~60min 后灌注奥沙利铂 2.与吉西他滨联用，第 1 日给予吉西他滨后，再静滴奥沙利铂 2h 3.与亚叶酸、氟尿嘧啶联用，先静滴奥沙利铂 2h，之后静注亚叶酸钙 2h，随后快速静滴氟尿嘧啶 4.与氟尿嘧啶、亚叶酸和伊立替康联用，先静滴奥沙利铂 2h，随后立即给予亚叶酸钙静滴 2h，30min 后静滴伊立替康 90min，之后快速静滴氟尿嘧啶
表柔比星	冻干粉针剂 注射液	中心静脉滴注，膀胱灌注；无明确的滴速要求	给予本药前，先静滴生理盐水
博来霉素	冻干粉针剂	静脉注射、静脉滴注、肌内或皮下注射；静滴时间不少于 10min	—
多西他赛	注射液	静滴时间为 1h	1.与曲妥珠单抗联用，于曲妥珠单抗第 1 次用药后 1 日静脉给药，如患者对曲妥珠单抗耐受良好，之后多西他赛应紧随曲妥珠单抗静滴后给药 2.与多柔比星和环磷酰胺联用，给予多柔比星和环磷酰胺 1h 后给予多西他赛 3.与顺铂联用，多西他赛静滴后立即给予顺铂 4.与顺铂和氟尿嘧啶联用，多西他赛静滴 1h 后，随后给予顺铂静滴 1~3h，在顺铂静滴结束后开始滴注氟尿嘧啶，持续 24h
放线菌素 D	冻干粉针剂	静脉注射、腔内注射；无明确的滴速要求	—

续表

药品名称	剂型	给药方式、时间与速度	给药顺序
达卡巴嗪	冻干粉针剂	静滴时间超过 30 min	—
多柔比星脂质体	注射液	1. 初始的滴速不大于 1mg/min，若无输液反应，可于 60min 完成滴注 2. 如出现输液反应，将总剂量的 5% 于开始的 15min 缓慢滴注；若患者耐受，随后的 15min 内滴速加倍；若患者仍可耐受，则于随后 1h 完成滴注，总滴注时间为 90min	与硼替佐米联用，于第 1、4、8、11 日静滴硼替佐米，于第 4 日静滴硼替佐米后静滴多柔比星脂质体
氟达拉滨	冻干粉针剂	静脉注射、静脉滴注；其中，静滴时间为 30min	—
氟尿嘧啶	注射液	静脉滴注、皮下植入、动脉插管注射（原发性或转移性肝癌）；其中，静滴时间不少于 6~8h，可用输液泵连续给药 24h	—
	粉针剂		
环磷酰胺	冻干粉针剂	静滴时间为 30~120min	—
吉西他滨	冻干粉针剂	静滴 30min	1. 与紫杉醇联用，每 21 日治疗周期的第 1 日静滴紫杉醇约 3h，随后在第 1 日和第 8 日给予吉西他滨静滴 30min 2. 与卡铂联用，吉西他滨静滴后给予卡铂
甲氨蝶呤	注射液	静滴时间不宜超过 6h	—
	冻干粉针剂		

续表

药品名称	剂型	给药方式、时间与速度	给药顺序
卡铂	注射液	缓慢静滴 15~60 min，不可快速滴注	—
	冻干粉针剂		
雷替曲塞	冻干粉针剂	用 50~250 mL 注射液溶解静脉输注，给药时间 15min	—
奈达铂	冻干粉针剂	静滴时间不少于 1h，滴完后需继续滴注 0.9% 氯化钠注射液 1000mL 以上	奈达铂静注后需要继续滴注 0.9% 氯化钠注射液 1000mL 以上
培美曲塞二钠	冻干粉针剂	静滴 10min 以上	与顺铂联用，于培美曲塞二钠结束约 30min 后再给予顺铂
培门冬酶	注射液	静脉滴注、肌内注射；其中，静滴时间为 1~2h	—
三氧化二砷	冻干粉针剂	静滴 3~4h	—
	注射液		
顺铂	注射液	静脉注射、动脉注射、腔内注射；其中，静滴 1~2h	—
	冻干粉针剂		
替加氟	注射液	以每分钟 40~50 滴的速度滴注	—
托泊替康	冻干粉针剂	静滴 30min	与顺铂联用，静滴托泊替康 30min 后，再静滴顺铂
伊立替康	冻干粉针剂	静滴 30~90min	与亚叶酸钙和氟尿嘧啶联用，第 1 日给予伊立替康，滴完后立即给予亚叶酸钙，随后立即给予氟尿嘧啶
依托泊苷	注射液	静滴时间不少于 30min	—
	冻干粉针剂		
异环磷酰胺	冻干粉针剂	250mL 的静滴时间为 30~120min；500mL 的静滴时间为 1~2h	—

续表

药品名称	剂型	给药方式、时间与速度	给药顺序
长春地辛	冻干粉针剂	静脉注射、静脉滴注；其中，静滴时间为 6~12h	—
长春瑞滨	注射液	静脉给药 6~10min，滴完后以等渗注射液冲洗静脉	—
	冻干粉针剂		
紫杉醇	注射液	静滴时间大于 3h	与顺铂联用，紫杉醇滴注超过 24h，最后给予顺铂
紫杉醇（白蛋白结合型）	冻干粉针剂	静滴 30min	1. 与吉西他滨联用，静滴紫杉醇（白蛋白结合型）后立即给予吉西他滨 2. 与卡铂联用，静滴紫杉醇（白蛋白结合型）30min 后立即给予卡铂

附录3　静脉血管通路质控检查标准

附录3为静脉血管通路质控检查标准。

附表3　静脉血管通路质控检查标准

病区：	检查时间：	达标情况		
质控项目	质控细则	检查方法	标准解析	扣分规则
输液工具选择正确	评估患者的年龄、病情、营养状况和患者的治疗方案	查看5名患者的护理记录（外周留置针）	无对输液工具选择评估的记录	缺1名，扣1分；缺2名，扣2分；缺3名，扣3分；以此类推，扣完为止
	预计输液时间和频率（非单剂量、输液时间>4h、bid/tid不能选择钢针；输液时间>7天不建议选外周留置针、发疱性药物的输注时间>60min或便携式输液泵给药时宜选择中心静脉通路）	查看5名患者的输液量及频率、以及液体性质	输液工具选择不正确	有1名患者选择不规范，扣1分；有2名，扣2分，有3名，扣3分；以此类推，扣完为止
	评估药物性质，根据药物性质选择合适的输液器，建立合适的血管通路。渗透压>900mOsm/L，pH<5或>9且不宜选择外周留置针	提问3名护士关于药物性质的知晓情况	1.护士不知道需进行中心静脉置管的药物渗透压、pH范围 2.护士不知道本院发疱性药物有哪些 3.护士不知道本院常用的刺激性药物有哪些	1位护士不知道，扣1分（回答不全，扣0.5分）；2位护士不知道，扣3分（回答不全，扣1.5分）；3位护士不知道，扣5分（回答不全，扣3分）

205

续表

病区：	检查时间：	达标情况		
质控项目	质控细则	检查方法	标准解析	扣分规则
输液工具管理	选择穿刺部位合理	查看5名外周留置针的患者	1. 腕关节 2. 虎口 3. 肘关节 4. 下肢 5. 其他	1位患者不规范，扣1分；2位患者不规范，扣2分；3位患者不规范，扣3分；以此类推，扣完为止
	导管固定方法正确，输液接头无压迫静脉	查看5名带输液工具的患者	1. 接头或肝素帽表面有污渍 2. 输液接头压迫静脉 3. 导管/接头内有药液残留 4. 导管/接头内有积血 5. 小夹子未夹或夹闭位置不正确 6. 钢针与肝素帽无固定或固定松脱 7. 延长管未固定 8. 未根据平台法或Ω法固定 9. 导管表面有残胶 10. 中心静脉导管刻度不清晰 11. 其他	一条内容不规范，扣0.5分；以此类推，扣完为止

续表

病区：	检查时间：	达标情况		
质控项目	质控细则	检查方法	标准解析	扣分规则
输液工具管理	敷料维护正确，无张力性贴膜	查看 5 名带输液工具的患者	1. 未进行 U 型或 S 型固定 2. 有张力固定 3. 无纺布覆盖穿刺点 4. 标识无签名 / 日期 / 时间 / 被覆盖 / 不清晰 5. 敷贴卷边、松动 6. 敷贴内有积血或渗液 7. 胶布缠绕过多 8. 敷贴被污染 9. 皮肤周边残胶未被清除干净 10. 其他	一条内容不规范，扣 0.5 分；以此类推，扣完为止
	输液器的连接方法正确	查看 5 名戴输液工具的患者	1. 钢针 – 肝素帽连接 2. 三通直接与输液器相连 3. 直接与输液器连接	1 位患者不规范，扣 1 分；2 位患者不规范，扣 2 分；3 位患者不规范，扣 3 分；以此类推，扣完为止
	冲、封管的手法正确，能做到正压封管，导管内无残留回血及残留液体	查看 3 名护士的操作	1. 未用生理盐水开管而直接输液 2. 脉冲式的手法不正确 3. 未进行正压封管 4. 正压封管未保留 1mL 液体 5. 封管针筒与接头断开的顺序错误 6. 导管内有药液或血液残留	一条内容不规范，扣 1 分；以此类推，扣完为止

续表

病区：	检查时间：	达标情况		
质控项目	质控细则	检查方法	标准解析	扣分规则
输液工具管理	严格遵循无菌原则，消毒接头或肝素帽的方法正确，掌握导管维护的时间	查看3名护士的操作	1.打开酒精棉片的方法错误 2.徒手拿酒精棉片 3.酒精棉签的消毒时间不足 4.酒精棉片未被完全打开 5.导管未得到及时维护（有渗液或渗血） 6.导管维护超时	一条内容不规范，扣1分；以此类推，扣完为止
患者教育管理	患者知晓导管维护的有效时间	询问3名患者	1.患者不知道常规的导管维护时间 2.患者不知道特殊情况的维护时间	1位患者不知道，扣1分（回答不全，扣0.5分）；2位患者不知道，扣3分（回答不全，扣1.5分）；3位不知道，扣5分（回答不全扣，3分）
	患者知晓导管维护的相应内容及维护地点	询问3名患者	1.患者不知道贴膜维护 2.患者不知道接头维护 3.患者不知道间歇期冲、封管 4.患者不知道去哪里维护 5.患者不知道维护要携带维护本	1位患者不知道，扣1分（回答不全，扣0.5分）；2位患者不知道，扣3分（回答不全，扣1.5分）；3位患者不知道，扣5分（回答不全，扣3分）

续表

病区：	检查时间：	达标情况		
质控项目	质控细则	检查方法	标准解析	扣分规则
患者教育管理	患者知晓带管期间肢体活动的注意事项	询问 3 名患者	1. 患者不知道要进行手功能锻炼 2. 患者不知道手功能锻炼的内容 3. 患者手功能锻炼的方式错误 4. 患者不知道不可以进行哪些日常活动	1 位患者不知道，扣 1 分（回答不全，扣 0.5 分）；2 位患者不知道，扣 3 分（回答不全，扣 1.5 分）；3 位患者不知道，扣 5 分（回答不全，扣 3 分）
	患者知晓带管期间的日常注意事项，以及出现异常症状后如何处理	询问 3 名患者	1. 患者不知道应观察哪些内容 2. 患者不知道哪些异常情况需立即就诊	1 位患者不知道，扣 1 分（回答不全，扣 0.5 分）；2 位患者不知道，扣 3 分（回答不全，扣 1.5 分）；3 位患者不知道，扣 5 分（回答不全，扣 3 分）
护士规范管理	贴膜撕除法合理，不会引起脱管	查看 3 名护士操作	1. 未进行 0° 或 180° 撕膜 2. 有张力性皮肤损伤 3. 撕膜时未固定导管，导致导管滑脱或反复进出穿刺点	一条内容不规范，扣 1 分；以此类推，扣完为止
	知晓消毒待干的时间，何为 A–C–L，现有静脉导管的冲、封管液体，肝素钠的浓度，冲、封管的时机	询问 / 查看 3 名护士	1. 不知道消毒液待干时间或待干时间不足 2. 不知道导管功能评估内容 / 未进行导管评估而直接输液 3. 不知道封管液的浓度 4. 不知道冲、封管的时机 5. 消毒液的选择不正确	1 位护士不知道，扣 1 分（回答不全，扣 0.5 分）；2 位护士不知道，扣 3 分（回答不全，扣 1.5 分）；3 位护士不知道，扣 5 分（回答不全，扣 3 分）

续表

病区：	检查时间：	达标情况		
质控项目	质控细则	检查方法	标准解析	扣分规则
护士规范管理	带管患者有评估和记录（包括臂围、导管刻度、相应并发症的处理等）	查看5名在院患者的护理记录	1. 入院导管评估有缺项 2. 每日评估有缺漏 3. 每周臂围有缺漏	一条内容不规范，扣1分；以此类推，扣完为止
	异常症状出现时处置正确，有记录	实地查看5名在院患者的护理记录或提问1名护士	1. 异常症状无护理记录 2. 异常情况无连续评估 3. 并发症未上报；并发症无随访	1位患者缺记录，扣1分；2位患者缺记录，扣3分；3位患者缺记录，扣5分／并发症1例未上报，扣1分；2例未上报，扣3分，3例未上报，扣5分
	护士知晓并发症并将其上报系统，能正确区分并发症上报及不良事件上报	查看1名护士操作并发症上报系统	1. 护士不知道并发症上报途径 2. 并发症上报及不良事件上报混淆 3. 并发症上报操作不正确	护士完全不知道，扣5分；部分不知道，扣3分；少部分不知道，扣1分
其他	护士每年接受导管维护操作培训和考核（至少1次）	查看OA网近2年资料	全年无相关培训及考核	全年无培训及考核计划，扣5分；全年无培训及考核记录，扣5分；有培训，无考核，扣2分；考核不全，扣1分
	每月科室有质控自查，对存在的问题有质量改进	查看OA网近半年资料	1. 科室无自查自控记录 2. 科室对存在问题或反馈问题无整改记录	半年内缺1次反馈记录，扣1分；每月科室自查缺1次扣1分，缺2次扣2分；以此类推，扣完为止，总分5分

注：每个条目5分，满分100分，合计得分。